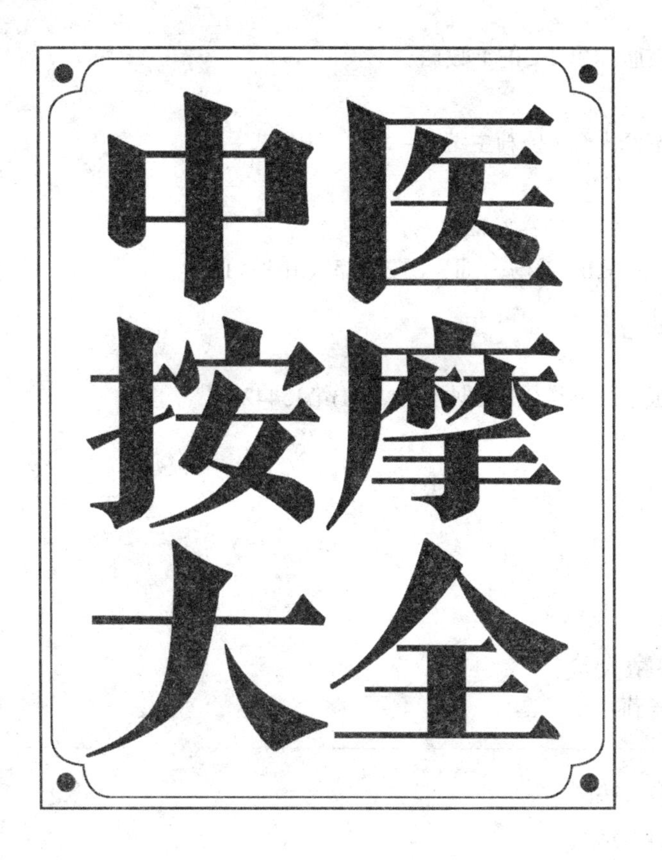

中医按摩大全

杨莉 主编

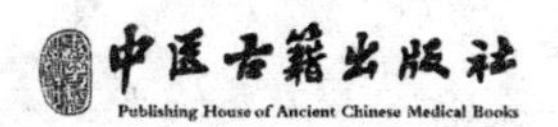
中医古籍出版社
Publishing House of Ancient Chinese Medical Books

图书在版编目（CIP）数据

中医按摩大全 / 杨莉主编. -- 北京 : 中医古籍出版社, 2021.11

ISBN 978-7-5152-2272-1

Ⅰ. ①中… Ⅱ. ①杨… Ⅲ. ①按摩疗法(中医) Ⅳ. ①R244.1

中国版本图书馆CIP数据核字(2021)第154424号

中医按摩大全

主编　杨莉

策划编辑　姚强

责任编辑　李炎

封面设计　李荣

出版发行　中医古籍出版社

社　　址　北京东直门内南小街 16 号（100700）

电　　话　010-64089446（总编室）010-64002949（发行部）

网　　址　www.zhongyiguji.com.cn

印　　刷　天津海德伟业印务有限公司

开　　本　640mm × 910mm　1/16

印　　张　16

字　　数　357 千字

版　　次　2021 年 11 月第 1 版　2021 年 11 月第 1 次印刷

书　　号　ISBN 978-7-5152-2272-1

定　　价　59.00 元

前 言

按摩是最古老的医疗方法之一，是我国劳动人民在长期与疾病斗争的过程中逐渐总结和发展起来的自然疗法。早在古代，当人体的某一部位由于受伤而出血时，人们会本能地用手按压以止血；当身体局部由于损伤而隆起时，人们又会很自然地通过抚摩、揉动来使隆起变小或者消失，从而缓解肿痛。在长期的认识实践的过程当中，按摩逐渐从无意识的偶然动作演变成了人们自由运用的系统治疗方法。在中国现存最早的医典《黄帝内经》中，《素问》有9篇论及按摩，《灵枢》有5篇对按摩进行了论述。至于其他中医典籍当中，更是有不少关于按摩的记载。

保健按摩主要通过对身体局部进行刺激，促进整体的新陈代谢，从而调整人体各部分功能的协调统一，保持阴阳相对平衡，以增强机体的自然抗病能力。按摩可以疏通经络、调和气血、增强免疫力，还可以因人而异、辨证施治，通过刺激特定穴位和经络来帮助慢性疾病康复，可有效达到祛病强身、益寿延年的效果。

随着物质生活、精神生活的普遍提高，人们的医疗、保健意识日益增高。按摩正以易学易行，无须他人帮忙，治疗范围广泛，不受时间地点限制，安全平稳，不仅可以单独应用，也可以配合其他疗法同时运用，具有增强机体抗病能力等优势，被越来越多的人认同和重视。

自我按摩是按摩方法中非常有效的一种，包括局部按摩和全身按摩。它运用按摩的各种手法，其中以搓擦为主，配以揉、按、点、捏等，从上至下或从下至上进行按摩，直接作用于皮肤、神经末梢、血管和肌肉等，

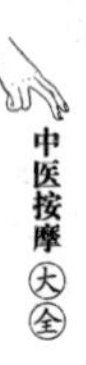

促进血液循环和新陈代谢，对内脏起到保健作用，同时还可以治疗慢性疾病，放松肌肉，消除疲劳，恢复人体机能。自我按摩不仅效果显著，还具有方便易行的特点。掌握了自我按摩之后，可以根据自己的健康情况灵活运用，对健体防病、延年益寿大有裨益。

本书分为中医按摩入门知识、从头到脚自我按摩法、对症自我按摩法三部分内容，系统生动地从按摩的基础知识和理论，自我按摩保健原理、常用穴位、基本手法入手，针对身体的各个部位进行了详细的解说，并针对日常保健、养生以及常见病症防治提出了行之有效的按摩妙方。

人类获得健康主要有三种途径：养生、保健与治病。在祖国医学中，能够同时发挥这三种作用的方法很多，按摩就是其中一种！本书以简明扼要的文字、操作示例图，向读者介绍了简便易学的自我按摩手法和具体操作步骤，内容丰富，操作简单，相信这本书能成为深受欢迎的家庭健康顾问。

目 录

第一篇

中医按摩入门知识

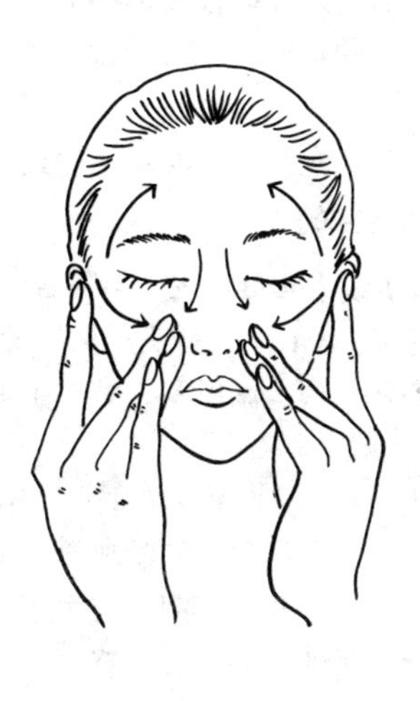

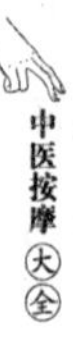

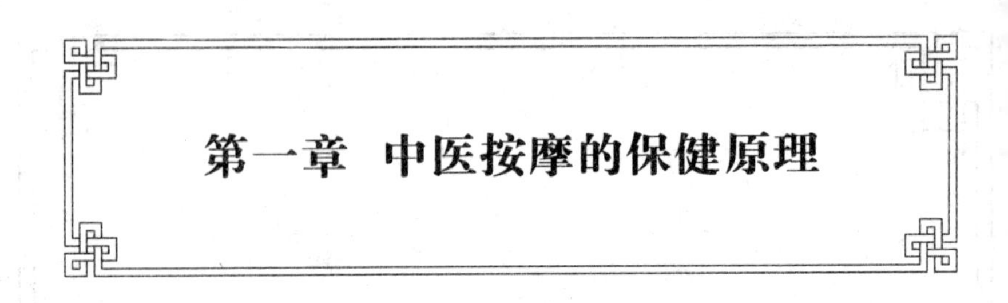

第一章　中医按摩的保健原理

中医自然疗法治病原理

提到中医治病的时候，可能有人会感到非常神秘：一些西医看不了的疑难杂症，似乎到了中医手里，只需通过捏捏按按，再加上几服汤药，便很容易就被解决了。于是有人便会发出这样的疑问："为什么中医自然疗法能够治病？中医自然疗法又是怎样治病的呢？"

在回答这些问题之前，我们先来看一看，疾病到底是怎样产生的。

1. 人体的病是如何产生的

当我们刚出生时，绝大多数人是健康的，但随着时间的推移，人体慢慢长成，疾病也随之而来。《黄帝内经》说："经脉者，所以能决生死，处百病，调虚实，不可不通。"但是，要做到处百病、调虚实，就要了解疾病发生的原因，做到有的放矢。

在医学还不发达的古代，有的人把疾病的原因归结为鬼神作祟，当然这是不科学的。《黄帝内经》是中国现存最早的医学典籍，书中系统地归纳了人得病的原因。书中说道："夫邪之生也，或生于阴，或生于阳，其生于阳者得之风雨寒暑；其生于阴者，得之饮食、居处、阴阳、喜怒。"其意思就是说人得病的原因有两条：一种是得之于阴，一种是得之于阳。

得于阴者，就是指饮食、居处和阴阳、喜怒，属于阴病。得于阴的疾病则主要与饮食、起居、喜怒的过度、不正常有关。阳指的是风雨寒暑，也就是指自然气候也能造成人的疾病。《黄帝内经》认为人要顺其自然，所谓的自然就是指春生、夏长、秋收、冬藏，如果违背了这些规律，人就容易生病。

《黄帝内经》指出：饮食要法地道（阴），居处要法天道（阳）。法地道就是说人吃东西要按节气规律去吃，吃应季食品，这样才是最合理的养生之道。例如现在冬天我们也可以吃到美味的西瓜，但是西瓜性寒，按节气规律应该在夏季食用来中和暑热，平衡阴阳，而在冬季食用就会寒上加寒，对人体造成一定程度的伤害，这不是传统文化提倡的养生之道。

法天道就是说人的起居要遵循天地的规律。天亮了就起床，让人体自身的阳气和天地的阳气一起生发，天黑了就睡觉，使阳气藏起来，用阴气来养阳气。如果总是生活没有规律，人体自身的阴阳和谐状态就会被打乱，时间长了，身体就会出现很多问题。

此外，人的情绪会造成一些疾病，情绪变化太大也会造成疾病，例如喜怒哀乐。人体阴阳之间的交互作用叫作“气”，情绪的波动最容易影响到“气”的变化。中医讲：怒则气上，惊则气乱，思则气结。过喜则伤心，过恐则伤肾，过怒则伤肝。因此，大的情绪波动会造成人体气机的紊乱，最后造成五脏六腑的损伤，以至于产生严重的疾病。

通过上面的介绍，我们了解了人体产生疾病的原因，也理解和掌握了“气”这个调节阴阳的关键。那么接下来，我们便可以开始研究中医到底是怎样治病的了。

2. 中医是怎样治病的

中医学是以中国古代“天人合一，天人同构”的思想为核心的。从中医的观点来看，人是精、气、神的合体，或者可以说，人是由阴阳以及阴阳之间的交互作用而成的。中医在其整个理念中是要求一个人在他的生、长、壮、老的全过程中，健康愉快地活着。

既然提到了阴阳，便不能不说一说它们的特性。阴的特性是幽暗、沉静、向下且又收敛的，是有形质的，能够看得见摸得着，如“地”；阳的特性是光明、活泼、向上且又生发的，是无形质的，看不见也摸不着，如“天”。从人体的角度来看，在人身上，阴指的是一切我们看得见摸得着的部分，如皮、肉、筋、骨、五脏六腑等；而阳指的是那些看不见摸不着的部分，如精神活动、思维等。

老子在《道德经》中讲道：“道生一，一生二，二生三，三生万物。万物负阴而抱阳，冲气以为和。”这句话从人体的角度解释就是说：道生人，人身中有阴阳，阴阳之间若不进行交互作用则无法生生不息，故阴阳互动，即是在交换的过程中产生的一种现象。由于这个现象一直在变动，变幻莫测，所以勉强给这个现象起一个名字叫“气”。所以二生三，阴和阳就借着交互作用而变化万千，化生万物；所以“三生万物”，意思是人体是有形质的，属于阴，而人体要想发挥作用“动”起来，就必须靠阳的推动。

从上面的解释来看，阴阳以及阴阳之间的交互作用就构成了“人”这个生命体，并且在这二者的协调作用下和谐存在，所以“冲气以为和”指的就是人这个整体。

既然人是由阴阳以及阴阳之间的交互作用“气”组成的，在这三者的关系里，气是介于阴和阳之间，作为相互转换的现象。由于阳是看不见摸不着的，我们可以把它换作“神”；而阴是看得见摸得着的，可以代换成“精”，那么，人就是由精、气、神三者组成的。

所谓“精—气—神”，也就是“阴—阴阳相互作用—阳”。为了把握人体的整体状况，最好最方便的办法就是由“气”入手，因为调整“气”—阴阳交互作用的变化，不但可以影响阴，也可以影响阳，掌握“气”就可以调整人体中的阴阳偏差，进而达到扶正祛邪、治病调身的效果。

现代中医治病主流的方式有 3 种，即按摩、针灸、用药，而选择的顺序是一按二针三用药，这主要是依照病情的轻重以及病情的发展而定的。在疾病初起阶段，如果病情很轻，还在浅表，那么用按摩是最合适的。如果病情比较重一点，在半表半里，那么就要选择针灸治疗。如果病情已经深入人体内部，仅凭手和针已经没有办法治疗了，或者说治疗效果比较慢，那就只能靠吃药来解决。而第一种治疗方式大部分是物理作用，单纯因物理作用引起的改变是最快的，而且是最没有副作用的。

那么，中医所采用的按摩这种物理方式是怎样作用于人体的呢？

要知道，在我们的身体内都有各种不同的振动，其来源是各种脏器的活动，如心脏的搏动、肠胃的蠕动等。由于人体的构造很特别，如果单纯从物理流体力学的角度来说，我们心脏最好的位置应该是在头顶，但是心脏并没有长在头顶，而是在胸口，并且还偏居一边，在血液被心脏挤出来后，还会因为主动脉的走向而转弯。这主要是为了形成振动，我们可以称之为“主动振动”。

既然有了“主动振动”，那么就应该有“被动振动”。我们身体的被动振动是由主动脉扩散出来，影响身体其他部分而形成其他振动的。被动振动加上主动振动就是中医所谓的脉象。振动可以调整脏腑，是物理作用，振动发生在不同的位置上就会有不同的效果，人体的这些特殊位置就是我们一般称为经络、穴位的地方。穴就是一个点，道则是连接穴与穴之间的通道，也就是俗称的经络。

走近人体与按摩

中医认为，人是一个动态平衡的整体。同时，中医还认同“世界大宇宙，人体小宇宙”这种观点，强调人体的普遍联系性。根据中医的观点，人的健康状况是由内部和外部因素共同作用形成的，是这两种因素作用的结果。这种观点引出了很多的关联理论。这种关联是用古人对宇宙抽象认知，比如说阴阳五行、易经八卦来进行描述的，所以缺乏精致的量化。

西医的主要研究方向则是人体微观、局部深化，但对于整体关联，却缺乏系统性的认知。西医的这种研究方向和方式所导致的最终结果便是，西医体系无法建立起一个宏观上的人体系统模型，这也就导致了“头痛医头，脚痛医脚”的弊病。这也就是西医在治疗病人的胆结石时主张把病人的胆囊割除，而病人的结石随后长到了肝管里，西医却不能把肝脏也割除掉的深层次原因。高血压也是如此，稍有流体力学知识的人都知道，只有流阻过大，心脏的出口压力才会飙升。因此，造成高血压的真正原因，一是血管问题（使流阻升高），二是血液问题（血液黏稠度大），而不是心脏问题。不想方设法使血管通畅，却给病人开降压药，是很难对症起作用的。针对高血压的发病原因，中医在实践上认为，应该从这两个根源着手。血液黏稠问题的关键是血脂高，针对这个问题可以从饮食结构上下功夫，早上吃玉米粥，午饭和晚饭减少肉食，还可以少量喝点红酒。同时中医有“肝主疏泄”的说法，认为只有加强肝脏功能，才能保证对脂肪的代谢能力，这是防治高血压的根本。由于人的衰老必然带来肝脏功能的衰退，所以，中老年朋友还要从改善食物结构上下功夫，譬如说可以“吃素”。

中医诊病是建立在一个完整的理论体系与人体系统模型上面的。其理论体系是脏腑理论；其人体系统模型是气血模型。简单地讲，中医认为，病——也就是真正的病因，源于人体内部的五脏六腑，而症——也就是症状，浮现于四肢五官。症是不用治的，把病治好了，症自然也就消失掉了。

中医同西医二者的区别也大多在此。面对病症的时候，西医讲究用药，而中医却强调的是调养。按摩是中国最古老的医疗方法，它以中医的脏腑、经络学说为理论基础，通过手法作用于人体体表特定部位以调节机体生理、病理状况，真正地通过调养从根本上实现了防病治病的目的，是我国源远流长的中医学中一项宝贵的财富。

既然按摩具有如此神奇的功效，那么想必大家都会感到很好奇：按摩到底是怎样产生的？在古时候，人们是怎样对按摩加以利用的呢？接下来，就让我们一起来了解一下。

1. 按摩的由来

按摩可以说是人类在与大自然和疾病斗争的过程中产生的。最初出现按摩是因为人们在疼痛时，出于本能不由自主地用手去按摩疼痛部位，久而久之，发现经常按按揉揉可使病痛得到缓解，甚至消失。通过不断地实践和相互传播之后，就从无意识按摩转变成有意识按摩，从自我按摩转变成互相按摩，从而产生了最初的按摩术。

2. 按摩的发展简史

有关按摩的最早文字记载是甲骨卜辞《乙》，该卜辞记载了按摩具有治疗腹部疼痛的功效。此外，通过甲骨卜辞，我们还知道在商朝武丁时代就已经有了宫廷按摩师。

秦汉时期，我国出现了一部有关推拿按摩的专著《黄帝岐伯按摩经》十卷。

东汉张仲景著述的《金匮要略》记载了用按摩治疗自缢未死者的方法，是世界上最早记载的人工呼吸法和心脏按压起搏术。东汉的“千金膏药方”则是包括药物组成、功效、用途、炮制方法、使用手法的膏药方，可以用来做按摩的介质，祛病效果很好。东汉名医华佗也常用按摩治疗头晕，同时也用于病后康复。

魏晋隋唐时期，按摩的发展较为迅速，不仅设有按摩专科，有了按摩专科医生，而且按摩手法也不断丰富。当时，自我按摩作为按摩的一种形式十分盛行。

这一时期我国医学也随着对外文化交流传入日本、朝鲜等周边国家。

宋元时期，按摩运用的范围更加广泛。同时，这一时期的人们也比较重视推拿手法的分析研究。《圣济总录·卷四·治法》中记载："可按可摩，时兼而用，通谓之按摩。按之弗摩，摩之弗按，按止以手，摩或兼以药，日按日摩，适所用也。"《儒门事亲》还提出了导引按摩具有解表发汗的作用，这都表明了人们对按摩治疗作用的认识有了进一步发展。

按摩经过中国各个朝代的发展和延伸，时至今日已经发展得很完善了。其主要功能已由最初的缓解疼痛发展到现在的治病救人，其操作手法已由最初的一两种简单手法发展到现在的多种手法，其按摩手段也已由最初的简单按摩发展到现在的膏摩、药摩等。

尤其进入人 21 世纪后，我国的按摩术更是快速发展，临床按摩医生也大批出现，各大医院的按摩科更是受到重视。与此同时，按摩术应用范围也进一步扩大并创造出很多新的按摩疗法。随着按摩术的推广，其已不单纯是专业医生所掌握的技能了，而是大多数普通人都可以操作的技能，成为大众防病治病、保健养生的手段。

3. 按摩发展成果

传统中医理论认为，人有"四根"，就是耳根、鼻根、乳根、脚根，其中脚根是固精的根本。"人老脚先衰，木枯根先竭""寒从脚下起"等，这些论述说明了脚对人体的重要作用。而在我国民间，流传着许多观脚诊病的古老方法。这些无疑奠定了脚部按摩疗法的理论基础，在此基础上，逐渐形成了脚部按摩治病法。值得一提的是，《医宗金鉴》把摸、接、端、提、推、拿、按、摩列为伤科八法，对按摩治疗伤科疾病进行了总结。

了解按摩疗法

在对按摩疗法进行具体实践之前，我们先要对按摩疗法进行一次系统的了解，其中包括按摩疗法的理论基础、按摩疗法的优势、按摩疗法的作用等内容，只有全面地认识了按摩，心中有数，应用的时候才可以做到驾轻就熟。

1. 按摩疗法的 4 个理论基础

作为中医学的一个重要分支，按摩也是有着一定的理论基础的，也正是在这些理论基础的指导下，人们才通过按摩进行保健和治病的。

（1）阴阳学说是按摩疗法的第一个根基

按摩是受着阴阳学说的指导的。按摩可以防病治病的道理在于人体是一个自控自调的生理系统，按摩就是通过调节这个系统来治病的。中医认为，大自然是由对立统一的阴阳两种物质构成的一个庞大整体，人体是生活在这个大整体中的小整体，它也是由对立统一的阴阳两种物质所构成的。机体的某一局部发生疾病，不仅与人体这个小整体相关，而且还与自然界这个大整体有关。在同样的气候下，由于个体差异不同，抵抗力则会有强有弱，因此，有的个体会发生疾病，有的则不会发生。这又是中医理论的无限多样性的观点，是中医对人体生理、病理认识的根本出发点。

《素问·阴阳应象大论》中说："阴阳者，天地之道也。"把这句话译成现代白话就是：阴阳对立统一是大自然规律，是认识万物的总纲或出发点，是发生一切变化的根本原因，是生理、病理的基本原因。拿人体来说，上为阳，下为阴；外为阳，内为阴；背为阳，腹为阴；腑为阳，脏为阴等。意思是说，阴阳对立统一现象普遍存在，举不胜举。一是阴阳彼此对立（即有区别），又互相依存，只有阴阳两方面彼此配合协调才能发展。自然界与人体的正常发展也是如此。二是阴阳两方面任何一方出现偏盛或偏衰，造成平衡失调，就是疾病的根源。三是补偏救弊，调和阴阳，使之协调平衡，这是治病的根本大法。看病首先要"审其阴阳，以别柔刚""阳病治阴，阴病治阳""热者寒之，寒者热之"等。四是顺着身体的自控自调进行治疗，病就能好，逆此治则不愈，如"从阴阳则生，逆之则死，从之则治"。中医学的这个基本原理，不仅决定着用药或用针补偏救弊的原则，也决定着不用药、不用针的按摩、气功、导引等治疗的原则。我们说按摩治病的独特之处在于依靠中医的理论，就是这个道理。

（2）五行学说是按摩疗法的补充

在古代，想要将人体五脏六腑之间的错综复杂的生理、病理关系说明白，只靠阴阳学说是不够的，所以便需要通过五行学说来进行补充说明。

五行学说是古人对客观常见的金、木、水、火、土这五种基本物质之间的益害关系进行取用，进而来阐明人体五脏六腑之间既存在着正常的、循序的、良性循环发展的生理关系，同时也存在着反常的、逆乱的、不良的、有害生长的、连锁反应的病理关系。人体中的这种正常与反常的错综复杂的关系还与大自然的正常与反常的发展变化关系具有联系，所以五行同天干地支相配便形成了一种"五运六气学说"。所以说，阴阳五行学说共同构成了中医理论的基本体系。

（3）藏象学说与气血精津液学说可以对各脏器的生理表现进行认识

藏象学说和气血精津液学说，都是以阴阳五行学说为指导，对人体内各脏器所表现于体外的各种生理、病理现象进行认识的，藏象学说对于按摩有着重要的指导作用。不但治内脏病要依据这些学说去认识疾病的程度，在治疗四肢部位疾病的时候也需要参考这些理论。如"肺心有病其气留于肘，肝有邪其气留于腋，脾有邪其气留于两髀，肾有邪其气留于两腘"。还有"脾主一身肌肉""肺合皮毛"等理论，都对按摩者分析疾病的成因有着积极的指导意义。

（4）经络学说是中医的基本理论之一

作为中医的基本理论之一，经络学说的地位仅次于藏象学说。对于针灸和按摩疗法来说，经络学说的指导显得更为重要，二者的关系也更为密切。

因为经络学说对于生理、病理、诊断和治疗等原理的说明更为具体详细。另外，经络学说的原理与阴阳、五行、藏象、气血、精津液等学说也是一脉相系、相辅相成的。

《灵枢·本藏》中云："经脉者，所以行血气而营阴阳，濡筋骨，利关节者也。"这就是说，除去沟通内外之外，经络还能够运行气血，给全身各部组织、器官灌注、输布营养物质，保证供应人体各个部分正常生理活动所需要的物质，以保持正常的功能。经络的这种运行转注、维持正常生理功能的作用，叫作"经气"，当经气失常的时候，病邪便会沿着经络的通道侵犯人体。所以说，正常的营养物质通过它可以沿其通路输布、灌注全身；有害的致病因素也可以侵犯这个通路而袭入人体的各个部分。

由此可以看出，经络学说对于按摩疗法具有直接的、重要的、具体的指导作用。掌握了经络学说，才能够对人体的自控自调能力有所了解，从而灵活地运用按摩疗法进行日常保健。

2. 按摩疗法的三大优势

按摩是医生用手于病人身体上面施力，通过手法和施力的不同，来对人体机能的不平衡状态进行调节，使伤病得以痊愈的方法。这种治疗方式主要具有以下几个特点：

（1）简单易操作

按摩疗法不需要任何特殊的设备，只要掌握了各种常用的按摩手法，就可以随时随地进行治疗。并且，按摩疗法并不是什么深不可测的高深学问，只要耐心进行研究，大多数人都可以掌握，并且对其进行应用。

（2）安全有效

通常情况下，按摩疗法不会产生药物治疗所导致的各种副作用，在操作时只要掌握手法要领，认真施行，即可起到治病保健的效果，是一种比较安全可靠、无副作用的治疗方法。当然，按摩疗法并非适用于所有疾病，有时也会产生医疗事故，如马尾神经损伤、骨折等，因此按摩也有一定的适应证。非适应证者，绝对禁止使用。

（3）适应证广泛

目前，我国的按摩疗法已经适用于临床各科的许多疾病，主要包括：扭伤，关节脱位，腰肌劳损，肌肉萎缩，偏头痛，三叉神经痛，肋间神经痛，股神经痛，坐骨神经痛，腰背神经痛，四肢关节痛（包括肩、肘、腕、膝、踝关节疼痛），颜面神经麻痹，颜面肌肉痉挛，腓肠肌痉挛，因风湿而引起的如肩、背、腰、膝等部的肌肉疼痛，以及急性或慢性风湿性关节炎、关节滑囊肿痛和关节强直等。其他如神经性呕吐，消化不良症，习惯性便秘，胃下垂，慢性胃炎，失眠，遗精，以及妇女痛经与神经官能症等，都可考虑使用或配合使用按摩手法。

3. 按摩疗法的保健作用

中医学理论认为，按摩之所以能治疗疾病，是因为它通过手法的作用，能够起到调整阴阳、疏通经络、补虚泻实、调和营卫、理筋整复、活血化瘀的作用。下面详细介绍这几种功效：

（1）调整阴阳

对人体而言，阴阳平衡是健康的保证，而阴阳失衡是产生疾病的根本原因，无论是内伤或外感，其病理变化都是阴阳变化，即阴阳的偏盛或偏衰。按摩是根据不同的征候，选取不同的按摩部位和按摩手法，通过驱动经络气血来使身体的阴阳重新达到平衡。如腹胀积食，在腹部和背部以及相应的经穴上进行按摩，可以调整胃肠功能，使其恢复正常；而胃肠蠕动亢进也可通过按摩调整，使其恢复正常。按摩调整身体的阴阳同患者身体的状态有关，阴虚则补阴，阳虚则补阳，使身体恢复平衡。

（2）疏通经络

经络是气血运行的通道，经络不通则产生疾病，可以表现出身体局部的不同症状，如身体不同部位的疼痛感、麻木感。经络不通还可引起肌肉紧张、痉挛，长期的紧张可引起肌肉实质性的改变，如纤维化、瘢痕化。按摩能够疏通经络，调节肌肉神经，消除肌肉组织的紧张和痉挛，从而达到治病的目的。

（3）补虚泻实

虚证的一般表现是人体内脏功能低下，实证的一般表现是内脏功能亢进。按摩通过一定的手法作用于体表，使人体气血、津液、脏腑起到相应的变化，虚证补虚，实证泻实。较小的力度刺激可以活跃人体的生理功能，较强的刺激则可以抑制生理功能的亢奋。比如同是胃病，对于虚证胃病，在治疗时，可以在胸部和腹部的脾俞、胃俞、气海、中脘穴上进行轻柔的较长时间的按摩；对于胃肠功能亢进者，如胃肠痉挛，则要在相应的穴位上进行较强力的短时间的点按等刺激，通过不同的手法实现补虚泻实。

（4）调和营卫

经络是气血运行的主要通道，遍及全身。中医学认为，体表同内脏通过经络相连，脏腑功能失调或者病理变化可以通过经络反映于体表，进而反映相应脏器的病理变化，比如小腿上的胆囊穴压痛往往反映人体胆囊有炎症或有结石存在，而按压胆囊穴就能起到治疗胆囊疾病的作用。按摩体表的经络和穴位可以调整内脏的功能，祛除疾病。

（5）理筋整复

按摩对于骨伤、筋伤的整复有直接的疗效，局部软组织、韧带、肌肉、肌腱拉伤均可采用一定手法进行整复；关节脱臼、骨质增生等产生的痛感也可通过适当的手法进行整复，矫正解剖位置异常，疏通筋络，通顺关节，从而达到治疗疾病的目的。

（6）活血化瘀

如果身体内有瘀血停滞，会引起脏腑或机体的病理改变，按摩能够促进局部的血液循环，改善血液的流速，降低血液的流动阻力，改善心脏的功能，增强心脏功能，促进微循环的建立，活血化瘀，祛除疾病。

总之，按摩是中医的瑰宝，是我国古代医家经过不断的探索总结出来的中医成果，广泛运用于临床治疗，能够治疗多种疾病，具有明显的疗效。

4. 按摩对人体不同部位的作用

穴位按摩对身体十分有好处，并且操作简单，好多人在腰酸背痛时自己敲几下，当时就能觉得很舒服，这种按摩虽然没有循经循穴，但仍然有着暂时的活血化瘀的作用。因此，在平时的生活中，只要我们有时间，都可以随时按摩。下面介绍按摩对身体的作用：

（1）按摩对皮肤的作用

①按摩能够促进血液和淋巴液的循环，使肌肉、皮肤得到充足的养料和水分滋养。

②按摩能够促使皮下毛细血管扩张并使毛细血管数增加，改善皮肤微循环，使皮脂腺与汗腺的分泌通畅，从而改善皮肤“呼吸”，有助于预防痤疮、痱子等皮肤病。

③按摩通过机械地刺激肌肉组织，可促进肌纤维的运动，增强肌肉的弹性，防止肌肉萎缩和松弛下垂，也可放松过于紧张的面部表情肌，延缓面部皱纹的形成。衰老的上皮细胞的清除脱落，使皮肤充满活力。

（2）按摩对肌肉的作用

按摩可以通过肌肉的牵张反射直接抑制肌痉挛，也可通过消除痛源而间接解除肌紧张，所以能够有效地放松肢体，消除骨骼肌的过度紧张和僵硬，保持肌肉组织的正常弹性，防止疲劳的堆积，促进体能的恢复。

（3）按摩对骨骼关节的作用

①人体很多疾病与脊椎的排列轻微变形有关。常用的脊柱按压手法，除对全身的调整作用外，对脊柱畸形、脊椎的退行性病变也有很好的预防效果。而保健按摩中的一些特殊的脊柱矫正手法（如扳法等）对脊柱后关节变形有很好的防治作用。

②按摩中的被动性运动手法，能够适当牵拉韧带，增强韧带的弹性和张力，保持或恢复关节的生理活动度，防止骨质疏松、关节韧带扭伤和关节周围组织粘连。

③按摩可以改善关节周围的血液循环，促进关节润滑液的分泌，加快关节渗出液的吸收，从而消除关节内和关节周围的积液、水肿。

（4）按摩对消化系统的作用

①按摩对腹部柔软体腔有直接作用，对相关经络穴位有间接作用，可以调节

胃肠壁平滑肌的张力和收缩力，对胃肠功能减退者可加速胃肠蠕动，保持大便通畅。对于消化功能亢进者，则可抑制其消化活动。

②按摩能够双向调节消化腺的分泌，并改善胃肠壁的血液和淋巴液的循环，从而增强胃肠吸收功能。此外，按摩还能够改善消化系统功能，使进食、消化、吸收、排泄等一系列活动趋于正常合理的范围内。

（5）按摩对呼吸系统的作用

①按摩能够直接刺激胸壁或通过神经反射使呼吸加深。背部按压手法对胸廓有节律的挤压作用，可在不加重呼吸肌负担的情况下增加呼吸深度和肺活量，提高呼吸效率。

②背部和胸骨部的拍击手法，刺激有关特定穴位，有明显的化痰排痰效果，对慢性支气管炎、哮喘等常见呼吸系统疾病的发病有显著的预防作用。

（6）按摩对循环系统的作用

按摩能够促进受术部位的血液循环，增加局部的氧化代谢。按摩还能消耗并去除血管壁上的脂类物质，恢复血管的弹性，有防止血管硬化形成的作用。按摩对四肢的机械刺激，可减轻心脏的负担，使心率平稳，心肌耗氧量减少，改善心血管功能。

（7）按摩对中枢神经系统的作用

①保健按摩通过对肢体的放松，可进一步降低交感神经的兴奋性，松弛过度紧张的情绪，解除焦虑，缓解忧郁，改善睡眠的质量，使身心都得到积极的休息。

②实验证明，有节律的轻柔手法可使受术者脑电图波振幅增大，使大脑皮质的电活动趋向同步化，有较好的镇静作用。颈部的放松手法和颈椎拔抻手法可明显增加椎基底动脉的血流量，对青年人有益智健脑、增强记忆力的作用，对老年人可预防和改善继发于脑组织缺血的健忘、神经衰弱等一系列症状。

（8）按摩对免疫系统的作用

按摩可使血液中的白细胞总数和血清中的蛋白补体增加，白细胞分类中淋巴细胞的比例升高，白细胞的吞噬能力加强，淋巴液的流动加快，从而增强人体免疫能力。

（9）按摩具有止痛作用

保健按摩手法可直接放松软组织，改善血液循环以促进外周致痛物质的分解、稀释和清除，所以有较好的止痛作用。按摩手法的刺激信号还可抑制疼痛信号的传递，从而达到镇痛的效果，对旅游、体育锻炼及运动竞赛等造成的疼痛及很多慢性疼痛，都有很好的效果。轻柔的按摩手法能增加人体内啡肽的含量，即能产生镇痛效应，也能使人产生欣快感。

为保健按摩分分类

常见的保健按摩有减肥按摩、美容按摩、美发按摩、沐浴按摩和全身保健按摩等，下面分别介绍这几种保健按摩：

1. 减肥按摩

肥胖症是一种常见的症状，一直困扰着人们的生活，也是当今世界上谈论较多的一个热门话题。导致肥胖的原因，一般认为与家族遗传、运动量少及膳食含高脂肪量大有关。现在，社会上有许多减肥方法，其中按摩减肥作为一种独特的减肥方法，既具有减肥的良好效果，又能疏通经脉、活血行气，对人体没有任何不良影响，已逐渐被人们所认识。按摩不仅可减轻心脏负担，而且有利于增强机体的抗病能力，是肥胖者为早日摆脱烦恼、恢复健美身材而选用的一种好方法。

2. 美容按摩

很久以前人们就开始采用美容按摩术，而科学实践也证明这是行之有效的美容方法之一。现在，人们对美的追求日益强烈，美容按摩成为人们特别是女性保护皮肤健美、延缓衰老的生活需要。美容按摩通过按摩手法美化面容，使皮肤得到刺激和滋养，既能使粗糙的皮肤恢复光滑柔细，又能延缓面部皱纹的出现，使已经出现的皱纹变浅、变少及防治面部色斑，延缓老年斑的出现。

3. 美发按摩

头发是女人的生命，当然对于男人也很重要。拥有一头乌黑光泽而富有弹性的头发是许多人的梦想。但是，如果头发缺乏保养，发丝就会变得干枯、分叉、变色、无光泽，甚至造成严重脱发等。众所周知，头发的生长与保养完全依赖头皮中的血液供给营养，因此，人的整体的健康状况决定了头发的好坏。通过美发按摩，可以促进头皮的血液循环，给头发的生长与保养增加更多更好的营养成分。此外，头部经络集中，腧穴密布，与脑、脏腑、气血皆有密切关系，通过按摩，不仅能够疏通气血，调理阴阳，而且可以调节人体内各脏腑的功能，促进人体健康，进而为头发的生长与保养提供了有利条件。

4. 沐浴按摩

现在，人们工作节奏快，生活压力大，经过一天的工作劳动，无论在精神上，还是在身体上，都会感到疲劳，如情绪紧张、头昏脑涨、肌肉酸痛等。如果单纯靠放松休息，不可能很快消除疲劳，长此下去会影响身体健康甚至发生疾病。如果此时洗个热水澡，再进行全身或局部的按摩，就能促进全身血液循环，使人体各组织器官得到充分营养，不仅能很快消除疲劳，还能够增加肌力和肌肤弹性，延缓衰老。常见的沐浴按摩有喷射沐浴按摩、气浴按摩、泥浴和沙浴按摩等。沐浴按摩施术一般采用由重到轻的揉捏、震颤、抖动、摇晃、推压、叩击等手法，使人们尽快地消除疲劳，得到充分的放松。

5. 全身保健按摩

全身保健按摩能够消除疲劳，缓解紧张，舒经活络，轻身提神。经按摩后，可使人感觉全身轻松，舒适爽快。一般全身保健按摩需45分钟。全身保健按摩的适用范围非常广，凡因脑力劳动、体力劳动、运动量过大，旅游或长时间进行电脑操作引起的过度疲劳；由各种因素引起的周身不适，如头痛、头晕、肢体酸痛、颈项强痛、腰背疼痛、落枕、肩周炎、岔气、失眠、腹胀、痛经、消化不良、感冒，全都属于保健按摩的范围。全身保健按摩施术顺序为：仰卧位，头面部—上肢部—胸部—腹部—下肢部，转俯卧位，头颈部—背部—腰部—下肢部。

经常做保健按摩，有利于打通全身经络，疏通气血，调理脏腑，平衡阴阳，达到防病健身的效果。

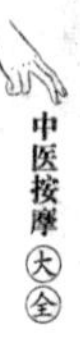

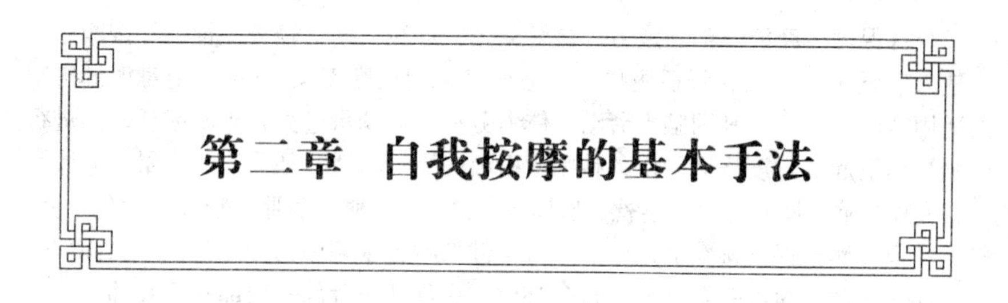

第二章 自我按摩的基本手法

什么是自我按摩

每当提到按摩的时候，人们便会在头脑当中浮现出按摩师通过一定的手法为他人按摩的情景。那种享受的感觉可真的是非常美妙的。也许有人会问，如果平时不方便找按摩师的话，自己能不能为自己做按摩呢？

对于这个问题的回答是肯定的，自己按摩不仅方便、有效，还能够省钱呢。

1. 自我按摩是什么

自我按摩在医学上又被叫作自我健康保健疗法，它是通过刺激自身穴位、经络，以疏通气血，平衡阴阳，从而起到调整机体、医治疾病的作用。若能坚持长期自我按摩，还可活血化瘀、滑利关节、强身壮骨、增强体质。

自我按摩是一种主动按摩的形式，实际上概括了按摩、体操、气功等疗法中的部分效用，即患者本人通过自主运动，以完成各种按摩手法。即便是较轻缓的运动，不仅对人体健康有益，还可增大肺活量，锻炼心肌储备力，促进血液循环。

人的身体，其中包括骨骼、关节、肌肉、脏器等，之所以能够成为一个整体，主要是因为有一个网络连接的缘故，也就是中医学里所说的“经络”。经络的一端连接手足，另一端连接脏腑器官，如此一来，就将人体的肝、心、脾、肺、肾五脏，以及胆、胃、大肠、小肠、三焦、膀胱六腑，与四肢联结成为一个整体了。这样也就有了十二经脉，再加上前后正中线上的任脉、督脉，人体共有14条正经，分布于整个人体当中，由内而外，从头到脚，维持着正常的功能活动。

在按摩的过程当中所刺激的部位，实际上就是腧穴点，而许多的穴位点连在一起便组成了经络线，经络又和脏腑相联系。有人将穴位形象地比喻为经络线上的变压器，于是当用手法刺激穴位时，可以从穴位点，通过经络线，进一步深入调整脏腑的功能，用于防病治病。由此可见，腧穴—经络—脏腑，它们之间相互联系，相互影响，密不可分。

俗话说得好：“自己的健康掌握在自己的手中。”当熟知经络腧穴后，无论身体的哪一部分有病或不适，通过手法刺激对应的穴位、经络，就可进行调整治疗。自我按摩主张用自己的手直接顺势作用于自身体表，力量轻重可根据自身耐力来调整，安全可靠。自己动手按摩，省去了用药的麻烦，可以避免药物的不良反应。长期坚持，可强身健体，养生延年。

灵活性是自我按摩的最大特点，这种由自我进行操作的按摩手法，在生活中不受时间、场地、设备仪器的限制，随机性大，可以见缝插针地进行。出现身体不适的时候，马上就可自己动手操作，而不必一定要去医院。

根据自己的病情和体质，只要选对自我按摩的穴位和手法，再配合使用补泻手法，就能够收到既方便、省力、省时，又有效的效果了。

按摩的时候一定要注意控制时间，不要觉得自己给自己按摩不花钱，就按得越久越好，那就错了。同其他所有的医疗方法一样，自我按摩也是具有时间限制的。一般情况下，每天早、晚按摩 1~2 次疗效会比较好，每次 10~15 分钟就够用了。不同的疾病，疗程长短不完全一样。急性病，疗程短些；慢性病，疗程适当长些。通常 2~3 个疗程就会见效或者好转，甚至痊愈。

2. 细说自我按摩的补泻作用

补泻是按摩的“手法”，而绝不是按摩“方法”，二者是有着质的区别的。按摩方法只是补泻按摩手法的基础、形式和不可缺少的一个环节；而补泻按摩手法，则是在按摩方法的基础上，又加上了刺激强度和运行方向等内容。

种类繁多和灵活多变，都是自我按摩手法的特点。不过自我按摩手法的核心还是“运行方向”的问题。根据“运行方向”这个基本原理，补泻按摩的基本手法被分为“补法”“泻法”“平法”“调法”4 种。“运行方向”是补泻按摩的基本原理，是“补、泻、平、调”的决定性因素。其中，向心运向为补，离心运向为泻，往返运向为平，右旋运向为补，左旋运向为泻，往返旋运向为平，垂直运向为调。

按摩方法与按摩强度、按摩运向三者之间，互相依赖，缺一不可，这样才组成了一个手法。通过对按摩方法、按摩强度、按摩运向这三者进行组合，能够组合出几十种按摩手法。在进行自我按摩的时候，可以根据运行方向、穴位、病情的需要，对按摩方法和刺激强度进行适当的搭配和组合。

补法，具有调动、疏通和平衡脏腑的功能，只能在疾病“虚弱和衰退”的条件下使用补法，当疾病“盛实和亢进”的时候则不可以使用。补法，分为推刮补法和揉摩补法两种。推刮补法，是采用“向心推刮”的手法，最适合在病性虚弱、功能减退的时候在指趾穴、足区穴上使用。揉摩补法则采用“顺时针揉摩”的手法，最适合在病性虚弱、功能减退的时候在各种病位穴上使用。补法，还要根据病情、穴位等因素，采用极重或重补推刮法和极重或重补揉摩法、适中补推刮法和适中补揉摩法、极轻或轻补推刮法和极轻或轻补揉摩法等手法。

泻法，可以调动、疏通和平衡脏腑的功能。泻法只能在疾病“盛实和亢进”

时进行使用，而在疾病“虚弱和衰退”的时候，是绝对不能够使用的。泻法，分为推刮泻法和揉摩泻法两种。推刮泻法，是采用“离心推刮”的手法，最适合在病性盛实、功能亢进的时候在指趾穴、足区穴上使用。揉摩泻法则是采用“反时针揉摩”的手法，最适合在病性盛实、功能亢进的时候在各种病位穴上使用。使用泻法时还要根据病情、穴位等因素，采用极重或重泻推刮法和极重或重泻揉摩法、适中泻推刮法和适中泻揉摩法、极轻或轻泻推刮法和极轻或轻泻揉摩法等手法。

平法，顾名思义，即不能补，也不能泻，同时也不具有“调”的功能。它最大的功能便是纠正按摩过程中的错误：即错补了可以用泻法去平；或泻错了可以用补法去平。平法的另外一个功能便是疏通气血的作用，它只能在“虚实和盛衰”不明显的情况下使用，绝对不能在“虚实和盛衰”明显的情况下使用。平法包括推刮平法和揉摩平法两种。推刮平法，是采用“往返推刮”的手法，可以在各种各样的病位穴上用，也可以在指趾穴、足区穴上用，特别是在盛衰不明时更适合使用这种按摩手法。揉摩平法采用“往返揉摩”的手法，最适合在气血瘀积和停滞的各种各样病位穴上使用。在使用平法时还要根据病情、穴位等因素，采用重平推刮法和极重或重平揉摩法、适中平推刮法和适中平揉摩法、极轻或轻平推刮法和极轻或轻平揉摩法等手法。

调法，具有疏通气血的功能和作用，有“需补则补，需泻则泻”的“治病”作用，也有“需补则泻，需泻则补”的“致病”作用。调法，只能在“虚实和盛衰”不明显的条件下使用，而绝对不能在“虚实和盛衰”明显的条件下使用。调法包括按、捶、拍、刺、敲打等手法。其中按法最适合在诊断脏腑疾病的虚实或是盛衰时用；捶法，最适合在颈、背、肩、臂、腿、胸、胁等病位穴和大中型关节病位穴上使用；拍法，最适合在四肢气血瘀积的病位穴上用；敲打法在寻找暗藏病位穴方面占有极为重要的地位，同时刺打和敲打法，也适合在腹部病位穴上使用。总之，调法也要根据病情、穴位等因素，采用极重或重、适中、极轻或轻等按、捶、拍、刺、敲打等手法。当脏腑虚实、盛衰不明显的时候，或者当气血瘀积、停滞的时候，用调法，特别是用敲打法，会收到尤其好的治疗效果；但是在虚实明显的条件下，用调法往往不如补泻法效果好。

3. 自我按摩的 4 个优点

（1）自我按摩，易学易行。既不需要别人的帮助，又不受时间、地点的限制，操作起来安全稳妥，没有任何副作用。男女老少，有病无病皆可采用。任何人都可以独立运用，只要熟记穴位，掌握常用手法、操作要领及步骤进行按摩，就可以给自己或家人解除病痛之苦。

（2）经济实惠，省时省力。按摩不需花钱置办任何医疗设备，也不受条件的限制，随时随地都可以进行。既能为自己和亲友解除痛苦，也不用耗费人力及物力去医院治疗，是一种经济而又实惠的保健法。

（3）没有副作用。按摩疗法既能治病和保健，又无任何毒副作用。

（4）自我按摩的治疗范围非常广泛。既可以单独应用，也可以配合其他疗法应用，尤其是对于功能性的慢性疾病或者长期服药少效的疾病，只要坚持自我按摩，便会收到意想不到的效果。

自我按摩时的注意事项

判断自我按摩手法运用得是否恰当，要与治疗对象、治疗部位、病症虚实等联系起来进行衡量。人分为男女老少，每个人的形体也有胖瘦强弱，所患的病症也有久暂虚实，根据这些特点，在通过自我按摩进行治疗的时候，力量的轻重和掌握治疗的重点等，都是因人、病、患病的部位的不同而灵活运用的。一般来说，青年人在通过自我按摩进行治疗的时候，按摩力度要比老人的手法重些；治疗虚症的手法要轻些，治疗实证的手法则要重些。下面便就手法的选择、按摩力量的大小以及手法操作时间的长短等问题做简要的介绍：

1. 手法的选择

按摩时对于按摩手法的选用，就好比根据处方用药，首先要做的是注意辨证，然后再考虑用什么手法，用哪些手法。手法的接触面有大小，刺激有强弱，如治疗范围广、部位较深，或者肌肉较丰满的部位，则可选择接触面大而深刻有力的手法，如滚掌按法等；反之，治疗范围小、部位较浅，或者肌肉较薄弱的部位，应该选用柔和而又深透作用强的手法，如一指禅推法、揉法等。筋腱部的治疗可选用拿法、弹拨法、拇指揉法等，穴位或压痛点上可选择点、按、掐法等。对有关节功能障碍者则需用摇法、扳法、脊柱旋转复位等。

2. 操作时间的长短

在临床应用按摩治疗的时候，操作时间掌握得恰当与否，会对治疗效果产生一定的影响，时间过长或过短都会影响疗效，但时间的长短很难做明确的限定。根据临床治疗情况，一般可以从 2 个方面考虑：

一是根据所治疾病所在的位置。如在经脉关节，操作时间较短，一般在 10~20 分钟；如在脏腑气血，则操作时间较长，一般在 15~30 分钟，或者更长些。

二是同选用的按摩手法的类型有关。一般来说如果使用推、滚、揉、摩等轻柔缓和的手法的时候，操作的时间会比较长一些；而使用如按、压、点、掐、扳等压力较大、刺激性较强的手法时，操作时间太长反而会引发出不良反应，甚至还会产生不良后果。所以，在临床治疗的时候，操作时间要根据治疗部位的大小以及多少而进行灵活掌握。

不同自我按摩手法的要求

在使用按摩手法对肢体进行按摩的时候，这些按摩手法大体上分为软组织放松类手法和关节整复类手法两种。不同类手法的性质和要求自然也是完全不同的。

1. 软组织放松类手法的基本要求

软组织放松类手法的基本要求是：持久、有力、均匀、柔和、深透。

“持久”是指按手法的要求作用一段时间。持久的力的作用才会使被按摩局部组织产生物理、化学变化，才会通过神经、内分泌、免疫系统达到对全身的整体调节。

“有力”是指手法要有一定的力度，达到一定的肌理层次。在用力时应根据患者的体质、病情选择适当的力量，力量可大可小，大时力量可达肌肉、骨骼；小时仅达皮肤和皮下。

“均匀”是指手法的力量、速度及操作幅度要均匀，变化要有节律性。在操作时力量不可时轻时重，速度不可时快时慢，幅度不可时大时小。在改变力量、速度、幅度时要逐渐地、均匀地进行。

“柔和”是指手法要轻柔缓和，不使用蛮力、暴力。手法有力但应逐渐、缓和地施力，多用身体重力，做到刚柔相济。

“深透”是指每个手法应用完之后，均能使该部位浅层组织和深层组织得到充分放松。

2. 关节整复类手法的基本要求

关节整复类手法的基本要求是：稳、准、巧、快。

“稳”指的是平稳自然，按部就班，严格按照手法的操作步骤进行。

“准”指的是在应用某种整复类手法的时候，应该具有明确的手法特征。施术时定位要准确，使手法产生的力恰好作用于需要整复的关节。

“巧”指的是按摩动作要符合生理要求，充分运用生物力学原理，在适当的患部，找好双手施力的作用点、方向以及大小，利用肢体自身重量，因势利导。

“快”指的是在最后发力的时候应该疾发疾收，避免手法幅度过大而造成局部的关节损伤。

了解自我按摩手法的类型

可以找到文字记载的按摩手法大约有110余种，根据其在实际临床应用当中所属的流派的不同，共有三十几种会被经常用到。

在实际应用当中，这些手法是有着一定的规律的，临床常用的手法一般分为以下几个大类：

1. 平面用力，如摩、擦、平推、直推等，都是在体表做上下、左右、前后或回旋往返施力。

2. 垂直用力，如按、压、点、掐、一指禅推、捣、滚等，都是由上而下施加不同的力。

3. 对称合力，如拿、捏、拧、挤、搓、捻等，都是双手（或两指）同时相对施力。

4. 对抗用力，如拔抻、牵引、斜扳等手法都是作相反方向用力。

5. 被动运动，这种类型的手法一般需要旋转、屈伸运动关节，如摇、扳、背、脊柱旋转等手法都属于这种类型。

挤压类手法

用指掌或肢体其他部位按压或对称性挤压所施术的部位，称为挤压类手法。

1. 压法

以肢体在施术部位压而抑之的方法被称为压法。

（1）压法的动作要领

①力量由轻到重，切忌用暴力猛然下压。

②部位准确，压力深透。

③深压而抑之，缓慢移动，提则轻缓，一起一伏。

（2）压法的分类

①指压法

以手指用力按压穴位，还可以一边用力，一边顺着一定的方向滑动。

②掌压法

以掌面为施力点，对体表的治疗部位进行按压，可以一边用力一边进行滑动。

③肘压法

肘关节屈曲，以肘尖部为力点，对体表治疗部位进行按压。施压的过程当中要注意压力应平稳缓和，不可用突发暴力，肘压力度以患者能够忍受为原则。

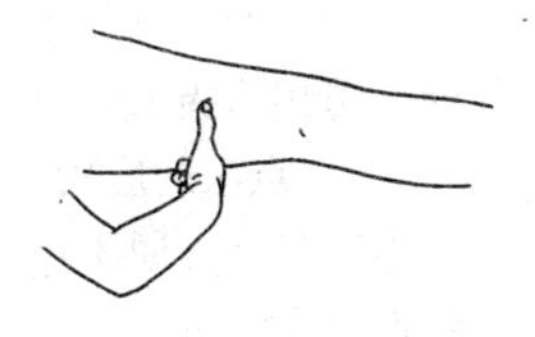

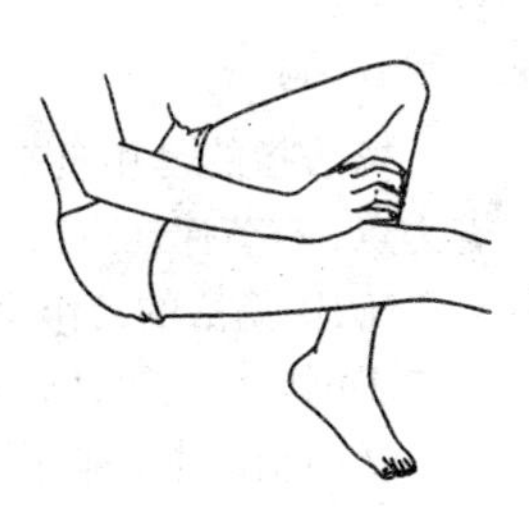

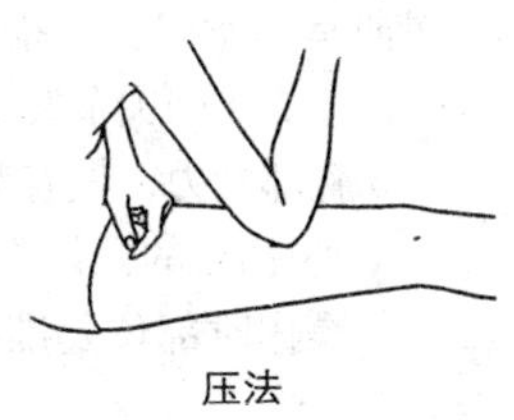

压法

（3）压法的应用

压法具有疏通经络、活血止痛、镇惊安神、祛风散寒和舒展肌筋的作用，经常被用来进行胸背、腰臀以及四肢等部位的按摩。

2. 点法

用指端、肘尖或屈曲的指关节突起部分着力，点压在一定部位称为点法，也称点穴。在点穴时也可瞬间用力点按人体的穴位。点穴时可单用拇指点，也可食指或食中指一起点按穴位。在做点法时还可点按人体的一定部位，如足底。

（1）点法的动作要领

点法方向要垂直，用力由轻到重。按而持续，或按有节奏。操作中切忌暴力，而应按压深沉，逐渐施力，再逐渐减力地反复施力，必要时可略加颤动，以增加其疗效。点法用指端、肘尖或屈曲的指关节突起部分着力，具有力点小、刺激强、操作省力、着力深透的特点，其动作要领参见后面的按法。

（2）点法的分类

①拇指指端点法

手握空心拳，拇指伸直并紧靠于食指中节，用拇指端点压一定部位。

②屈拇指点法

拇指屈曲，用拇指指间关节桡侧点压一定部位，操作时可用拇指端抵在食指中节外缘以助力。

③屈食指点法

食指屈曲，其他手指相握，用食指第 1 指间关节突起部分点压一定部位。操作时，可用拇指末节内侧缘紧压食指指甲部以助力。

（3）点法的应用

本法具有开通闭塞、活血止痛、解除痉挛、调整脏腑功能的作用，适用于全身各部位及穴位。

3. 捣法

捣法指的是用食指第 2 指间关节突起部或指尖为着力点，有节律地点击一定的穴位或部位的一种手法。

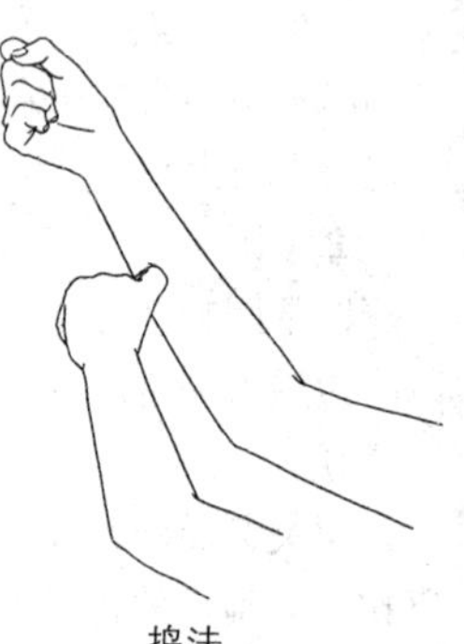

捣法

（1）捣法的动作要领

①沉肩，垂肘，肘关节屈曲。

②四指屈曲，食指自然伸直，以指尖着力，或五指屈曲呈握拳状，食指或中指掌指关节伸直，以食指或中指第 2 指间关节突起部为着力点。

③腕部发力，做有节律的屈伸活动。

（2）捣法的操作要求

①操作时部位要准确，捣的部位要始终如一，不能偏歪。

②用力要轻快、平稳、着实。

（3）捣法的应用

这个方法多用于小儿，临床常用于小天心穴，称捣小天心，有镇惊安神的作用。

4. 捏法

捏法就是用拇指和食、中指相对用力，提捏身体某一部位的皮肤和肌肉。捏法的动作和拿法相似，只是用力较轻微，动作幅度较小。捏法如果施用于脊柱两侧部位，就是我们平时所称的“捏脊”。

（1）捏法的动作要领

在用捏法进行操作的时候一定要同时捏住表皮及其皮下组织。用力要轻快柔和，速度、力度要均匀。尽量使用两手同时进行操作，并且两手交替向前移动。

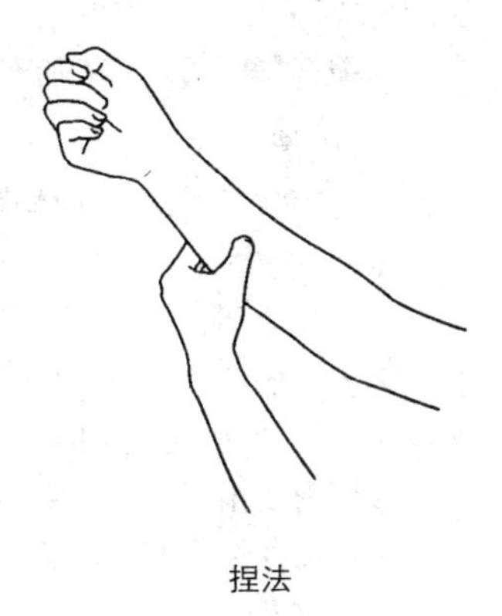
捏法

（2）捏法的应用

捏法适用于头部、颈部、四肢和脊背，具有活血化瘀、舒筋活络、安神益智的作用，因此能够治疗消化道疾病、月经不调、神经衰弱等多种慢性疾病。

5. 掐法

掐法指的是以拇指指甲，在一定的部位或穴位上用力按压的一种手法。

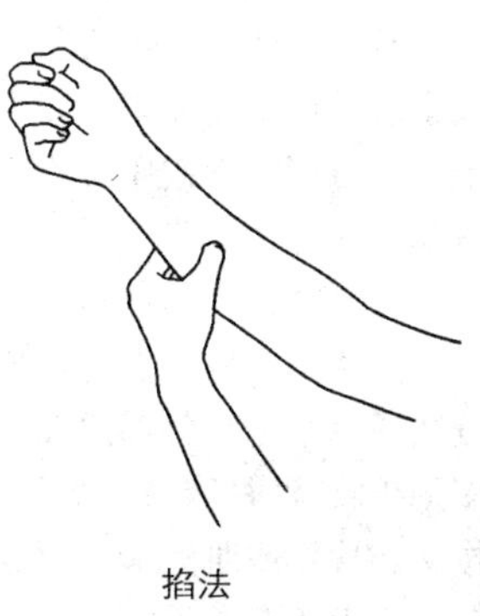
掐法

（1）掐法的动作要领

在使用掐法进行按摩的时候，要注意让拇指微屈，以拇指指甲着力于体表穴位进行掐压。掐压的时候要垂直用力，不能扣动，以免掐破皮肤。掐后常继续用揉法，以缓和刺激。掐法不适合长时间使用。

（2）掐法的应用

掐法适用于面部及四肢部位的穴位，是一种强刺激的手法，具有开窍解痉的功效。掐人中穴位，可以解救中暑及晕厥。

6. 拿法

以单手或者双手的拇指与其余四指相对，握住施术部位，相对用力，并做持续、有节律的提捏方法，称为拿法。

（1）拿法的动作要领

①操作时肩臂要放松，腕要灵活，以腕关节和掌指关节活动为主，以指峰和指面为着力点。

②操作动作要缓和，有连贯性，不能断断续续。

③拿取的部位要准，指端要相对用力提拿，带有揉捏动作，用力由轻到重，再由重到轻，不可突然用力。

（2）拿法的分类

拿法有二指拿法、三指拿法、五指拿法、掌拿法、抖动拿法、强筋拿法等多种。

（3）拿法的应用

主要用于颈部、肩背部及四肢部。由于拿法的刺激量较强，所以常与其他手法配合应用，用来治疗头痛、项强、四肢关节肌肉酸痛等症。在临床应用的时候，拿后需配合揉摩，以缓解刺激引起的不适。注意拿捏时间不要过长，次数不宜过多。

7. 按法

用指、掌或肘深压于体表一定部位或穴位，称为按法。

（1）按法的动作要领

①手腕微屈，着力部位要紧贴体表，不能移动。

②按压的方向要垂直向下。按法操作时要紧贴体表着力于一定的部位或穴位，做一掀一压的动作，不可移动。

③用力要由轻到重，稳而持续，使刺激充分达到机体组织的深部，忌用暴力。

④在按法结束时，不宜突然放松，应当慢慢减轻按压的力量。

（2）按法的分类

有指按法、掌按法和肘按法 3 种。另外，按法是挤压类手法的基础，许多同类手法从此衍化而来，如用指甲按压称为“掐法”，用屈曲的近端指关节或肘关节尺骨鹰嘴突部按压又称“点法”，用掌心或掌根按压又称“压法”，按而轻轻拨动者又称“拨法”。

（3）按法的应用

按法是一种较强的刺激手法，有镇静止痛、开通闭塞、放松肌肉的作用。指按法适用于全身各部位穴位；掌根按法常用于腰背及下肢部；肘按法压力最大，多用于腰背臀部和大腿部。临床上，在两肋下或腹部，通常应用单手按法或双手按法。背部或肌肉丰厚的地方，还可使用单手加压按法，也就是左手在下、右手轻轻用力压在左手指背上的一种方法；也可以右手在下、左手压在右手指背上。

振动类手法

振动类手法是以较高频率的节律性的轻重交替且持续不断的振动，使施术部位产生舒松感或温热感。

用手掌或者手指为着力部，在人体某一穴位或者部位振动的一种手法，称为振法。

（1）振法的动作要领

①沉肩，垂肘，让肘关节微屈，腕部放松。

②腕关节和手指都自然伸直，或者悬腕，将中指伸直，食指微屈，置于中指背侧，拇指伸直，置于中指掌侧，掌指关节与环、小二指均屈曲。

③前臂强力、静止性发力，让力量在手掌或指端集中，从而产生振动。

（2）振法的操作要求

①在实施振法时要保持均匀、自然、深长的呼吸，将意念集中于掌心或是指端。不可以屏气发力。

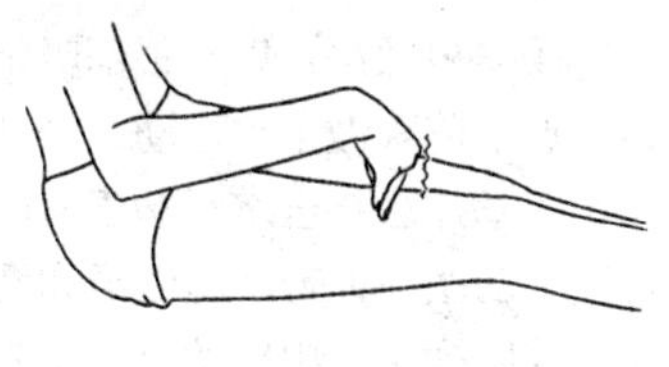

②振动的频率要快，幅度要小。振动时不可以出现断断续续的情况。

③一般情况下，在实施振法时要用单手进行操作，如果有需要的话，也可以用双手操作，每次操作的时间要持续3~5分钟或者更长。

（3）振法的应用

这种方法非常温和，常用于内科、妇科、儿科疾病和其他杂病的治疗，具有和中理气、养血安神、消积导滞、温经止痛等作用。临床应用时可分为：

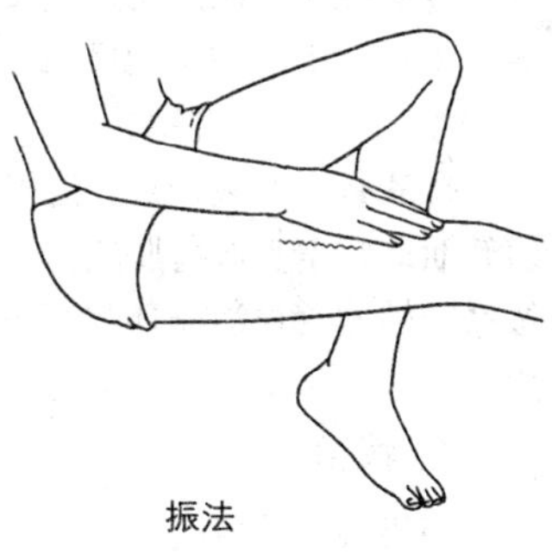

振法

①指振法：通过中指的指端着力，多用于头面、胸腹以及四肢关节部位的穴位上。

②掌振法：以手掌为着力部，多用于腹部、腰背部和头部的按摩。

③鱼际振法：用大鱼际为着力部，多用于面部。

振法经常与按法结合使用，组成按振的复合手法。

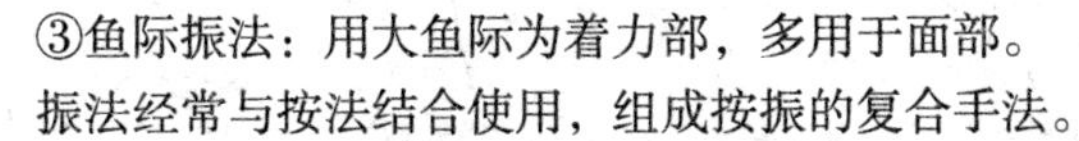

摆动类手法

以指或掌、腕关节及前臂做协调地连续摆动，称摆动类手法。

1. 揉法

揉法指的是用指、掌、肘部吸附于机体表面某些部位或穴位或反射区上做柔和缓慢地环旋转动或摆动，并带动皮下组织一起揉动的一类手法。

（1）揉法的动作要领

在使用揉法进行按摩的时候，手掌要自然放松，腕部及前臂均应放松，着力部位要吸附于操作部位，做缓慢柔和深透的回旋揉动，不得在皮肤表面进行摩擦与滑动。压力要轻柔，以轻而不浮、重而不滞为原则，动作灵活连续而又有节律性地带动皮下深层组织。揉动要圆滑，着力部位及力的转换点要自然过渡且均匀一致。

（2）揉法的分类

①单指揉法：用拇指或食指或中指指腹吸定于机体的某些部位，或穴位或反射区上做回旋地揉动，适用于狭小部位或穴位或反射区上。

②多指揉法：食指、中指或多指并拢，指腹着力吸定于肌肤的某些部位或穴位上做腕关节连同前臂小幅度回旋转动。

③大鱼际揉法：大鱼际着力于肌肤的一定部位上，腕部放松，以前臂为支点，前臂做主动摆，带动腕部做柔和缓慢的旋转。

④掌根揉法：以掌根部吸定于机体的某些部位或穴位上，腕部放松，以肘部为支点，前臂做主动摆动，带动腕部做回旋转动。

⑤掌揉法：全掌紧贴于肌肤的某些部位上，腕部自然放松，以肘为支点，前臂做主动摆动，带动腕做柔和缓慢的回旋转动。

⑥肘揉法：用肘的尺桡交界处肌肉丰满的部位着力于机体的某些部位上，以肩为支点，上臂做主动摆动，带动前臂做回旋转动。

（3）揉法的应用

揉法具有宽胸理气、消积导滞、祛风散寒、舒筋通络、活血化瘀、消肿止痛、缓解肌肉痉挛、改善肌肉营养、强身健体等作用。现代医学认为，使用揉法进行按摩能够改善血液循环和组织器官的营养，提高机体的抗病能力与细胞的再生能力。

2. 拨法

用指端、掌根或肘尖做与肌纤维、肌腱、韧带呈垂直方向拨动，称为拨法。

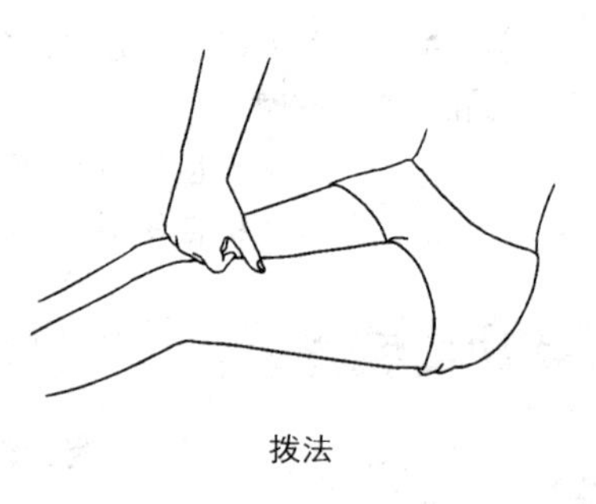

拨法

（1）拨法的动作要领

①拇指伸直，用拇指指面着力于体表一定部位，适当用力下压至一定深度，待有酸胀感时，再做与肌纤维或肌腱、韧带呈垂直方向的来回拨动，其余四指轻扶于肢体旁，以助用力。

②拨动时着力部分不能在皮肤表面有摩擦移动，应带动肌纤维、肌腱、韧带一起滑动，如弹拨琴弦状，故有“弹拨法”之称。

③用力要由轻而重，轻而不浮，重而不滞。

（2）拨法的分类

①拇指拨法：以拇指螺纹面按于施治部位，以上肢带动拇指，垂直于肌腱、肌腹、条索往返用力推动。也可以两手拇指重叠进行操作。

②掌指拨法：以一手拇指指腹置于施治部位，另一手手掌置于该拇指之上，以掌发力，以拇指着力，垂直于肌腱、肌腹、条索往返推动。

③肘拨法：以尺骨鹰嘴着力于施治部位，垂直于肌腹往返用力推动。本法用于臀部环跳穴。

（3）拨法的应用

本法具有解痉止痛、疏理肌筋、调和气血的作用，可适用于全身各部位。拇指拨、掌指拨法用于肌腱、肌腹、腱鞘等部位；若单手指力不足时，可用双手拇指重叠弹拨。另外，根据需要，对耐受性较强的下腰部、大腿后侧可用肘尖拨；对肌肉薄、耐受性差的部位可用掌根拨。

3. 运法

运法指的是用拇指指端桡侧或中指指端在一定穴位上做弧形或环形移动的一种手法。

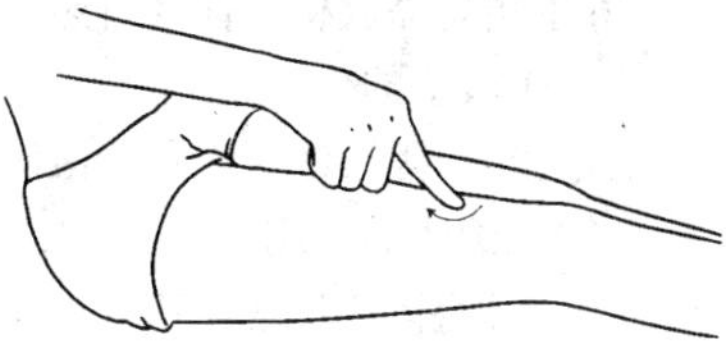

运法

（1）运法的动作要领

①沉肩，垂肘，肘关节屈曲。

②腕部自然伸平，拇指伸直，其余四指屈曲，虎口张开，以拇指指端桡侧着力，或拇、食、环、小四指屈曲，中指自然伸直，以中指指端着力。

③以拇指掌指关节或腕关节为主，带动拇指或中指指端做弧形或者环形移动。

（2）运法的操作要求

①取坐势，自然呼吸，意念集中于指端。

②使用运法进行按摩时宜轻不宜重，宜缓不宜急，不带动皮下组织。

③速度以每分钟 80~120 次为宜。

（3）运法的应用

运法轻柔缓和，为小儿按摩的主要手法之一。多用于特定穴位，如运土入水、运水入土、运八卦等，具有调气血、通经络等作用。

4. 滚法

将肢体某部位置于患者体表的一定部位上，进行滚动的方法被称为滚法。滚法整个手法动作由两部分协调来共同完成：一是由前臂的旋转，二是由腕关节的屈伸而组成的复合式动作，其受力部位以小鱼际肌至第 5、第 4 掌骨的背侧。

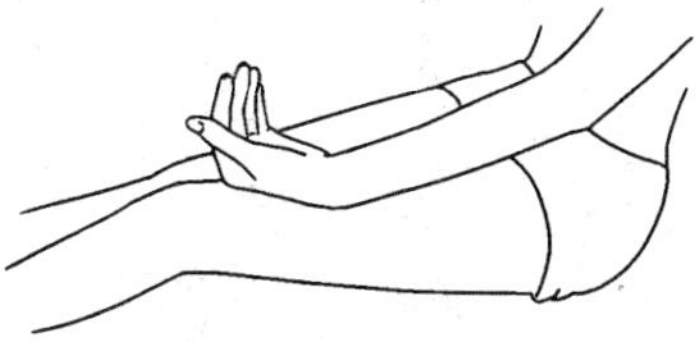

滚法

（1）滚法的动作要领

①前臂旋转与腕关节屈伸这二者动作一定要协调。即前臂旋前时，腕关节一定要伸展，以小鱼际肌为着力部位。反之在前臂旋后时，腕关节一定要屈曲，以第 5、第 4 掌骨的背侧为着力部位，如此在体表部位上持续不断地来回滚动，其滚动频率每分钟 120~160 次。

②躯体要伸直，不要弯腰屈背，不得晃动身体。

③肩关节自然下垂，上臂与胸壁保持 5~10 厘米距离，上臂千万不要摆动。

④腕关节要放松，屈伸幅度要大，约 120°，其中屈腕约 80°，伸腕约 40°。

⑤滚法突出一个“滚”字，忌手背拖来拖去摩擦移动、跳动、顶压及手背撞

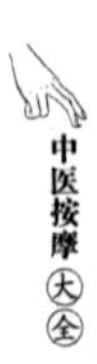

击体表治疗部位。

⑥手指均需放松，任其自然，不要有意分开，也不要有意握紧。

（2）滚法的分类

分为小鱼际滚法、大鱼际滚法、手背滚法、前臂滚法等。

（3）滚法的应用

滚法具有体表接触面积大、刺激力量强而且又十分柔和的特征，主要用于治疗运动系统和周围神经系统疾病。

5. 㨰法

㨰法属于一指禅按摩流派中的一种手法，技巧性比较强。

（1）㨰法的动作要领

㨰法在操作时，肩部要放松，肘关节要屈曲 120° ~140° ，腕部要尽量放松，在前臂做主动摆动，带动腕关节屈伸外旋地连续往返活动，使产生的力交替，持续不断地在施术部位上往返㨰动。㨰动时着力部位要紧贴体表，不可跳动或摩擦，力量均匀，动作协调而有节律，不可以忽快忽慢，时轻时重，频率以每分钟 120~160 次为宜。

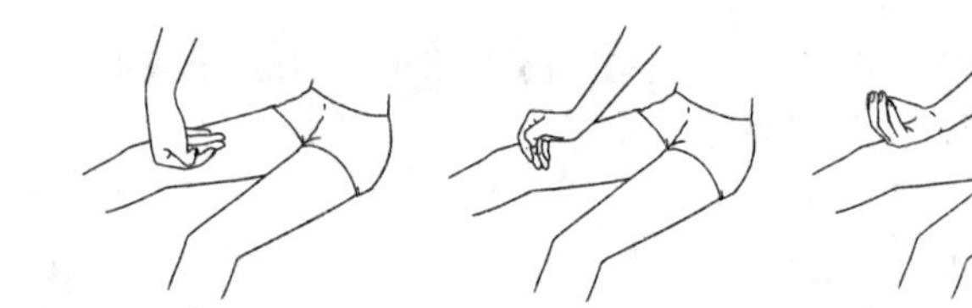

㨰法

（2）㨰法的分类

①侧掌㨰法：以小指掌指关节背侧以及小鱼际肌着力于机体表面一定部位，前臂做主动摆动，带动腕部做屈伸和前臂旋转动作。

②掌指关节㨰法：手微屈，以手背尺侧面的小指、无名指、中指及掌指关节部着力于一定部位上，将前臂做主动摆动，带动腕关节做伸屈及前臂旋转动作。

③指关节㨰法：单手或双手握拳，用食指、中指、无名指、小指的第 1 指间背侧突起部着力于机体一定部位，做均匀的腕关节前后往返摆动，使拳做来回㨰动。

④立拳㨰法：右手握空心拳，左手掌压于上，以小鱼际赤白肉际处和小指、无名指关节及掌指关节部附着于一定部位上，前臂做主动摆动，带动腕部做屈伸外旋的连续往返运动。

⑤前臂㨰法：用前臂附着于施术的机体表面，以肘部为支点，前臂做主动旋转。

（3）㨰法的应用

㨰法具有舒筋活血、滑利关节、缓解肌肉痉挛、增强肌筋活力、消除肌肉疲劳等作用。

现代医学认为，摖法能够促进血液循环，减肥去脂，提高机体的抗病能力。

6. 一指禅法

一指禅法是一指禅按摩流派中的主要手法，又称一指禅功。

（1）一指禅法的动作要领

以单手或双手拇指指端或偏峰着力于施术部位上，上肢肌肉放松，沉肩，垂肘，悬腕，肘关节略低于手腕，以肘为支点，前臂做主动摆动，带动腕部摆动和拇指间关节做屈伸活动。

同时将力量贯注于着力指端。当腕部摆动时，尺侧要低于桡侧，使产生的力持续不断地作用于操作部位。压力、频率、摆动的幅度要均匀，动作要灵活、连贯、自然。

（2）一指禅法的分类

①指端禅法：用大拇指指端着力于一定部位或穴位或反射区上，做腕部的往返摆动，带动拇指指间关节的活动，使所产生的动力持续不断地作用于施术部位。

②指偏峰禅法：用大拇指桡侧偏峰着力于所施术部位，腕关节略屈，其余四指自然屈曲，摆动腕部带动拇指指间关节的活动。

（3）一指禅法的应用

一指禅具有舒筋活络、调和营卫、祛瘀消积、健脾和胃、醒脑明目、镇静安神、移痛止痛的作用。现代医学认为，该法能改善局部和远端的血液循环，转移大脑的兴奋灶，从而转移疼痛。

摩擦类手法

摩擦类手法是以与肌肤表面摩擦的方式作用于机体各部位的一类手法。这种手法具有各式各样的形态，有些手法呈单方向直线移动，有些则呈往返直线移动，还有些呈环形移动或弧形移动。

1. 推法

用指、掌、肘后鹰嘴突起的部位着力于一定穴位或者部位，缓缓地进行单方向的直线推动的一种手法。

（1）推法的动作要领

①沉肩，垂肘，让肘关节微屈或是屈曲，腕部伸平或背伸。

②通过前臂或者上臂发力，用力要平稳，着力部位紧贴皮肤，做缓慢的直线推动。

（2）推法的分类

①拇指推法：以拇指指面为着力部，常用于头面、胸腹、腰背与四肢等部。

②食中指推法：食、中两指并拢，以指面为着力部，多用于特定穴位。

③八字推法：以拇指指面与食指第1节指骨桡侧面为着力部，虎口并拢或张开，并以虎口张开的程度分为小、中、大八字推法。本法又称夹脊推法，多用于脊柱两侧，有时也可用于四肢部。

④屈指推法：屈拇指，以指间关节突起部着力，多用于背部与下肢部。

⑤掌推法：以全掌或者掌根为着力部，多用于肩背与腰骶部。

⑥大鱼际推法：以大鱼际为着力部，多用于头面与胸腹部。

⑦小鱼际推法：以小鱼际肌为着力部，多用于头颈、肩背、腰骶部和四肢部。

⑧肘推法：以尺骨鹰嘴突起部为着力部，多用于背、腰骶、臀部及大腿后部。

⑨拳推法：以拳面近指关节为着力部，多用于背、腰骶部及大腿后部。

⑩分推法：以两手拇指指面自一点同时分别向左右直推，多用于头面、胸腹、腰背部等。

（3）推法的操作要求

①气沉丹田。

②用力均匀，以防止推破皮肤。

③在实施推法的时候，要注意不能耸肩。

（4）推法的应用

①保持自然、深沉的呼吸，不可屏气。

②在操作时要保证有悬劲，并且用力始终如一，不可以硬压、死按。

③推动的时候不可以左右滑动、忽快忽慢。

推法是临床常用的手法之一，它具有理顺经脉、舒筋活络、行气活血、消肿止痛、增强肌肉兴奋性、促进血液循环等作用，适用于全身的各个部位。

2. 摩法

摩法指的是用手掌掌面或食、中、环三指指面附着于一定部位或穴位，以腕关节连同前臂做环形有节律地抚摩的一种手法。

（1）摩法的动作要领

①沉肩，垂肘，肘关节微屈或屈曲。

②掌摩时，腕部要放松，任其自然，手掌自然伸直，附着于一定部位或者穴位。

③指摩时，腕部微悬屈，掌指关节微屈，以食、中、环三指面附着于一定部位或者穴位。

④前臂发力，连同腕部做盘旋活动，带动掌、指着力部分做环形的抚摩动作而不带动皮下组织。

（2）摩法的操作要求

①操作时一般宜先轻后重。

②用力平稳、均匀，不可按压，摩动时要缓和协调，轻快柔和。

③摩动时可按顺时针方向，亦可按逆时针方向摩动，一般摩动的速度为每分

钟 50~160 次。

（3）摩法的应用

这种方法是按摩的常用手法之一，适用于全身的各个部位，具有理气止痛、消积导滞、健脾和胃、调理胃肠蠕动、活血消瘀等作用。在应用时可分为：

①掌摩法：以手掌面为附着部分，多用于腹部、腰背部及四肢部。

②指摩法：又称二指摩，以食、中、环三指指面为附着部分，常用于胸腹及头面部。

③鱼际摩法：以大鱼际为附着部分，多用于面部及四肢关节部。

在临床应用的时候，摩法常借助于药膏、药水、姜汁等介质，以增强手法的防治功效。

摩法是自我保健按摩的常用手法之一，尤其是指摩与掌摩二法应用最多，在临床应用中除要求轻柔缓和、均匀协调外，对摩动的方向要求还极为严格，并根据摩动的顺、逆时针方向决定其补泻作用。

摩法与揉法的操作形态相似，但两者之间的根本区别在于：在实施摩法的时候，并不会带动皮下组织，而只是附着于一定部位进行环形抚摩；揉法则会带动皮下组织，吸定于一定部位进行有节律的揉动。

3. 擦法

用手掌掌面或大、小鱼际部分着力于一定部位，进行直线往返摩擦的一种手法，称为擦法。

（1）擦法的动作要领

①取弓箭步或者马步。

②沉肩，屈肘，腕伸平，指掌伸直。

③通过上臂发力，以肩关节活动为主，带动肘关节做屈伸活动，使前臂与腕、手部保持一致，做上、下或者左、右往返摩擦。

（2）擦法的操作要求

①操作时姿势要正确，气沉丹田，呼吸自然，不要屏气。

②着力部分要紧贴皮肤，但不能用力进行按压。

③用力要稳定、均匀、连续。

④擦的距离要尽量拉长，擦动时呈直线往返直擦、横擦、斜擦，不可同时交叉并用，亦不可歪斜或滑动。

⑤擦时被擦局部要充分暴露，擦的速度要先慢，以后逐渐加快，以局部深层得热为度。

（3）擦法的应用

擦法为按摩的常用手法之一，这种方法温热柔和，可用于全身各部位的按摩，具有温通经络、祛风散寒、温中止痛、调理脾胃、行气活血、消肿散结等作用。临床应用时可分为：

①掌擦法：用全掌为着力部，多用于面、胸腹部及腰骶部。

②大鱼际擦法：以大鱼际为着力部，多用于胸腹、面部及上肢部。

③小鱼际擦法：以小鱼际肌为着力部，多用于肩背、腰骶、臀部及四肢部。

擦法是自我保健按摩的常用手法之一。在使用擦法时需要借用传导油、红花油等介质，其他如茶油、麻油、菜油、蛤蜊油及凡士林等也可以使用。一般情况下，在使用完擦法之后便不再使用其他手法，所以擦法常被用来作为治疗的最后手法。

4. 抹法

抹法指的是用双手或单手拇指指面为着力部，紧贴于一定部位，做上下或者左右轻轻往返移动的一种手法。

（1）抹法的动作要领

①沉肩，垂肘，腕部伸平。

②拇指指面着力，紧贴于皮肤，其余四指固定于肢体的一定部位。

③前臂发力，腕部与掌指关节活动。

（2）抹法的分类

①双手抹法：又称为分抹法。以两手拇指指面着力，从中间向上下或者左右同时分抹，多用于面部、脊柱部及胸腹部的按摩。

②单指抹法：以拇指和中指指面着力，多用于胸腹部与面部。

③三指抹法：以食、中、环三指指面着力，多用于胸腹部。

（3）抹法的操作要求

在使用抹法进行按摩的时候，需注意用力要均匀、稳定、轻柔，不可忽轻忽重，更不能重滞或者飘浮。

（4）抹法的应用

本法在临床上经常用来作为治疗的开始或者结束手法使用。常用于头面、颈项、胸腹与腰背及腰骶等部位，具有清醒头目、疏肝理气、消食导滞、活血通络、解除痉挛等作用。

抹法、擦法与推法在操作形态上较为相似，而三者之间的区别在于：抹法是做轻快的分抹，或单方向的往返抹动；擦法是做直线往返的摩擦，同时借助于介质；而推法则是做直线、单方向的推动。抹法又是自我保健按摩的常用手法之一。

5. 搓法

搓法指的是用双手掌面或小鱼际部分对称地挟住肢体的一定部位，相对用力，自上而下做快速地搓揉的一种手法。

（1）搓法的动作要领

①取马步，沉肩，垂肘，腕部微背伸，手指自然伸直。

②以掌面或指掌面对称地挟住一定部位。

③前臂发力，使腕部做快速盘旋搓揉。

（2）搓法的操作要求

①挟住部位松紧要适宜，双手用力要对称，搓动时要轻快、柔和、均匀、不间断，移动要缓慢，并顺其势自然而下。

②操作过程中一定要气沉丹田、呼吸自然，不可屏气发力。

（3）搓法的应用

这种方法轻快柔和，常用于四肢、胁肋及腰，以上肢部与胁肋部最为常见，具有舒筋活络、调和气血、温通经脉、疏肝理气、放松肌肉等作用。临床上多作为治疗的结束手法，与抖法、捻法同时使用。

叩击类手法

叩击类手法是指用手指、手掌、空心拳或按摩器械直接叩击、拍打一定部位，如穴位或反射区，达到治疗或保健作用的方法。

1. 敲法

用指端垂直方向着力于施治部位，如敲打戳击，并略有弹响的方法称为敲法。

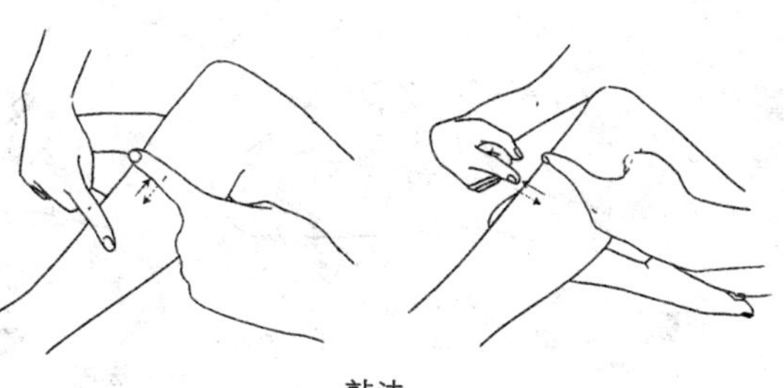

敲法

（1）敲法的动作要领

手指自然弯曲，以腕部一起一落的自然屈伸摆动带动指端垂直着力于施治部位，均匀持续，反复敲打，使敲之有声，声有节奏，轻松自如。

（2）敲法的分类

敲法分为指敲法和指侧敲法。

（3）敲法的应用

敲法能够调和气血、引血归经、营养脉络、祛风散寒，主要适用于头部、背部的按摩。

2. 拍法

用虚掌或拍子，拍打体表的一种手法，称为拍法，又称拍打法。

（1）拍法的动作要领

①上肢放松，肘关节微屈，腕部背伸。

②手指自然并拢，掌指关节微屈呈虚掌。

③以肩关节活动为主，带动肘关节屈曲与腕关节悬屈、背伸的活动。

（2）拍法的分类

①掌拍法：以虚掌拍之，常用于肩背部、腰骶部及臀部。

②拍打法：以特制的拍子拍打之，可用于头部、四肢部及脊柱部。

（3）拍法的操作要求

①拍打时要平稳而有节奏，拍打的部位要准确。

②拍打之后要将手掌或者拍子迅速提起，不要在拍打部位停顿，用力宜先轻后重。

（4）拍法的应用

拍打法在临床上较为常用，多作为治疗的辅助手法，可用于全身各部，但是胸腹部却极少应用，常用于肩背、腰骶、臀部及大腿部，具有舒筋活络、调和气血、缓解痉挛、消除疲乏等作用。

在具体运用拍打法的时候，一定要分清症之虚实，一般虚证宜轻，实证宜重；操作时，可单手操作，也可以双手交替同时操作。作为自我保健按摩的常用手法，拍法多用于腰骶、大腿、上臂等部位。

3. 击法

击法指的是用拳背、掌根、鱼际、指端或棒，叩击体表的一种方法。

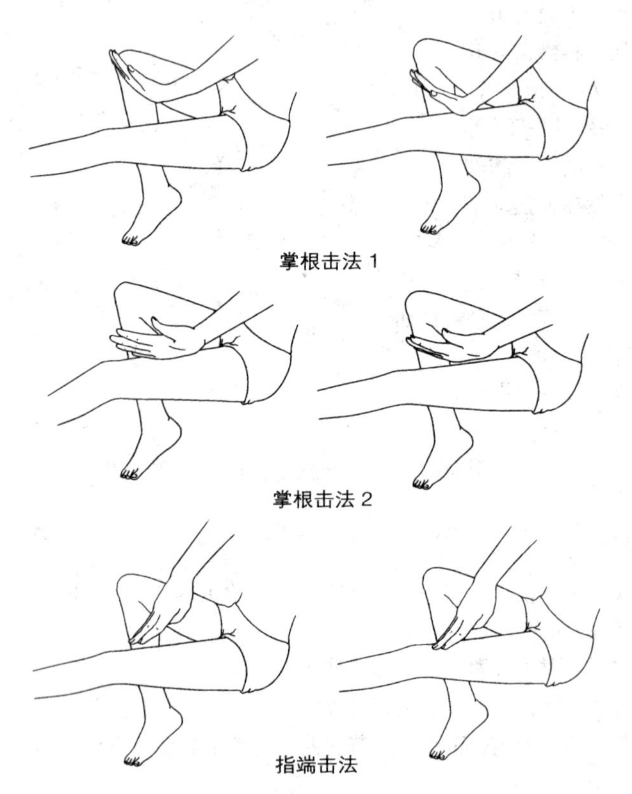

掌根击法 1

掌根击法 2

指端击法

（1）击法的动作要领

①沉肩，垂肘，肘关节屈曲，腕关节自然伸平或背伸。

②上臂或前臂发力，以肩关节或肘关节活动为主，带动腕关节做轻快、灵活的屈曲或内收、外展的活动。

（2）击法的分类

①拳击法：手握空心拳，用拳背为着力部，常用于大椎穴及腰骶部。

②掌根击法：用掌根为着力部，常用于臀部及大腿部。

③侧击法：以小鱼际尺侧缘为着力部，又称小鱼际击法，常用于头部、肩背部及四肢部，可单手操作，也可以双手交替操作。

④指端击法：用中指指端或三指、五指指端为着力部，用于全身各部位。

⑤棒击法：用桑枝棒或其他特制的棒进行叩击，常用于背部、腰骶部、臀部及四肢部。

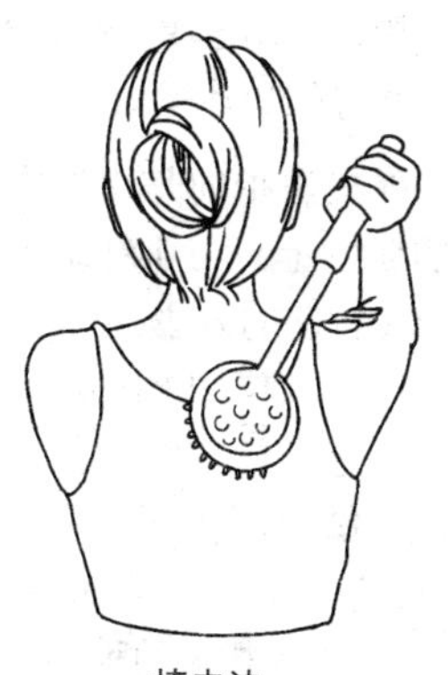
棒击法

本法在应用时，一定要根据病情和病人的体质、耐受力等具体情况审慎使用。尤其要注意用力稳定，轻重得当。对久病体虚、年老体弱者慎用。

（3）击法的操作要求

①叩击的部位要准确、一致，不得偏歪和移动。

②叩击时用力要平稳、有节律，其力量的大小和次数的多少应该根据治疗的需要，一般应由轻到重。

（4）击法的应用

击法是一种刺激较强的手法，临床应用较广，在全身各部均可应用，具有宣通气血、通络止痛、缓解痉挛、兴奋元阳等作用。

复合类手法

复合类手法是指两种或两种以上的手法复合在一起操作，以达到节约时间、提高疗效的目的。

1. 提颤法

提颤法指的是用拇指与其余四指相对，将需要按摩的部位拿住提起，进行有节律的颤动的方法。

（1）提颤法的动作要领

在进行操作的时候，手法要均匀柔和，力量适中，颤动频率要快，切忌滑动或挤伤皮肤。

（2）提颤法的种类

①单手提颤法。

②双手提颤法。

（3）提颤法的应用

该法具有散风祛寒、调理脏腑、开胸顺气的作用，适用于腹、腰背及四肢部的按摩。

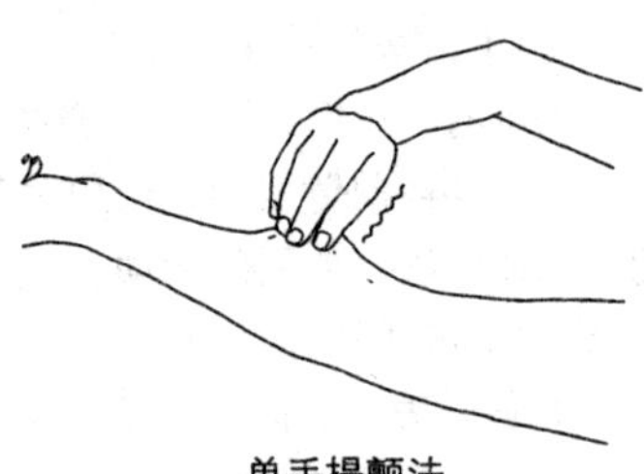

单手提颤法

2. 弹拨法

弹拨法指的是用拇指或中指置于患病部位的肌腱上，与肌纤维走行方向呈直角弹起并快速拨动的方法。

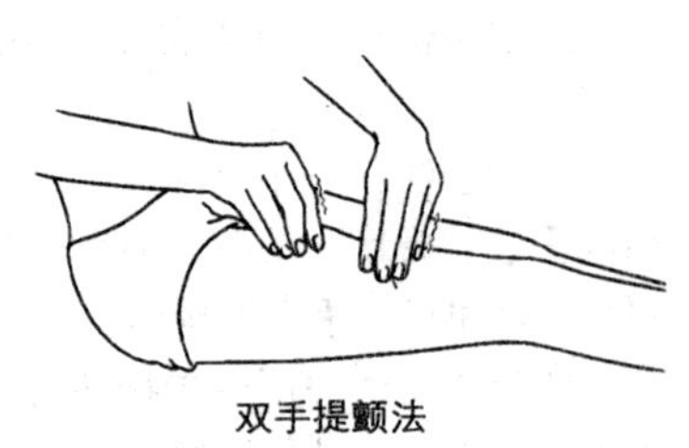

双手提颤法

（1）弹拨法的动作要领

在进行操作的时候，手法要准确，发力迅速，敏感部位不宜反复施术，动作幅度不可过大。

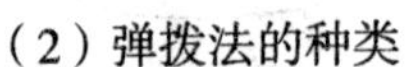

（2）弹拨法的种类

①拇指弹拨法。

②中指弹拨法。

（3）弹拨法的应用

本法具有松解粘连、疏通经络、活血止痛的作用，常用于腹、腰背以及四肢部的肌腱、神经干的按摩。

3. 提拿法

提拿法指的是用拇指或其余四指，或用双手分置于患部肌肉或肌腱上，用力向上提起并进行节律性拿提的方法。

（1）提拿法的操作要领

在进行操作的时候，要通过手指掌面来着力，按摩手法宜柔和、均匀，频率适中。

（2）提拿法的种类

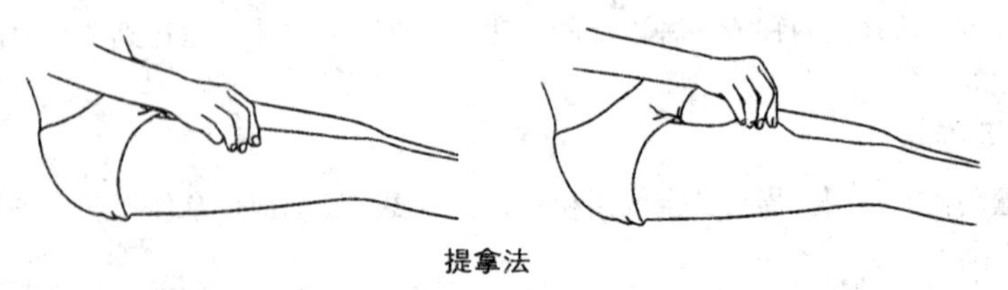

提拿法

①单手提拿法。

②双手提拿法。

（3）提拿法的应用

提拿法能够通经活络，增强肌力，解除疲劳，适应于腹腰背以及四肢部的按摩。

4. 滚揉法

滚揉法指的是用肢体某部位置于患病部位上，进行边滚边揉的方法。

（1）滚揉法的动作要领

在操作的时候，按摩频率要适中，切忌擦伤皮肤。

（2）滚揉法的种类

①大鱼际滚揉法。

②小鱼际滚揉法。

③前臂滚揉法。

（3）滚揉法的应用

这种按摩方法能够疏通经络，散风祛寒，松解肌筋，适用于全身各个部位的按摩。

5. 按揉法

按揉法指的是用指腹和掌根置于一定的部位上进行短时间的按压，再做旋转揉动或边按边揉的方法。

（1）按揉法的动作要领

在使用按揉法进行操作的时候，要注意用手指指腹或者掌根紧贴于受术部位，先轻后重，匀力匀速，动作连贯，力量深透。

（2）按揉法的种类

①拇指按揉法。

②多指按揉法。

③鱼际按揉法。

④掌根按揉法。

（3）按揉法的应用

按揉法能够开窍提神，调和气血，散寒止痛，适用于全身各个部位的按摩。

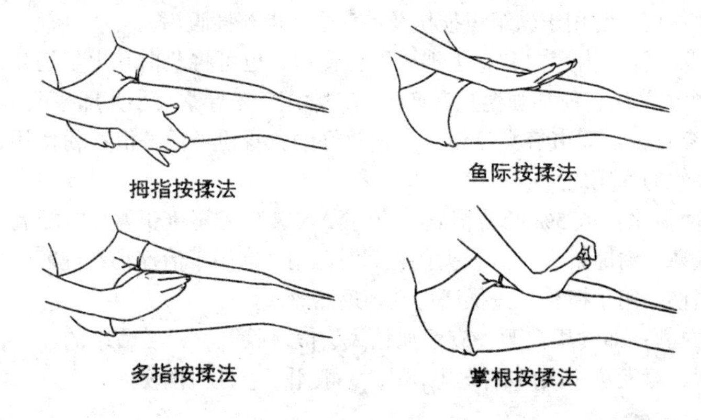

拇指按揉法　鱼际按揉法

多指按揉法　掌根按揉法

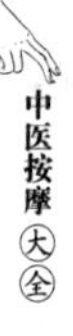

第三章　自我按摩的常用工具及姿势

自我按摩常用的介质

自我按摩时，为了减少对皮肤的摩擦损害，或者为了借助某些药物的辅助作用，可在按摩部位的皮肤上涂些按摩介质，如液体、膏剂或撒些粉末等，也称按摩递质。

按摩时应用介质在我国有悠久的历史，《圣济总录》中就有“按止以手，摩或兼以药”“若疗伤寒以白膏摩体，手当千遍，药力乃行，则摩之用药，又不可不知也”的说法。以药物为介质在人体体表的一定部位或穴位施以手法，药物助手法以提高治疗疾病的效果的一种按摩方法称为膏摩。由于介质按摩对皮肤的刺激性较小，而且毒副作用较小，所以，在小儿按摩中应用尤为广泛。

目前，按摩临床中运用的介质种类颇多，如冬青膏、葱姜汁、薄荷水等，下面介绍一下常见介质的种类与作用：

（1）滑石粉：即医用滑石粉，是临床上最常用的一种介质，能够润滑皮肤，一般在夏季常用，适用于各种病症，在小儿按摩中运用最多。

（2）红花油：由冬青油、红花、薄荷脑配制而成，有消肿止痛等作用，常用于急性或慢性软组织损伤。

（3）冬青膏：由冬青油、薄荷脑、凡士林和少许麝香配制而成，具有温经散寒和润滑作用，常用于软组织损伤及治疗小儿虚寒性腹泻。

（4）葱姜汁：由葱白和生姜捣碎取汁使用，也可将葱白和生姜切片，浸泡于 75% 乙醇中使用，能加强温热散寒作用，常用于冬春季及小儿虚寒证。

（5）爽身粉：即市售爽身粉，质量较好的爽身粉可代替滑石粉使用，有润滑皮肤、吸水的作用。

（6）薄荷水：取 5% 的薄荷脑 5 克，浸入 75% 乙醇 100 毫升内配制而成，具有温经散寒、清凉解表、清利头目和润滑作用，常用于治疗小儿虚寒性腹泻以及软组织损伤，用于擦法、按揉法可加强透热效果。

（7）白酒：即食用白酒，有活血祛风、散寒除湿、通经活络的作用，适用于成人按摩，对发热病人尚有降温作用，一般用于急性扭挫伤。

（8）麻油：即食用麻油。运用擦法时涂上少许麻油，可加强手法透热的效果，提高疗效，常用于刮痧疗法中。

（9）木香水：取少许木香，用开水浸泡后放凉去渣后使用，有行气、活血、止痛作用，常用于急性扭挫伤及肝气郁结所致的两肋疼痛等症。

（10）传导油：由玉树油、甘油、松节油、酒精、蒸馏水等量配制而成。用时摇匀，有消肿止痛、祛风散寒的作用，适用于软组织慢性劳损和痹症。

（11）蛋清：将鸡蛋穿一小孔，取蛋清使用，有清凉去热、祛积消食作用，适用于小儿外感发热、消化不良等症。

（12）凉水：即食用洁净凉水，有清凉肌肤和退热作用，一般用于外感热证。

按摩的时候要根据中医学理论进行辨证，根据证型的不同选择不同的介质。但总的来说可分为两大类，即辨寒热和辨虚实。寒证一般用有温热散寒作用的介质，如葱姜水、冬青膏等；热证用具有清凉退热作用的介质，如凉水、医用乙醇等；虚证用具有滋补作用的介质，如药酒、冬青膏等；实证用具有清、泻作用的介质，如蛋清、红花油、传导油等。其他证型可用一些中性介质，如滑石粉、爽身粉等，取其润滑皮肤的作用。

其次，还要根据病情的不同，选择不同的介质。软组织损伤，如关节扭伤、腱鞘炎等选用活血化瘀、消肿止痛、透热性强的介质，如红花油、传导油、冬青膏等；小儿肌性斜颈选用润滑性能较强的滑石粉、爽身粉等；小儿发热选用清热性能较强的凉水、酒精等。

介质的使用也要区分年龄。一般而言，成年人不论水剂、油剂、粉剂均可应用，老年人常用的介质有油剂和酒剂，儿童常用的介质主要选择滑石粉、爽身粉、凉水、酒精、薄荷水、葱姜汁、蛋清等。

自制家用简易按摩工具

由于按摩器材价格昂贵，往往让人们望而却步。其实，在平时生活中，我们身边有很多随手可得的“按摩器”，方便省事，且效果不错。下面介绍几种生活中的“按摩器”：

1. 核桃

核桃是手掌、脚底的“按摩器”，闲暇的时候，可以手握一个或两个核桃按摩手掌，也可以坐凳子上，光脚踩 4~5 个核桃按摩脚底，先脚趾、后脚掌、再脚跟，前后左右滚揉核桃，踩揉核桃的强度，即轻重缓急，以自己可耐受的感觉为度，时间不限。

手掌上有很多人体器官的反射区，单单一只手就有 70 多个病理反射区和治疗穴位。手握核桃，通过挤压、摩擦，充分调动所有手部骨骼、关节，就可以刺激按摩手部穴位相关的病理反射点。

同样，双脚附着人体器官、组织结构的全面信息，刺激足部的穴位，每一区域都会通过经络反射传导至五脏六腑上，从而打通人体经络、调理器官组织功能、和谐气血、养生而延缓衰老。这样的按摩可使内脏不断受到良性刺激，逐渐强化其功能，还可增强末梢血管的舒缩能力，对常常感到手脚冰凉、麻木者或老人都非常适宜。

2. 米粒

人体许多器官都在耳朵上有反应点，我们称之为耳穴。通过刺激相应的位置就可以治疗相应的疾病。米粒可用作耳朵按摩。按摩时，用米粒对耳朵上的穴位按压 2~3 分钟，再用胶布贴敷固定。次日上班前重复按摩后取下即可。时常感到眼睛酸困不适的人，可用一小片胶布将米粒贴在耳垂中央的“眼”穴，每日三餐饭前半小时以拇指按压 10 次，每贴 5 日休息 1 天，再更换新的，有健脑、聪耳、明目、补肾等保健作用，20 天后效果明显。

3. 木梳

头是手三阳经和足三阳经会聚的部位，同时也是人体其他经脉、几十个穴位和十余个特定刺激区集合的地方，有“诸阳之会”的美称。用木梳梳理头发，可以疏通气血、醒目怡神。如头痛、偏头痛、三叉神经痛或神经衰弱的人，清晨用木梳背由前额经头顶至后颈、自中间向两边轻轻叩打头皮 3~5 分钟，继而用梳齿以适当的力度、同样的顺序反复梳头，每次 5~10 分钟，对病症有缓解作用。

4. 擀面杖

中医里有一种穴位叫“阿是穴”，这类穴位一般都随病而生，多位于病变的附近，也可在与其距离较远的部位，没有固定的位置，穴位的具体位置就是疼痛点。点、压“阿是穴”是最简单、快捷的止痛方法。

擀面杖可用作酸痛点的按摩。按摩时，手持一根小擀面杖的一端，用另一端对着不舒服的地方进行点、按、压，然后对着局部肌肉轻轻叩击。使用时，力度应适中，否则旧痛未除，新痛又起。劳累了一天，用擀面杖这样一点、一压，酸痛会慢慢缓解。

5. 圆珠笔

足三里穴是一个强壮身心的大穴，中医认为，按摩足三里有调节机体免疫力、增强抗病能力、调理脾胃、补中益气、通经活络、疏风化湿、扶正祛邪的作用。足三里穴位于外膝眼下四横指、胫骨边缘，腿屈曲时，膝关节外侧有一块高出皮肤的小骨头，从这里直下四横指就是足三里穴。圆珠笔可以用作点按足三里穴，每天抽空用圆珠笔笔杆的钝头按压足三里穴 2~3 分钟，能够起到强身健体、延缓衰老的作用。

6. 牙签

牙签可以用来刺激穴位，使用单个牙签，或者将牙签绑成一束，都可以进行穴位按摩，增强按摩效果。在刺激不同部位的时候，可以将牙签尖的和圆的部分分开使用。

7. 冰块

当因扭伤或者擦伤而导致发热，或是出现了严重的肩膀疼痛时，比较适合进行冷敷，这时候，可以使用冰袋对患处进行贴敷。

8. 夹子、软毛刷

使用夹子将疼痛的部位夹住，可达到同捏法一样的治疗效果；用软毛刷沿着经络的循行线进行梳理或刷擦，可以取得同摩法或者擦法相同的效果。不过在使用夹子和软毛刷进行按摩的时候，一定要注意把握力度的大小，不要划伤皮肤。

9. 电吹风

电吹风所吹出的温风能够代替热敷的效果或是艾灸的效果。在吹的时候要对准穴位或者不适的地方，而且一定要注意将吹风机同皮肤保持 15 厘米左右的距离，当皮肤感觉到灼热的时候要将吹风机移开，待灼热感消失之后再继续进行，以免烫伤皮肤，还要记得一定要沿着经脉吹。

增强刺激的按摩工具

在使用按摩工具进行按摩的时候，除去一些常用的工具之外，有时候还需要采用一些特殊的工具，这种类型的工具能够增强刺激，使按摩事半功倍。

1. 颈部按摩器

把颈部按摩器的球状部位抵住疼痛部位，双手握住按摩器的两头进行按摩。

2. 腰部按摩器

将按摩器的凸起抵住疼痛部位，双手握住按摩器两边进行按摩。

3. 按摩滚轮

通过滚轮，可以进行揉法、击打法按摩。

4. 击打棒

用击打棒对身体进行击打，可以消除肌肉的酸痛和疲劳。由于击打棒比较温和，因此不必担心使用击打棒会对身体造成伤害。

手部按摩的辅助工具

手部具有丰富的经络穴位，在人体的十二经脉当中，有 6 条经络直达手指端，通过经络的表里络属、循行交接，人体气血在经络中循环无端，这就使手部通过“内属于脏腑，外络于肢节”的经络系统同人体的四肢百骸以及脏腑器官有机地联为一体。不仅通过手部的皮肤纹理、色泽、形态可以辨病，指压按摩手部的穴位同样也可以使疾病得以康复。

手部的生理特点决定在对手部进行按摩的时候，可以使用一些特定的工具来进行。这样，轻轻松松便可以对手部穴位进行刺激，起到防病、治病的作用。

1. 按摩戒指

将手指穿过戒指圈，以此来按压手指穴位。

2. 网球、高尔夫球

用手掌夹住网球，来回在掌心做运动，可以达到刺激穴位的目的。除此之外，网球还可以被用来按摩脊椎骨两侧的穴位。在仰卧的时候，将网球放到背部穴位的位置，借助网球的弹性和身体的重量，可以使穴位获得充分的刺激。如果想要加大力度，也可以使用高尔夫球。

脚部按摩的辅助工具

人体的各个器官在足部都具有相应的反射区，足部共有60多个穴位，因此足又被称为人体的“第二心脏”。有目的地刺激足部的相应反射区能够调节神经反射，改善血液循环，调节内分泌，改善人体各个部位器官组织的运转，增强免疫功能，提高人体对疾病的抵抗力和自我康复能力，具有防病治病、养生保健的功效。

一些专为足部打造的按摩工具，能够有效地辅助足部按摩的进行，完成人手无法完成的细致按摩。

1. 夹趾器

用脚趾夹住按摩器进行穴位按摩。

2. 脚底按摩器

将按摩器放在脚下，脚踩在上面，其凸起的部分可以对脚底进行按摩。

3. 按摩踏板

脚踩在踏板上用力的时候，可以利用其高低不平的凸起来刺激穴位。

科学使用按摩椅

作为新兴保健用品的按摩椅，对消除人体疲劳有一定的作用。一天的劳累工作后，来几下力道适当的揉捏，就会神清气爽。因此，很多人都开始购买按摩椅。一旦感到累了，往按摩椅上一坐就是一个多小时，其实这是不科学的。

人工按摩能够疏通经络，使气血循环，保持机体的阴阳平衡，所以按摩后可感到肌肉放松、关节灵活，使人精神振奋、消除疲劳，对保证身体健康有重要作用。但按摩椅的机械按摩与人工按摩是不同的，按摩椅的原理是利用机械的滚动力作用和机械力挤压来进行按摩，它虽有几个触点，但不能选穴、点穴和进行类似人工的动作，只是模仿人“揉”“捏”的动作，因此，它只能消除疲劳、减轻不适，起到放松作用，不会有治疗作用，而且它的力道不易控制，力道小时，作用不大，力道大时则会使肌肉疼痛。

而且，有一部分人并不适合使用按摩椅，如心脏病、高血压患者及骨质疏松患者。因为按摩可使人体的血液循环速度加快，容易导致心脏病和高血压患者发病；而骨质疏松者则由于缺钙等原因，易导致骨质变脆，按摩力道大了，特别容易引发骨折，因此不要刻意追求更大按摩力度。再就是局部皮肤破损、溃疡、出血及结核、肿瘤患者也不适合使用按摩椅。此外，在过饥、过饱、酗酒或过度疲劳状态下的人也不适合使用按摩椅。

在购买按摩椅的时候要选择一个与自己体型相称的按摩椅。如果太大或太小就不能按摩到相应的身体部位，所以选购时应考虑它的功能是否全面，注意其按摩身体部位的调整，速度调节、强度调节功能；背椅、腿托自动升降调节，腿托伸缩功能；坐姿、腿姿和按摩体位调整；按摩宽窄度的调整等。

此外，在使用按摩椅的时候还要注意以下事项：

（1）使用按摩椅的时候，身心要放松，按摩时除思想应集中外，尤其要心平气和，全身不要紧张。

（2）使用按摩椅之前，要调整按摩的力度，因为用力过小起不到应有的刺激作用，过大易产生疲劳，且损伤皮肤，按摩力量和次数要由少到多，由轻渐重。

（3）要掌握好按摩的时间，每次以 20 分钟为宜，最好早、晚各 1 次，如清晨起床后和临睡前。按摩时间不宜过长。

自我按摩的常用姿势

在进行自我按摩的时候，一定要注意根据不同部位的穴位采用不同的姿势，这样才能够让自我按摩变得方便、简单、易行。像坐在椅子上或者床上、跪坐在地板上、仰卧在床上等都是一些比较常见的自我按摩姿势。常见的自我按摩及家庭成员间互助式按摩的体位主要有以下几种：

1. 端坐姿

正坐，屈膝、屈髋各 90°。

2. 仰卧位

以仰面朝天的方式平躺在床上，不要枕枕头或者使用低枕，双下肢自然伸直或者自然屈曲。根据按摩的需要可以随时调整上下肢的位置。

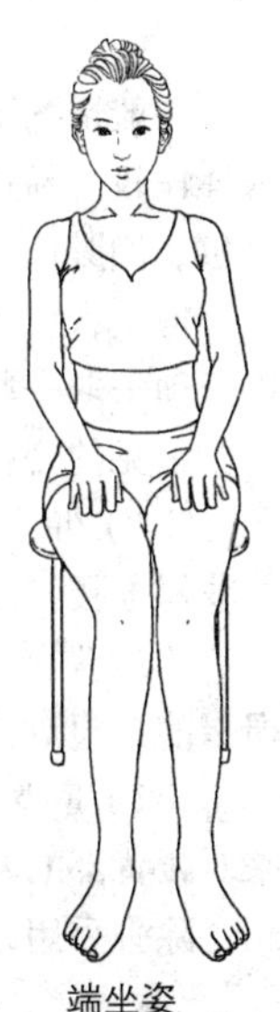

端坐姿

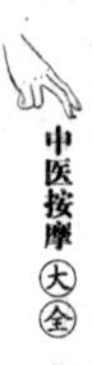

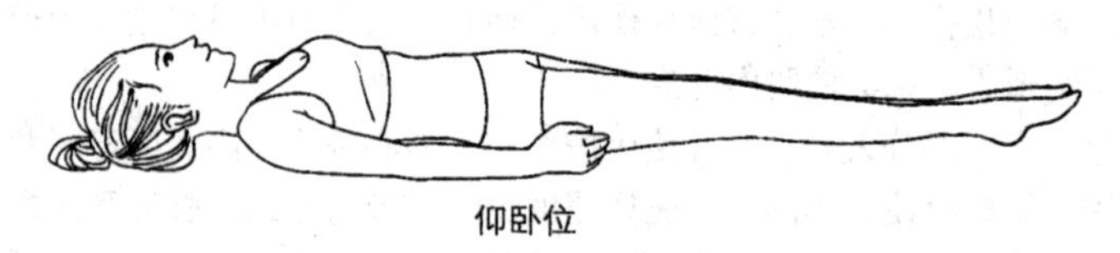
仰卧位

3. 侧卧位

身体的一侧在下，双腿自然屈曲，或者将下侧腿伸直，上侧腿屈曲。

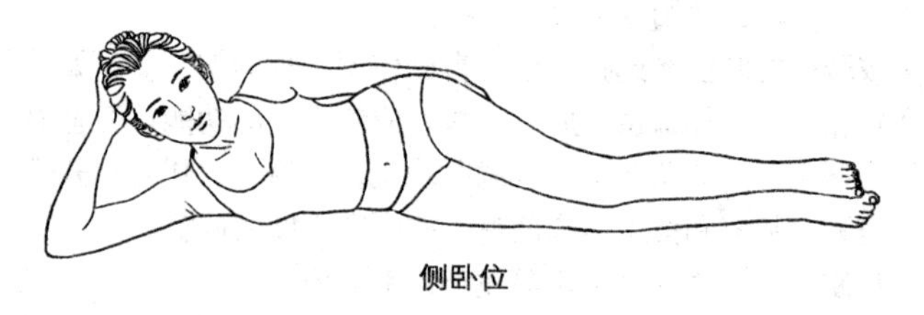
侧卧位

4. 俯卧位

腹部向下，去掉枕头，面部朝下，或者将头歪向一侧，双下肢自然伸直，根据按摩的需要，可以随时对上下肢的位置进行调整。

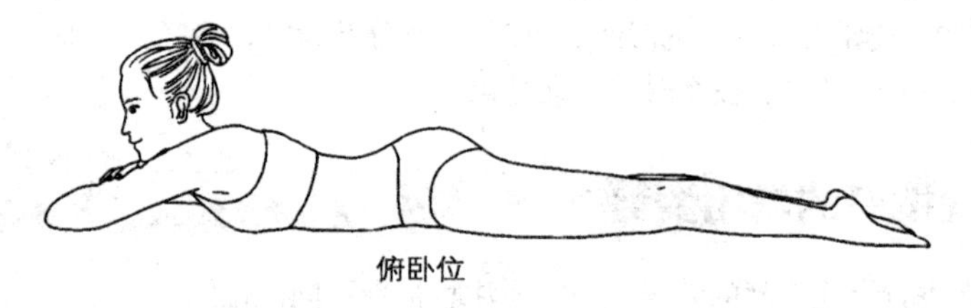
俯卧位

一般情况下，在进行头面部、颈部和上下肢的穴位的自我按摩时多取端坐姿，这样比较容易进行。如家庭成员之间互助按摩，需按摩胸、腹、腰、背时多取仰卧位、侧卧位、俯卧位。

但是，如果无人帮助又必须进行腰背部自我按摩的时候，因操作难度大，所以必须采取一些特殊姿势才能让按摩得以顺利进行。

常见的腰背部自我按摩姿势如下：

（1）仰卧在床上或者坐在有椅背的椅子上，将双手握成拳，用拳头突出的关节对准腰背部的穴位，利用自身的体重配合腰背的力量向下或者向后施加压力。

（2）跪坐在床上或者地板上，双手叉腰，拇指在后，其余的四指在前，用拇指的指腹对腰部穴位进行按摩。

（3）取跪坐姿，头颈尽量向后仰，将双手握成拳状，用拳头上突出的关节来对腰背部的穴位进行按压。

除去采用以上这些特殊的姿势外，对于那些不太方便操作的穴位进行按摩时，还可以利用一些小工具来协助进行，像电吹风、按摩棒等，都可以助你一臂之力。

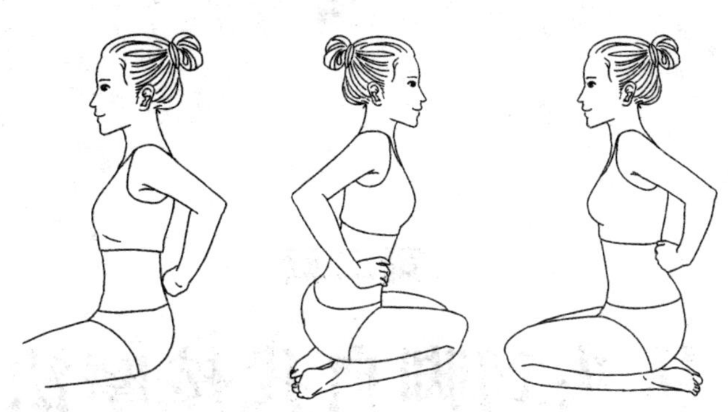

腰背部自我按摩的常用姿势

第二篇

从头到脚自我按摩法

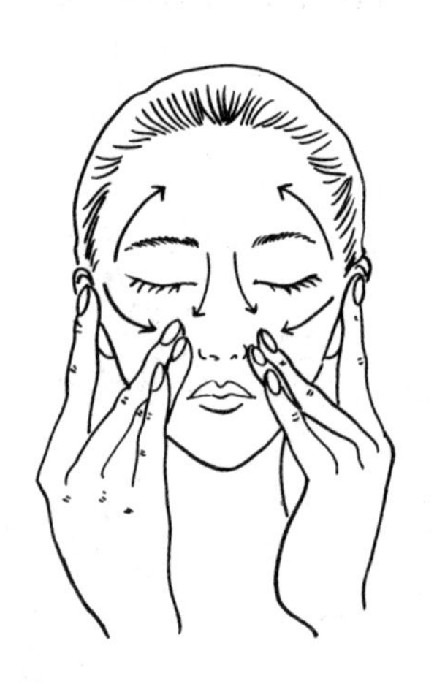

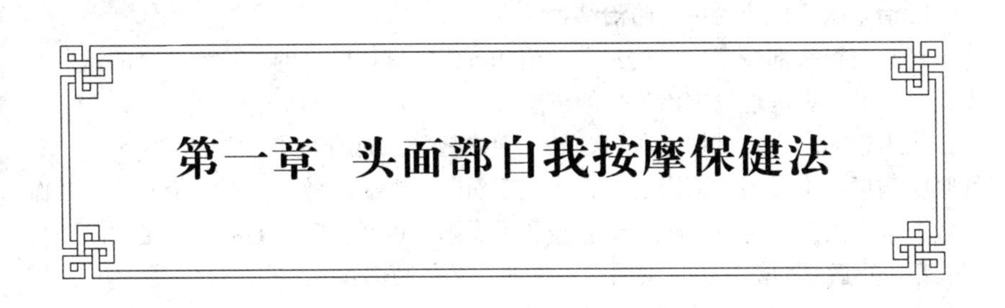

第一章 头面部自我按摩保健法

头部自我按摩的特点

头部按摩是通过对人体头部的特定区域进行一系列的接触性操作而达到防病、治病效果的一类医疗保健方法。

头部按摩因其有诸多的优越性，更值得我们进一步研究和推广。其优越性主要表现在以下几个方面：

1. 简单易学

头部按摩关联的部位比较少，相对来说手法也较为简单，所以只要对相关穴位的基本定位和常用手法有一个大致的了解，就可以进行操作了。

2. 操作方便

在进行头部按摩之前，只要做一些非常简单的准备便可以进行操作了，所以说头部按摩具有较强的可行性。

3. 经济实惠

通过头部按摩，不花一分钱就能达到预防和治疗疾病的效果。

4. 非常灵活

头部按摩的灵活性表现在两个方面。首先，操作起来非常灵活，自己一个人便可以进行操作，不受时间、地点等外部环境的影响；其次，选穴较为灵活，同一种病可以选择不同的治疗方案，并且操作频率也可以根据自己的情况进行灵活的安排。

5. 具有神奇的疗效

头部按摩不仅学起来简单，更重要的是其具有奇特的疗效，是一种无创伤、无副作用的标本兼顾的治疗方法，特别是对一些慢性病和疼痛的治疗，能够取得出非常神奇的疗效。

6. 辅助诊断

因头部穴位同人体的脏腑经络有着互相对应的关系，在按摩头部相应穴位时有时会有异常的感觉，有助于我们及时发现和诊断疾病。

7. 治未病，以防为主，防治结合

经常进行头部按摩可以达到有病治病，无病健体的目的。防治结合的这一特点充分体现了中医理论中治未病的思想。

头为精明之府，是精神所居之处，中藏脑髓，而脑为元神之府。《灵枢·邪气脏腑病形》中提到“诸阳之会，皆在于面”“十二经脉，三百六十五络，其血气皆上于面而走空窍”。足少阳胆经和手少阳三焦经行于头侧部，手足太阳经行于头顶、头后及颈部，手足阳明经行于面部及前额部，足厥阴肝经、手少阴心经、督脉、阳跷脉、阳维脉等也行于头面部。头部按摩之所以会有较好的疗效，就是通过对腧穴和经络的刺激，使全身脏腑、肢节气血运行舒畅而实现的。

头部自我按摩的四项原则

无论做什么事情，都有一定的限定范围。比如说自由要控制在法律规定的范围内，我们只能够在这个范围内进行活动，不可以为所欲为；再如吃饭最好只吃到七成饱，而不能够吃到“撑得慌”等。头部按摩也是一样，在进行按摩的时候，也有一些必须遵循的原则，具体来说有以下几项：

原则一：按摩顺序要正确。

一般情况下，头部按摩要按照从头顶到四周、从头前到头后、从中间到两侧的顺序进行。值得注意的是，按摩的路线应该顺着皮肤、经络和血管的走向，才可以促进血液循环；如果同经络、皮肤和血流的方向相反的话，则会阻塞血液循环的畅通，不仅不能够使人容光焕发，反而会使使人的皮肤变得粗糙。

原则二：按摩时间有讲究。

一般情况下，要在每日的早、晚各进行 1 次按摩为好。早晨按摩应该在洗脸之后进行，这样可以避免将皮肤表面的灰尘揉入皮肤中。为了防止直接对皮肤造成刺激，可以在皮肤上面涂上少量的护肤香脂，以对皮肤进行保护，减少摩擦，这样操作起来也就更顺畅了。早起按摩，一定要注意手法必须缓慢轻柔，对头肌、血管和经络进行轻微的刺激，从而使皮肤充满活力。晚上以 10~11 时为最佳时间，因为这个时候正是皮肤新陈代谢最为旺盛的时候。晚上按摩时，手法应该稍重一些，按摩的范围也可以更广，这样可以给头肌以较强的刺激，使松弛的皮肤能够变得兴奋和紧张，当面部发热时便可以了。平时头昏眼花的时候可以随时进行操作，手法要灵活掌握。

原则三：按摩力度大小有讲究。

按摩力度的大小会直接影响到疗效。力度太小的话，则达不到出现痛感的最小刺激量，也就无法达到预期的效果，不能引起适当的良性反应；力度过大的话，则会造成强烈的疼痛以及肌肉的损伤、神经的紧张，还有可能引起自抑作用或者神经麻木，使得按摩所产生的神经传输讯号变成紊乱的病理讯号。

所以在进行头部按摩的时候，建议在一般情况下，指压按摩的平均力道保持在3~5千克，由轻到重、缓慢且有规律地进行尝试，以给人又安全又舒适的感觉。值得注意的是，在按摩口唇周围的时候，手法必须要轻，尤其是青少年和女性在进行自我按摩的时候，如果刺激过大的话，则会使毛孔扩张，灰尘积存在毛孔内，从而对皮肤造成损伤。

原则四：按摩体位应适宜。

按摩体位指的是进行头部按摩治疗时所取的姿势。这个问题看起来似乎极其简单而又不值得一提，殊不知在按摩治疗过程当中，它的重要性却是不容忽视的。就一般情况而言，常见的体位以正坐姿为佳。

头部自我按摩的适应证和禁忌证

在进行头部按摩时有一些适应证与禁忌证需要注意：

1. 适应证

（1）对于慢性胃肠道疾病具有一定的疗效。头部按摩对于改善消化系统的消化吸收功能具有一定的疗效。

（2）对于过敏性哮喘、过敏性鼻炎、过敏性皮炎等各种变态反应性疾病均具有一定的疗效。因为头部按摩能够较好地调整神经内分泌系统的平衡，所以能够明显地提高肾上腺的皮质功能，产生类似于临床应用皮质激素如泼尼松、可的松的作用。

（3）对于乳腺炎、淋巴结及淋巴管炎、上呼吸道感染、喘息性气管炎等各种炎症具有明显的疗效，这说明头部按摩能够增强机体免疫系统的功能。

（4）对于动脉硬化和高血压等疾病具有明显的疗效，这说明头部按摩能够很好地促进血液循环。

（5）对于神经官能症，比如下丘脑自主神经功能紊乱、各种脏器功能紊乱和各种神经痛等症都具有明显的疗效。这是因为头部按摩疗法对于中枢神经系统兴奋与抑制平衡具有调节作用，对痛觉也有明显的阻断作用。

（6）对于器质性疾病同样具有一定的治疗作用，不过不应单独使用，可以在治疗的同时，将头部按摩作为主要的辅助方法。

2. 禁忌证

（1）患有严重的内科疾病，比如严重的心脏病、肺病、肝病、急腹症，或者脑部出现脑栓塞和处于急性发作期的脑出血患者，以及各种恶性肿瘤患者都应该禁止使用头部按摩。

（2）出现皮肤破溃或者患有妨碍按摩的皮肤病，比如患有脓肿、湿疹、风疹、癣、溃疡性皮肤病、烫伤、烧伤等症的患者，都应禁用或者慎用头部按摩。

（3）对于患骨髓炎、骨结核、化脓性关节炎、丹毒等疾病的患者，应该禁止使用头部按摩。

（4）对患有流行性感冒、乙型脑炎、白喉、痢疾及其他急性传染病的患者不宜进行头部按摩。

（5）对于皮肤常有瘀斑的血小板减少性紫癜或过敏性紫癜患者、皮肤容易出血的血友病患者应禁用头部按摩。

（6）对于患有急性颈部脊椎损伤伴有脊髓症状的患者应禁用头部按摩，应考虑进行手术等其他方式的治疗，以免延误病情。

（7）对于癌症、恶性贫血、久病体弱而又极度消瘦的患者应禁用头部按摩。

（8）带有开放性损伤，施行过血管、神经吻合术的患者，都应禁用头部按摩。

（9）对于处于特殊生理期，如月经期和怀孕期的妇女，头部按摩是比较危险的，一定要谨慎使用。

（10）年老体弱、久病气虚等体质虚弱，甚至连轻微按摩手法都无法承受的患者，应该慎用或者禁用头部按摩。

（11）疲劳过度、酗酒后神志不清、饥饿或者饭后半小时以内要慎用或者忌用头部按摩。

头部自我按摩保健操

中医学认为，头为十二经络的诸阳经聚会之处，对控制和调节人体的生命活动起着极其重要的主导作用。经常按摩头部，可以促进清阳上升，百脉调和，有健脑安神、聪耳明目的作用，同时还能改善脑部的血液循环，提高大脑的摄氧量，有益于大脑皮质的功能调节，对增强记忆、缓解疲劳、消除紧张焦虑，使大脑重新获得充沛的精力大有益处。头部按摩还对失眠、耳鸣、耳聋、目眩等有较好的辅助治疗作用。

下面介绍几种简单、易学、实用的头部按摩方法：

1. 手指梳头法

首先，两手十指弯曲松开，如梳头状，以十指指腹着力，用中等的力量，从前发根处梳到后发根处，从前到后梳理整个头部。重复做15~20次，用力的大小，以做完后头皮微感发热为宜。头部穴位较多，通过手指的梳理按摩，可使气血通畅，头发光润乌黑。这种方法操作简单，无须辅助工具，不限场地，是晨醒，午休，工作、学习、上网、玩游戏之余的放松良法。

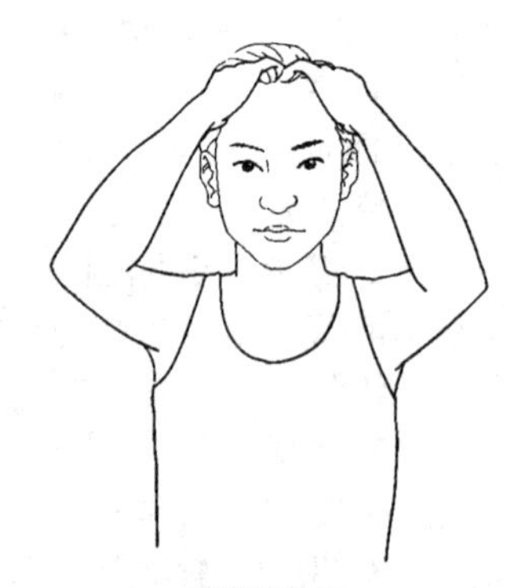
手指梳头法

2. 点按经络法

用两大拇指指端沿头部经络线依次点按。

按摩顺序为：自头发发际前缘正中开始到发际后缘正中为中线；中线左右旁开各一横指，自额角处开始，平行于正中线至发际后缘为第2线和第3线；自太阳穴开始绕耳郭至发际后缘为第4线。点按的时候要注意力度，不可用力过重，以自己能耐受为度。

3. 揉搓头皮法

用双手十指指腹均匀地揉搓整个头部的发根，方法如平时挠头状，但不可用指尖，而要用指腹。

按摩顺序为：先沿前发际由前额向头顶揉，接着揉向后脑，然后再由两鬓向头顶按摩，再转向后脑部。揉搓用力均匀，切忌用力过重。每次按摩3分钟，逐渐延长至5~10分钟，每天睡前或洗完头按摩1次。此法配合点按经络法效果更佳，多在点按经络之后使用。

4. 提头发

双手十指分别插入头发中，十指并拢夹住头发轻轻向上提。

5. 开天眼

也就是按摩印堂穴。印堂穴是人体经外奇穴，位于两眉间连线的中点处。用大拇指指腹按于印堂穴，以前臂带动手指，自下而上，有节律地按揉。双手交替进行，共20次，注意力量轻柔，以前额皮肤不变红为度。

6. 推前额

双手食指屈成弓形，以第2指节的桡侧面紧贴印堂穴，同时由眉间沿前额分向两侧揉推至脑后，重复36次。此法配合开天眼效果更佳。

7. 指尖扣打法

取低头姿势，用双手手指轻敲耳后头部，可根据自己的喜好弹出节奏。

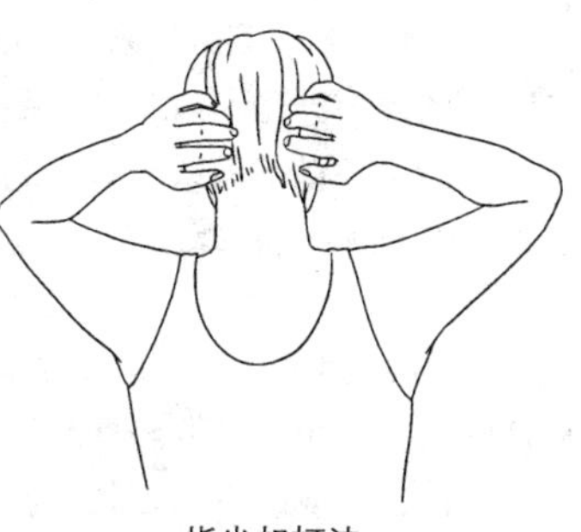
指尖扣打法

需要注意的是，在按摩前一定要洗干净手，或者洗洗头。头部按摩较为简单，每天早上锻炼结束后，可以边走边对头部进行按摩，对扩张的血管进行抚摸放松。

认准头穴线的位置和功能主治

标准头穴线均位于头皮部位，按颅骨的解剖名称分为额、枕、顶、颞4个区和14条标准线，现将其定位和功能主治分述如下：

1. 额区

（1）额中线：额中线位于额部正中发际内，自神庭穴向下引1寸长的直线即是，属督脉。主治癫痫、精神失常、鼻病等。

（2）额旁1线：额旁1线位于额中线外侧，直对目内眦，自眉冲穴向下引1寸长的直线即是，属足太阳膀胱经。主治冠心病、心绞痛、支气管哮喘、支气管炎、失眠等。

（3）额旁2线：额旁2线位于额旁1线的外侧，直对瞳孔，自头临泣穴向下引1寸长的直线即是，属足少阳胆经。主治急、慢性胃炎，胃及十二指肠溃疡等。

（4）额旁3线：额旁3线位于额旁2线外侧，自头维穴内侧0.75寸处，向下引1寸长的直线即是，属足阳明胃经和足少阳胆经。主治功能性子宫出血、阳痿、遗精、子宫脱垂、尿频、尿急等。

2. 枕区

（1）枕上正中线：枕上正中线位于枕部，枕外隆突上方正中的垂直线，自强间穴到脑户穴，属督脉。主治眼病、足癣等疾病。

（2）枕上旁线：枕上旁线位于枕部，枕上正中线平行外移0.5寸即是，属足太阳膀胱经。主治皮质性视力障碍、白内障、近视。

（3）枕下旁线：枕下旁线位于枕部，从膀胱经玉枕穴向下引2寸长的直线即是。主治小脑疾病引起的平衡障碍。

3. 顶区

（1）顶中线：顶中线位于头顶部的正中线上，自百会穴至前顶穴，属督脉。主治瘫痪、肢体麻木疼痛、皮层性多尿、小儿夜尿、脱肛、高血压、头顶痛等。

（2）顶颞前斜线：顶颞前斜线位于头部侧面，从神聪穴（百会前1寸）到悬厘穴的连线即是，有督脉、足太阳膀胱经、足少阳胆经经脉经过。

主治：顶颞前斜线可被分为5等分，上1/5主治对侧下肢和躯干瘫痪；中2/5主治上肢瘫痪；下2/5主治中枢神经性面瘫、脑动脉粥样硬化和中风引起的偏瘫等。

（3）顶颞后斜线：从头顶部延及头侧部，顶颞前斜线后1寸与其平行的线，从督脉百会穴至颞部胆经曲鬓穴引一斜线即是。

主治：穴线的上1/5用于治疗对侧躯干和对侧下肢疼痛、麻木等感觉障碍，中2/5用于治疗对侧上肢的感觉障碍，下2/5用于治疗对侧头面部的感觉障碍及口腔溃疡等。

（4）顶旁1线：在头顶部督脉旁1.5寸，从膀胱经通天穴向后引一直线，长1.5寸即是。主治腰腿疾病，如瘫痪、麻木、疼痛等。

（5）顶旁2线：在头顶部督脉旁开2.25寸，从胆经正营穴向后引一直线，长1.5寸至承灵穴即是。主治上肢疼痛、麻木和瘫痪等。

4. 颞区

（1）颞前线：在头的颞部，从胆经颔厌穴至悬厘穴连一直线即是。主治运动性失语、周围性面神经瘫痪、偏头痛及口腔疾病等。

（2）颞后线：在头的颞部，从胆经率谷穴向下至曲鬓穴连一直线即是。主治偏头痛、耳源性眩晕及耳鸣、耳聋等。

头面部的九大健康要穴

头面部有着非常多的穴位，其中有 9 个是最为重要、最为常用的，它们都具有非常神奇的功效。下面就让我们来具体了解一下吧。

1. 四白穴——美白养颜就找它

四白穴位于眼球正中央下 2 厘米处。当你向前平视的时候，沿着瞳孔所在位置垂直向下找，在眼眶下缘稍下能够感觉到一个凹陷，这就是四白穴。

四白穴有着“美白穴”“养颜穴”之称。很多人不太相信，养颜美白靠这么一个小小的穴位就能实现吗？你不妨每天坚持用手指按压它，然后轻揉 3 分钟左右，经过一段时间后，观察一下脸上的皮肤，就可以发现要比以前细腻，而且也白了许多。

按摩四白穴时，为增强效果，首先要将双手搓热，然后一边哈气一边用搓热的手掌在眼皮上轻抚，上下左右各 6 次，再将眼球向左右各转 6 次。

2. 太阳穴——缓解抑郁的能手

相信每一个人都经历过伤心、焦虑、沮丧和抑郁等消极情绪，并且相信每一个人肯定都不希望这种情绪在自己身上停留太久，这个时候，你就需要太阳穴来帮忙了。按压太阳穴则可以加快恢复正常情绪的速度。

太阳穴位于眉梢与眼外眦之间向后 1 寸许的凹陷处。在这个穴位下边，有静脉血管通过。因此，用指按压这个穴位，会对脑部血液循环产生影响，不仅能够缓解抑郁，对于头痛、头晕、用脑过度造成的神经性疲劳、三叉神经痛，按压太阳穴都能使症状有所缓解。

按压太阳穴时要两侧一起按，两只手十指分开，两个大拇指顶在穴位上，用指腹或指关节均可。顶住之后逐渐加力，以局部有酸胀感为佳。产生这种感觉后，就应减轻力量，或者轻轻揉动，过一会儿再逐渐加力。如此反复，每做 10 次左右可休息较长一段时间，然后再从头做起。

3. 睛明穴——让你不再眩晕

到目前为止，还没有人能说清楚眩晕症的真正成因，但却有无数人深受其害。能够有效地治疗眩晕症的穴位主要在头部，包括睛明、印堂、太阳、听宫、翳风、风池、百会等穴。找到这几个穴位后，就可以按以上顺序加以按揉。需要注意的是，在按揉睛明穴时，最好连带着按揉一会儿眼睑；按揉太阳穴时，最好连带着推抹一下前

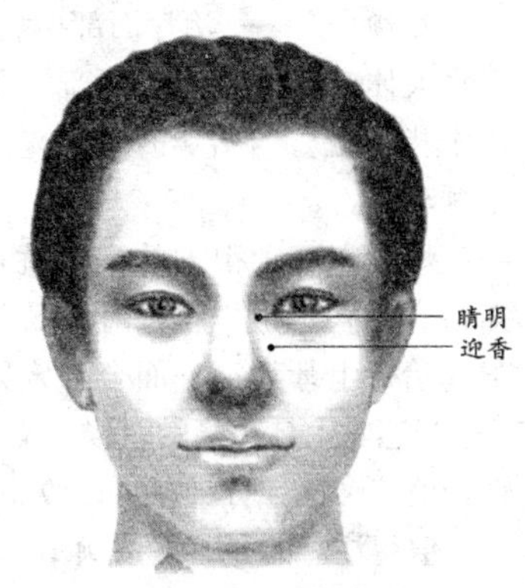

睛明穴、迎香穴

额，这样效果会更好一些。

以上方法需反复进行，每次应坚持 10 分钟左右。

4. 迎香穴——呼吸道疾病的克星

春天是呼吸道疾病的多发季节，做好这类疾病的预防工作十分必要。采用按摩迎香穴的方法，对很多呼吸道疾病都有一定的预防作用，而且十分简便，现与大家分享。

迎香穴的具体位置，在鼻翼外缘中点 5~8 毫米处，左右各 1 个。

将双手拇指分别按于同侧的下颌部，中指分别按于同侧迎香穴，其余 3 指则向手心方向弯曲，然后使中指在迎香穴部沿顺时针方向按摩 36 圈，每天 3 次，天天坚持，就能够有效地减少呼吸道疾病的发生。

5. 承泣穴——治疗眼部疾病的法宝

承泣穴位于人体面部，瞳孔直下，眼球与眼眶下缘之间，是足阳明胃经上的穴位。眼泪流出来的时候，受到重力因素影响，最先流到这个地方，所以这个穴位被称为“承泣穴”。

对于治疗眼病来说，承泣是非常重要的穴位之一，具有祛风清热、明目止泪的功效。如果你想拥有一双明亮、健康的眼睛，可以每天早起坚持做眼部的保健按摩，即早起时用食指指腹按摩承泣穴 36 次，使之有酸重感即可。在日常生活中，也可以通过一些健康的生活习惯来保护视力。

6. 攒竹穴——制止打嗝的奇效穴

攒竹穴在眉内侧，就像竹叶从这里开始长出来，而且眉头是眉毛最浓密的地方，就好像将所有的眉毛攒在了一起，所以这个穴位被称为“攒竹穴”。

很多人都有打嗝的经历，那是很不舒服的，攒竹就是治疗打嗝的好穴位。当打嗝的时候，用双手大拇指直接按压双侧的眉头，使劲一点，按压下去几秒钟，再松开，然后再按压，松开，这样反复进行几次，打嗝就停止了。同其他止嗝方法相比，这种方法更加健康安全。

7. 颊车穴——治疗面部疾病效果好

人体颊车穴位于面颊部，下颌角前上方约一横指（中指）处，当咀嚼时咬肌隆起，按之凹陷的地方就是颊车穴。

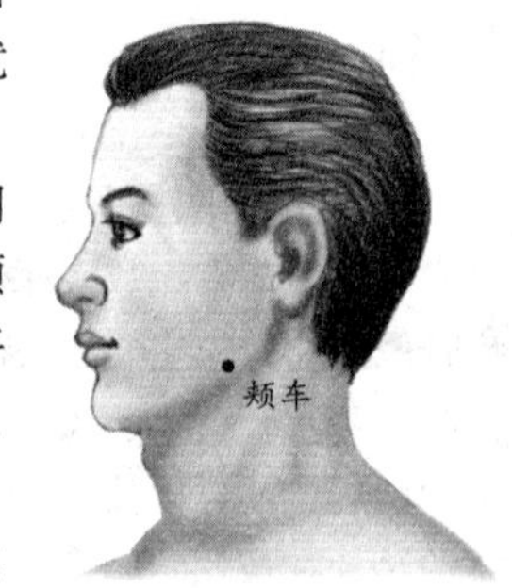

颊车穴

颊车穴有个很大的作用就是可以治疗牙痛。我们知道合谷穴也可以治疗牙痛，但它们是有分工的。颊车穴治疗上牙齿痛，而合谷穴则是治疗下牙疼痛的好手。当感觉上牙齿痛的时候，鼓起腮帮子，找到颊车穴，轻轻地按摩 3~5 分钟即可以收到效果。

值得注意的是，点按颊车穴时力度要稍大，使之出现酸胀的感觉即可。对本穴的施治时间一般为 2~3 分钟，每天进行 2~3 次。

8. 人中穴——急救时少不了它

有人突然晕倒时，有经验的人往往会先掐他的人中，很多时候，晕倒的人就会苏醒，这是为什么呢？

人中是人体上一个很重要的穴位，它关涉到两个很重要的经脉：人体从前阴至后阴的中间叫会阴穴，从会阴穴的里面延伸出一条经脉，叫督脉，这是人体的一条大阳经，而且是最重要的阳经；从前胸正中线一直上来，到头部这里也有人体的一条重要的阴经，叫任脉。人中就位于任、督二脉的交汇处，人突然晕倒时掐人中就是通过刺激这个穴位，使其阴阳交合，从而苏醒。

9. 印堂穴——清头明目，通鼻开窍

印堂穴在前额部，位于两眉头间连线与前正中线的交点处。这个穴位在我国医籍中早有记载。在《素问・刺疟》中就有“刺疟者……先头痛及重者，先刺头上及两额、两眉间出血”的记载。这里提及的“两眉间”实际就是今天所说的印堂穴。

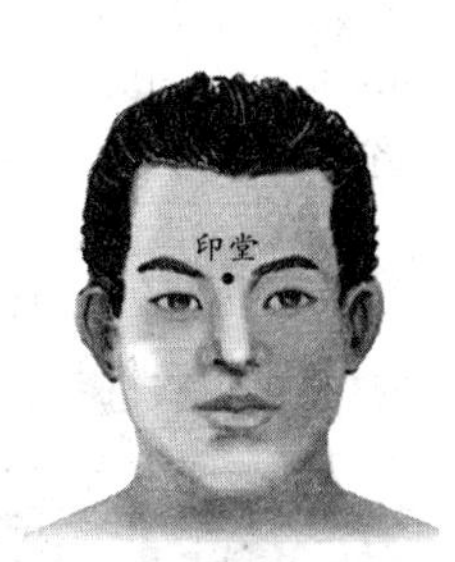

印堂穴

印堂穴主要用来治疗头部疾病，如头晕目眩，神志不清等。在按摩印堂穴的时候可用大拇指指腹轻柔地回旋按摩，力度要适中，不要大力度按压，每天施治 3~5 分钟即可，每日 2~3 次。

善用面部反射区保健康

最早对五脏六腑、四肢百骸在面部的特定反射区进行描写的，便是《黄帝内经》，同时《黄帝内经》还赋予了这些反射区以全息的诊断学意义，这对于后世通过利用面部反射区来诊断和治疗疾病是具有非常重要的指导意义的。所以古人常说“望而知之谓之神”，事实上也确实是这样的，因为一个人身体内的状况都已经由头面部的反射区告诉别人了。找准了头面部反射区的位置，就好比找到了打开健康的钥匙，我们可以通过这些反射区，来驱走病魔，保卫健康。

借助按摩工具或者通过手法按摩来对面部的反射区、经络腧穴等部位进行按摩，能够预防和治疗疾病，这种方法便是面部反射区按摩保健法。它确立于古代中医学的脏腑经络理论之上，同时还与现代医学的解剖定位理论相结合，将面部反射区与人体脏腑肢节的对应关系很好地体现了出来。通过对这些反射区进行按摩刺激，能够调整人体阴阳平衡，从而起到治疗和预防疾病的作用。

人体内发生病变的时候，面部与其相对应的区域就会出现变化，一般是色泽和形态上的变化。通过对面色及形态异常的部位进行观察，就能够判断出具体是哪些脏腑产生了病变。比如说如果肺部出现了疾病，便会在两眉之间的肺区出现异常。如果肺气不足的话，肺区便会呈现出苍白的色泽。而口唇则是心脏的反射区，口唇表现为青紫色往往意味着心血瘀阻。

另外，通过对面部五色的浮露与沉滞进行观察，还可以了解到病变的深浅程度；通过观察面部五色的润泽与晦暗，可以推知疾病预后的好坏；观察面部五色的散漫与聚结，可以测知病程的长短。面部色泽含蓄而明润则病轻，色泽沉滞而枯槁则病重。五色从下向上蔓延，则提示病情有深入的趋势，即将加重；五色从上而下逐渐消褪，则预示着疾病即将痊愈。

面部反射区不仅有助于疾病诊断，还可以辅助治疗，在治疗的时候，可以通过针刺、指压或者按摩面部的相应区域来进行。

在选取面部反射区的时候，可以根据病变的脏腑器官来选取相应的反射区。如咳喘可选肺区，痛经可选子宫区；还可以根据面部的反应点进行选取。当脏腑器官有病时，在面部的相应反射区常会出现色泽或者形态的变化，或是出现压痛点（即反应点）。比如说，胃痛的时候常在胃区有压痛感，这个时候可选取压痛点来治疗胃痛。根据中医的辨证观点，如果是肝火犯胃引发的胃痛，在选取胃区之外，还可以选取肝区进行治疗。

头面部的主要反射区

中医认为“十二经脉，三百六十五络，其血气皆上于面而走空窍……其气之津液，皆熏于面……”也就是说，面部是人体各部气血会聚之所，是全身脏腑、肢节、经络的反应中心。由于面部气血丰富，皮肤薄嫩，故反映体内疾病也最为灵敏。人体一旦发生病变，往往可以在面部有所反映。下面介绍头面部各反射区反映的疾病：

1. 心脏：反射区域为两眼角之间的鼻梁处

此处若出现横纹而且舌头上面也有很深的竖纹（沟），可能有比较严重的心脏病。心脏病患者一般小肠功能不好，还可能引发脑血管、甲状腺、甲状旁腺等疾病。

2. 头面：反射区域在额上 1/3 至发际处

此处出现青春痘（疙瘩），或与面部颜色不一样，说明此人心理压力比较重。若出现斑，说明心脏有疾病（如心肌无力）；有痣、痦子，说明心脏功能先天不足。

3. 脑：反射区域在头面反射区两侧

此处出现竖纹，若竖纹很深并且本部位发红的话，证明此人脑血管供血不足，常会出现头痛、神经衰弱、多梦、睡眠不良、心悸、烦躁等。

4. 胸（乳）：反射区域在两眼角与鼻梁之间

若女性此部位晦暗或发青，说明其经期时胀痛。如果男性此部位晦暗或发青，说明其胸闷气短。若女生眼角部位有小包，说明女性乳腺增生。

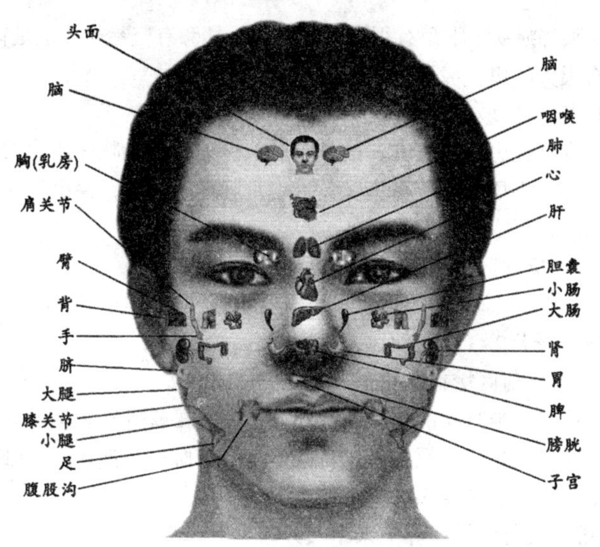

面部反射区

5. 肺：反射区域在两眉之间，印堂穴的部位

若此部位出现深横纹而且舌头上面也有很深的竖纹（沟），说明此人有比较严重的肺部疾病。若额头中间比较凹，且颜色晦暗或发青或有斑，说明此人肺部有疾病，呼吸不畅；若有粉刺证明此人近期患过感冒或喉咙疼。

6. 胃：反射区域在鼻翼

若鼻翼有红血丝且比较严重，一般是胃炎。（饭前胃疼，一般是胃炎。饭后 1~2 小时腹疼是胃溃疡，压痛点在腹部正中或稍偏左处。饭后 2~4 小时腹痛是十二指肠溃疡，痛点在两排肋骨中间靠近心窝的地方，类似针刺一般；严重者可痛到后背，压痛点在腹部稍偏右处。）而鼻翼部青瘪者，一般以前胃痛，形成了病根，可引起萎缩性胃炎，而萎缩性胃炎引发胃癌的可能性较大。

7. 肝：反射区在太阳穴及鼻梁中段

若这两个部位或其中一个部位有青春痘（疙瘩），证明此人肝火旺。若太阳穴处有斑，证明肝功能衰弱。

8. 胆：反射区域在鼻梁高处的外侧部位

若此部位有斑，可能有胆囊炎。若有红血丝、青春痘，或早晨起床后嘴里发苦，说明胆部有轻微炎症。若此部位有痣、痦子，证明胆功能先天不足。把右手放在右肋下（胆就在此部位），左手握拳击打右手背，若此部位疼痛的话，即是胆囊炎；若刺痛的厉害的话，可能是胆结石。

9. 肾：反射区在颧骨侧后区域

若此部位有红血丝、青春痘，或有斑，证明此人肾虚，肾虚可导致膀胱、生殖系统、性腺等疾病（眼角有很深的鱼尾纹，耳旁有竖褶子，也是肾虚的表现）。若此部位有很大的斑，极可能患有肾结石。

10. 脾：反射区域在鼻头

若鼻头发红或患酒糟鼻者，或鼻头肿大，证明此人脾虚或脾大，一般会感觉头重、脸颊疼、心烦等。若鼻头发黄，也是脾虚的表现，会出现汗多、畏风、四肢懒动、倦怠，不嗜食等症状。

11. 小肠：反射区域在眼下方胆区外侧部位

若此部位有红血丝、青春痘、斑、痣或痦子，证明小肠吸收功能不好，一般会大便稀溏或一天 2~3 次大便。

12. 大肠：反射区域在颧骨下方偏内侧部位

若此部位有呈半月状的斑，证明此人患有便秘或痔疮。鼻根下部水平线和外眼角下垂线交点处是直肠反射区，若此部位有红血丝、青春痘、斑、痣或痦子，一般会大便干燥、便秘或 2~3 天大便 1 次。

13. 膀胱：反射区域在鼻下人中两旁的鼻根部位

若此部位发红、有红血丝、青春痘、生疮等，证明有膀胱炎，会出现小便赤黄、尿频尿急等症，膀胱炎也可引起腰部酸痛。女性患膀胱炎，有时是妇科疾病所引发。

14. 生殖系统：反射区域在人中及嘴唇四周部位

若男性嘴唇上周有痣、痦子，而且肾反射区域也不好，说明此人生殖系统有问题。若 40 岁以上的男性上嘴唇比较厚，可能是前列腺增大。男性上嘴唇不平，有沟，是男性性功能障碍的反映。男性上嘴唇两边发红，是前列腺炎的反映。若女性嘴唇下面有痣、痦子，或下巴发红，而肾的反射区域比较光洁的话，证明此人子宫后倾，常患有腰部酸痛。

头面部自我按摩常用手法

头面部按摩通过刺激神经，促进皮肤内血液循环，使新陈代谢旺盛起来。这种触压刺激动作能刺激到神经，从而使麻痹神经快速恢复，调整内脏使其正常发挥作用。同时，还能有效去除角质和代谢废物，并补充营养及水分，从而改善肤色，使皮肤得到完全的放松和恢复。

根据头面部的具体部位或所期待的效果不同，所需要的按摩方法也是不同的。

1. 擦法

用手指或手掌在皮肤表面往返摩擦。按摩时，动作应缓慢，不要太用力，要有节奏地进行，切不可忽快忽慢，要均匀适度。擦法按摩能够舒筋活络，提高皮肤温度，洁肤，使皮肤具有光泽，改善汗腺与皮脂腺的功能。

2. 揉法

用手指指腹或手掌轻按一定的穴位或皮肤部位，做轻柔的小幅度环形按摩。

揉动幅度的大小视按摩部位（范围）而定，揉动时手指（掌）应始终接触皮肤，使被按摩部位皮肤随着揉动而滑移，以感觉平和、舒适、深透为宜。使用揉法能够调和气血，宽胸理气，消肿止痛，并能加强血液循环，提高皮肤及组织的再生能力。

3. 按法

用中指的指腹在合适的穴位有节奏地、一起一落地进行按摩。按摩时，用手腕的力量带动操作部位，配合呼吸有节奏地操作。力度应由轻到重，逐渐增加。用力的轻重，应视按压的部位而有所不同，也应考虑人体的耐受度。

使用按法能够疏通经络、开导闭塞、化滞镇痛、舒展皮肤，还可以抑制过度的神经兴奋，放松肌肉，改善组织的血液循环，改变淋巴管内的瘀滞状态。

4. 拍法

双手或单手手掌附着于皮肤，有节奏地轻拍所选定的穴位或某一部位。拍法按摩时，要注意节奏，不可重拍，要用腕力而不是臂力。拍法按摩具有行气止痛、放松肌肉、消除疲劳的功效。

5. 摩法

用手指指腹在所选定的穴位或体表的某部位做与皮肤平行的轻缓的回旋移动。按摩时，要轻柔，缓和，不要时轻时重。摩法能够和中理气、消积导滞、消炎退热、消肿散寒、调节气血、止痛消皱，还能改善汗腺和皮脂腺的功能，提高局部皮肤温度，促使衰老细胞脱落，加速血液、淋巴循环。

6. 敲法

两手掌上下做有节奏的击打。使用敲法时，腕关节放松，手指要有反弹力，速度可快可慢，以被敲部位感觉舒服为宜。敲法按摩具有镇静安神、消除肌肉疲劳的功效。

7. 啄法

双手自然弯曲，指端方向与面部垂直，在面部皮肤上做快速的连续点状接触，以雀啄式做上下击打动作。

啄法全靠腕力，两手指尖触及被按摩处，用力不可过重，尤其是按摩眼部的时候，应以被按摩部位感觉舒服为宜。啄法按摩用力轻而缓慢，能起到抑制神经兴奋、镇静安神的作用。作用于眼部时，有消除眼部疲劳、预防眼袋的作用。

8. 捏提法

用拇指和食指捏起面部皮肤做一个瞬间动作。使用捏提法时，力度要轻，捏提面部皮肤的面积要小，一捏一放要有规律。

捏提法能够刺激皮肤，防止肌肉松弛，延缓皮肤衰老，还能刺激皮脂腺体与汗腺，保持皮肤光滑、润泽。

9. 震颤法

双手一手托下颌，一手扶头顶，通过手臂肌肉的收缩来形成震动的感觉，由指尖传导到被按摩处。使用震颤法时，用力不可以过重，应以被按摩部位感觉舒服为宜，能够达到解除肌肉疲劳、增加皮肤弹性的功效。

日常小动作进行头面部按摩

下面为大家介绍的是一些头面部常用的自我按摩保健手法。这些手法具有开窍醒脑、镇静安神、止痛明目、养颜护肤、通利鼻窍、消除疲劳、利于睡眠的作用。

1. 梳头栉发

这个方法又称为“浴头”。具体做法是将双手十指微屈，用指端或者指腹自前发际向后发际做梳理头发的动作。在应用的时候，用指端或指腹对头皮进行接触梳理的效果最好，如此反复操作 3~5 分钟。

2. 抹开天目

天目也叫作“天门”，位于印堂穴至神庭穴中间，呈一直线状。将食、中二指伸直并拢，自印堂穴至神庭穴从下向上，两手交替移动，即为抹开天目。

在做这套动作的时候，用力宜轻不宜重，速度宜快不宜慢，如此操作 1 分钟。

3. 分推前额

用两手四指从前额中线处向两旁推动，直至太阳穴，用力可以稍微重些，速度宜中等，如此反复操作 1 分钟。

4. 运目养神

两眼微闭，让眼球顺时针或逆时针转动 10~20 次，然后闭目休息片刻，再睁眼远眺。

5. 通利鼻窍

将双手的食、中两指置于鼻子两侧，上下快速推动鼻部。用力要轻，速度宜快，以鼻部发热为度，如此操作半分钟至 1 分钟。

6. 按揉诸穴

以食、中两指的指端依次点揉攒竹、睛明、迎香、太阳、四白、下关、颊车这些穴位，点穴力量可稍重，以局部有酸胀感为最佳，每穴大约点按 20 秒钟。

7. 掌摩熨目

两掌互相摩擦，搓热之后将两手掌心放置于两眼之上，使眼部有温热舒适感，如此反复 3 次。如果能够在熨目

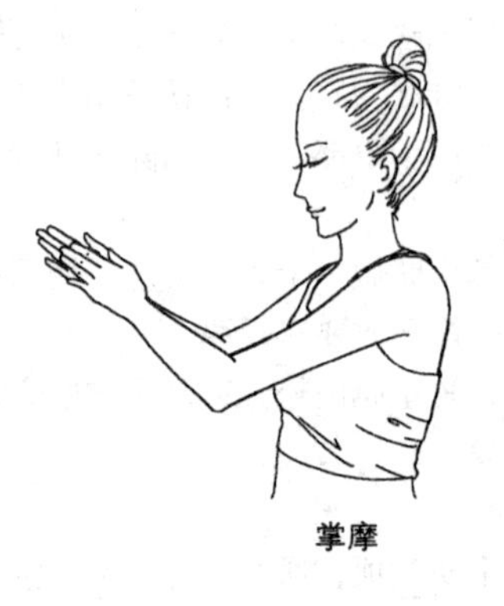

掌摩

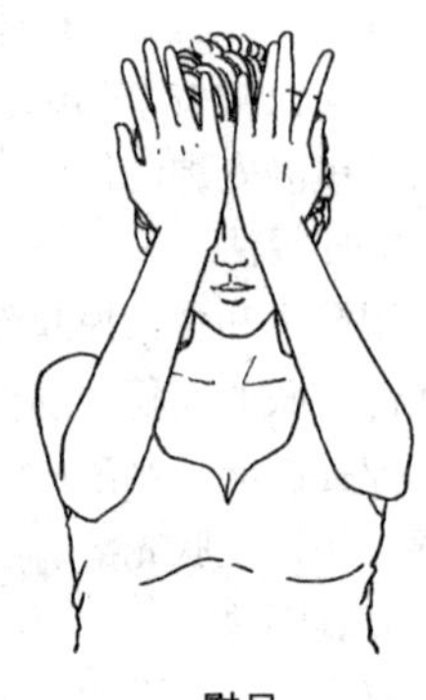

熨目

之后再用手指轻轻按压眼球片刻，效果会更好。

8. 浴面养颜

用两手轻轻地在面部按照口角、鼻旁、前额、太阳、面颊、口角的顺序做洗脸的动作，如此反复操作 10 次。

9. 叩齿固肾

将口微闭，上下牙齿轻叩 30~50 次，这样能够达到健齿固肾的作用。

10. 搅海吞津

用舌在内外牙龈处搅动 30~50 次，并将产生的唾液分 2~3 次咽下。

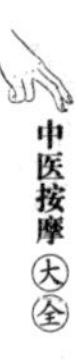

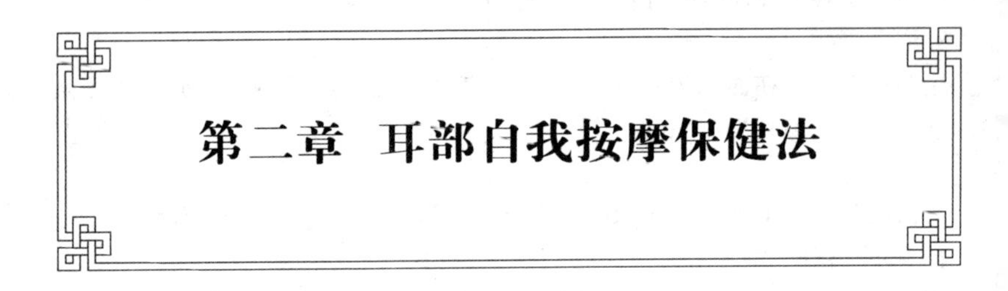

第二章 耳部自我按摩保健法

耳部是人体的缩影

平时我们用来听声音的双耳，看起来平常，实际上整个耳郭可以称得上是人体的一个缩影，身体各个部位的器官在耳郭上均可找到相对应的反射区。耳郭与身体各部进行沟通的部位便是耳郭反射区，它既能够反映机体的生理、病理情况，也可以接受刺激以调整脏腑功能。

除去自身有其各自的解剖位置外，人体的脏腑器官在耳部也有相关的反射区，也就是说，如果对耳部的反射区进行按摩的话，便可以调整全身的脏腑功能。我们可以进行一个试验：当用手对耳轮进行牵拉的时候，对着阳光或灯光看看耳部，就不难发现，耳部含有丰富的血管、神经和软骨组织，当用手刺激耳部不同的部位（反射区）时，不必用太大的力量，就可以有效地调整人体的气血循环，从而防治全身疾病。

说起利用耳部穴位防治疾病，可能有很多人马上会想起耳部贴药的方法。人们在理论上对耳体相关的认识比实际应用耳部反射区诊治疾病的历史还早。在我国古代医生们通过观察经络现象，认识到耳与整个人体的密切联系，并将此种联系的结构基础归之于经络。我国现存最早的医学著作帛书《经脉》中，有一条经脉名为“耳脉”，其循行路线为从手背上行入耳中。继帛书之后，《黄帝内经》总结概括为“耳为宗脉之所聚”。人体的手足十二经脉，其中手足三阳经均循行到达耳中或耳前，而手足三阴经又通过经别合于相应的阳经上，由此可见耳部与全身的关系。

正是基于耳部与全身各部分的这种密切关系，我们在进行耳部自我按摩的时候，可以有效地调整全身的脏腑功能。而全身的脏腑功能发生病理改变时，在耳部相关的反射区部位也会出现相应的脱皮、变色、疮疹等变化。而当耳部的调整作用明显发挥出来的时候，这些变化也就会减弱或者消失。

耳穴疗法的优势

传统医学认为“耳为宗脉之所聚”，《黄帝内经》云：“十二经脉，三百六十五络，其气血上于面而走空窍，其精阳之气上走于目而为睛，其别气走于耳而为听。”又云：“耳者，宗脉之所聚。”因此耳穴是全身信息的反应点和控制点，与脏腑经络密切相关。由于经络的上连下达作用，因此人体某一脏腑或某一部位发生病变时可通过经络反映到耳郭相应的部位上，并可通过“耳部腧穴—经络—五脏六腑”的途径调理脏腑功能，平衡阴阳，使人体功能趋向正常而防治疾病。

耳穴就是分布于耳郭上的腧穴，也叫反应点、刺激点。耳穴疗法就是通过刺激耳部穴位或反应点，通过经络传导，调整脏腑功能和人体内分泌系统，达到防治疾病的目的。耳穴疗法作为祖国医学的重要组成部分，其历史悠久，是中医学的宝贵遗产。

耳穴疗法因其具有适应证广、奏效迅速、操作简便、易学易掌握、经济、无痛等优点在生活中得到广泛应用。许多疾病可单独用耳穴治疗，有的疾病则以耳穴治疗为辅助手段。适合耳穴治疗的疾病大体有以下几类：

（1）各种疼痛：如外伤、手术、炎症等引起的疼痛。

（2）各种炎症：如急性结膜炎、电光性眼炎、牙周炎、中耳炎、咽喉炎、扁桃体炎、气管炎、胃炎、肠炎、阑尾炎、附件炎、盆腔炎、宫颈炎、睾丸炎、风湿性关节炎、末梢神经炎等。

（3）变态反应性疾病及胶原组织性疾病：如过敏性鼻炎、过敏性哮喘、过敏紫癜、过敏性肠炎、结节性红斑、风湿热、药物疹、红斑狼疮等。

（4）内分泌代谢及泌尿生殖系统疾病：如单纯性甲状腺肿、急性甲状腺炎、甲状腺机能亢进、糖尿病、肥胖症、尿崩症、垂体瘤等，配合耳穴治疗可调节改善症状，减少用药量。

（5）功能性疾病：如内耳眩晕症（梅尼埃病）、心律不齐、高血压、多汗症、性功能障碍、面肌痉挛、神经衰弱、植物神经功能紊乱、月经不调、痛经、内分泌紊乱、功能性子宫疾病等。

（6）各种慢性疾病：如腰腿痛、颈椎病、肩背部肌纤维炎、肩周炎、迁延性肝炎、脑震荡及脑外伤后遗症、慢性胆囊炎、慢性胃炎、十二指肠溃疡等。

（7）传染性疾病：流感、百日咳、猩红热、疟疾、肺结核、菌痢、传染性肝炎、扁平疣、腮腺炎等。

（8）其他尚有催产、催乳、戒烟、解毒、解酒，以及食物中毒、竞技综合征，预防输液反应，预防治疗晕车、晕船，预防感冒，并有保健、美容、减肥、排石等作用。

耳部取穴应遵循的原则

用耳穴治病时要遵循一定的原则，取穴的正确与否直接关系到疾病的疗效。当疾病确诊后，用哪些耳穴进行治疗，根据什么原则选择穴位，这是首先要解决的问题。

采用耳穴治病时，要在全面了解患者病史的基础上，分清疾病的主次，恰当地进行取穴，可根据相应部位、经络学说、脏腑辨证、现代医学理论和临床经验的原则来取穴。

1. 根据相应部位取穴

当机体患病时，在耳郭的相应部位上有一定的敏感点，它便是本病的首选穴位。如胃病取胃穴，肩关节周围炎取肩穴，胆囊炎取胰胆穴等。这种取穴方法，是应用耳穴治疗疾病时最基本、最重要的方法。许多疼痛性疾病、急性病，患病部位的相应耳穴，绝大多数可以找到敏感点，刺激这些敏感点，往往可以获得立刻缓解甚至消除病痛的效果。

2. 根据经络学说取穴

也就是根据十二经脉循行和其病候选取穴位，分为循经取穴和经络病候取穴。

（1）循经取穴是根据经络的循行部位取穴，如坐骨神经痛（后支），其部位属足太阳膀胱经的循行部位，即取耳穴的膀胱穴治疗。又如臂外侧痛，其部位属于少阳三焦经的循行部位，取耳穴三焦穴治疗，耳三焦穴的发现和命名也是这样来的。再如偏头痛，其部位属足少阳胆经的循行部位，故取胰胆穴来治疗。

（2）按经络病候取穴是根据经络之“是动病”和“所生病”的病候来取穴。

“是动病”是经脉病候的一类，其病主要由经脉传来，非本脏腑所生，故名“是动”。“是动病”包括：①经脉循行路径的病症，如手阳明大肠经“是动则病齿痛颈肿”。②经脉经气变动引发经络脏腑的病症，如手太阴肺经“是动则病肺胀满，膨膨然而喘咳”。又如足少阴肾经从肾上贯肝膈，入肺中，“是动则病……咳唾则有血，喝喝而喘”。

“所生病”是经脉病候的另一类，其病一般由本脏腑所生，并非经脉传来，故名“所生”。“所生病”包括：①经脉所属脏腑本身的病症，如手太阴肺经，“是主肺所生病者，咳。上气喘喝，烦心胸满”。②脏腑病延及所属经脉，反映在经脉所行路径的病症，如手太阴肺经所生病，还有“臑臂内前廉痛厥，掌中热”。

3. 根据脏腑辨证取穴

根据中医脏腑学说，肝与胆、心与小肠、肾与膀胱、脾与胃互为表里，因而肝病又取胆穴，心脏病取小肠穴，肠炎取肺穴。根据肝开窍于目，心开窍于舌，脾开窍于口（唇），肺开窍于鼻，肾开窍于耳的中医理论，因而眼病又取肝穴，中耳炎取肾穴，鼻炎取肺穴。根据肝主筋，心主血，脾主肌肉，肺主皮毛，肾主骨的理论，因而皮肤病又取肺穴，骨科病取肾穴，肌肉病又取脾穴。因此，根据脏腑学说的理论，可以按各脏腑的生理功能和病理反应进行辨证取穴。例如，脏腑学说认为“心主神明”，故心穴可以用于治疗失眠、神经官能症、癔症等；又如治疗皮肤病，脏腑学说认为“肺主皮毛”，故取肺穴治疗各种皮肤病；又如治疗脱发，脏腑学说认为“肾其华在发”，故可取肾穴来治疗脱发；再如治疗心血管疾病时，脏腑学说认为“心与小肠相表里”，除取心穴外，再取小肠穴往往能取得满意的效果。

4. 根据现代医学理论取穴

耳穴中有许多穴位，如交感、皮质下、肾上腺、内分泌等，是根据现代医学理论命名的，这些穴位的功能与现代医学的理论是一致的。如交感穴是因现代医学研究发现此穴有近似交感神经和副交感神经的作用而命名的，有调节自主神经的功能，因而内脏病痛要取交感穴；皮质下穴有调节大脑皮层的功能，因而神经系统的病症要取皮质下穴；又如肾上腺穴，是因现代医学研究发现此穴有近似肾上腺的功能而命名的。因此，必须用现代医学的理论来理解和运用这些耳穴，如胃肠疾病与自主神经系统有关，可取交感穴；又如肾上腺所分泌的激素有抗过敏、抗炎、抗风湿等作用，可取肾上腺穴来抗过敏、抗炎、抗风湿等。

5. 根据临床经验取穴

现代中医通过大量临床实践，总结了治疗疾病的有效耳穴，可以取而用之。如眼穴、肝穴、脾穴能治疗睑腺炎；神门穴、皮质下穴、热穴及相应部位（如踝关节扭伤，相应部位的耳穴是踝），能治疗扭伤；颈椎穴、颈穴、神门穴、外生殖器穴能治疗落枕；枕穴、额穴、枕小神经穴、神门穴、皮质下穴能治疗头痛。

耳穴探测和耳压治疗方法

由于各人耳郭的形状和大小不一样，故临床上使用耳穴时，不能只根据所规定的部位，还要进一步在此部位内探查出反应点的位置，这就叫耳穴探查方法。

耳穴探查可采取以下 3 种方法：

（1）肉眼观察法：观察耳郭上变形、变色，如鳞屑、水疱、丘疹、硬结、软骨增生、色素沉着，以及血管的形状、颜色变异等。

（2）压痛点探查法：用弹簧探针或毫针柄，以均匀的压力，在耳郭相应部位，由中央向周围自上而下、自外而内地探压，最痛的敏感点就是要找的穴位。

（3）电测定法：采用目前常用的测定皮肤电阻的良导点测定仪测定耳穴的电阻，电阻低的耳穴可通过指示灯、音响、仪表反映出来，即是要找的穴位。

耳穴探查以压痛法探查耳穴压痛为主，耳穴虽然不大，但有一定的区域，当人体患病时，敏感点通常不是一个穴位的整个区域，而是这个区域中的一个点，所以耳穴取穴不能机械地按照解剖部位定位取穴，而是要在该耳穴的区域内探查压痛阳性反应点，这是耳穴准确定位的重要步骤。

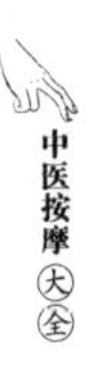

耳穴探查用到的工具为金属或木质探针，探头端圆钝，直径 1.5~2 毫米。探查前，首先要确定耳穴探查的区域。耳穴探查的区域包括与疾病相关的耳穴区及望诊观察到的阳性反应区。与疾病相关的耳穴区包括：

（1）与疾病相关的耳穴区，如胃病反应在胃穴，目病在眼穴，肩臂痛在肩关节穴。

（2）与中医证候相关的耳穴区，如骨痹、耳鸣等，因肾主骨，开窍于耳，因此反映在肾穴；偏头痛属足少阳胆经的循行部位，故反映在胆穴。

（3）与现代医学理论相关的耳穴区，如月经不调反应在内分泌穴，消化道溃疡反应在皮质下穴、交感穴等。

（4）望诊观察到的阳性反应区，指用肉眼在自然光下，观察耳穴部有无变形、变色、丘疹、脱屑、结节、充血、凹陷、水疱等阳性反应。

探查时，采用压痛法在上述耳穴探查区域用探针以轻、慢而均匀的压力寻找压痛敏感点，嘱患者感受到明显压痛处及时告知，或医者根据患者蹙眉反应做出判断，这些压痛敏感点就是耳压治疗准确的耳穴刺激点。

耳压治疗一般采用小颗粒的植物种子，如王不留行籽、油菜籽、白芥籽、绿豆等，将其置于 0.5~0.8 厘米见方的胶布中，准确地贴敷在耳穴上，给予适度的揉、按、捏、压，使其产生酸、麻、胀、痛等刺激效应，以达到治病保健的作用。

耳压治疗的操作步骤为：在选用耳穴部位进行擦拭消毒，将王不留行籽粘附在 0.5~0.8 厘米见方的胶布中央，用镊子夹住贴敷于耳穴上，并给予适当按压，使耳郭有发热、胀痛感（即得气）。双侧耳穴轮流使用，2~3 日换 1 次。

常用耳压方法包括强刺激按压法和弱刺激按压法：

（1）强刺激按压法

操作时，垂直按压耳穴上的药丸，直至出现沉、重、胀、痛感，每穴按压 1 分钟左右，如有必要，每穴重复操作 2~3 遍，每天 3~5 次。本法适用于实证、年轻力壮者，对内脏痉挛性疼痛、躯体疼痛及急、慢性炎症有较好的镇痛消炎作用。

（2）弱刺激按压法

操作时，一压一松地垂直按压耳穴上的药丸，以感到涨、酸、轻微刺痛为度，每次压 3 秒，停 3 秒。每穴每次按压 2 分钟左右，每天 3~5 次。本法是一种弱刺激手法，不宜用力过重，适用于各种虚证、久病体弱、年老体衰及耳穴敏感者。

多种形式的耳穴反应

耳朵部位的反射区分布得太过密集，所以在经过耳穴治疗之后，出现的反应也是不一样的，一般情况下，会出现以下 10 种不同反应：

1. 耳部反应

对耳部穴位进行刺激时，多数耳穴会出现剧痛感，少数会有酸、麻、胀、凉等感觉。当刺激耳郭局部或者整个耳郭后，会见到耳郭充血、发热，这属于中医里面的耳针得气的反应，出现得气反应的，疗效便会非常好。

2. 反射反应

当刺激耳穴相应部位之后，机体的相应反射部位或内脏会出现热流或非常舒适的感觉，有的肌肉会出现不自主的跳动。例如，面神经炎或麻痹的患者进行耳穴治疗之后，能够明显地看到面部的肌肉、眼睛周围以及额部的皮肤颤动或跳动；血栓闭塞性脉管炎患者在进行耳穴治疗后，自己会感到一股暖流向下肢放散；胃肠疾病患者接受完治疗后，会感到胃肠蠕动活跃。甚至一些直肠松弛、子宫脱垂患者，当刺激耳郭时，通常可以明显地感觉到小腹有向上提拉紧缩的感觉。

3. 经络反应

刺激耳穴之后，很多人会在身体上出现与十二经络相同的放射循行路线，沿着经络方向有酸、麻、蚁行的感觉等，甚至会出现电击样的反应，其中，足太阳膀胱经、足阳明胃经、足少阳胆经的反应是比较明显的。经络反应的出现常与手法的强弱有着较为密切的关系，在强刺激下，经络反应的出现率较高。耳穴埋针法、耳穴压丸法均会让经络出现放射反应。凡出现经络反应的人，疾病治疗效果都是比较好的。

4. 全身反应

接受了耳穴刺激的患者，都会变得精力旺盛，抵抗力也会得到增加，这就说明达到了调整“精、气、神”的作用。全身反应的表现是多方面的，如胃肠疾病患者可出现胃肠蠕动增加，从而引发饥饿感。而皮肤病患者则会感到一种热乎乎或凉飕飕的感觉。

5.“通电”反应

刺激某一耳穴时，患部或者内脏某一症状就好像按电铃接通线路一样，症状即刻获得缓解甚至消失，出现这种反应的多是一些头痛、牙痛、内脏痉挛痛等疼痛性疾病患者。

6. 连锁反应

在通过刺激耳穴来治疗某一病症的同时，往往会产生连锁反应，使其他一些病症同时获得痊愈或者缓解。

7. 延缓反应

也有些患者在刺激正在进行或者结束的时候，会出现疗效不佳或者无效的状况，但是过一段时间，却渐渐地能够感到症状有所好转或获得了显著的改善。

8. 适应反应

部分患者在长期接受耳穴刺激的过程当中，可能感觉开始的效果比较好，但是由于逐渐对刺激产生了适应性，疗效就不是很明显了。此时，仍需继续进行治疗，而且刺激要达到一定强度时病情才会好转。

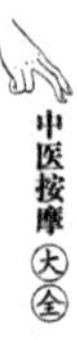

9. 迟钝反应

少数人耳朵的敏感点比较迟钝，刺激的感觉或反应不是很明显，当然效果也就比较差，那么这类人群就不宜采用耳穴刺激治疗，可以调整加一些其他的治疗方法。

10. 反效应

在治疗中偶尔还会出现一种反作用，不仅原有的症状没有得到改善，不适的感觉还会加剧，通常是由于精神紧张、治疗过程中取穴过多、刺激强度过大或者手法不当等因素诱发的，这类反应一般属于一时性的变化，稍加调整和适应之后就会消失，大部分人仍可以继续治疗。如果这种反应持续出现的话，则应该停止治疗或者更换其他刺激方法。

在对这些耳穴治疗的反应有所了解之后，当我们再接受耳穴治疗时，便不会因为一些反应而紧张或者不安了，所以一定要将这些反应牢牢记在心中。

获取耳穴的灵丹妙药

从中医学的角度来说，人体耳朵上分布有 79 个穴位、130 多个治疗点，各有各的作用。在耳穴中，最重要、最常用的“大药”首推五脏六腑的对应点。五脏六腑为人体的根本，所以，时时保持它们的和谐非常重要。下面介绍一下五脏六腑的耳穴对应点：

1. 耳朵上的心点大药

心主血，主神明，因此，心点可以调和营血，清泻心火，宁心安神，用于治疗和调养心血管疾病与精神系统疾病，如高血压、心悸、心烦、心慌、失眠、健忘等。另外，心点还是一些炎症的特效药，如咽炎、口舌和面部的疮疡也有很多是由于心火过旺引起的。

心点在耳窝正中，把手往耳窝里一塞就能点到。在使用这个点时，用指甲戳一戳即可。

2. 耳朵上的肝点大药

肝点主要用于调理肝炎、胆囊炎、肝硬化、胆结石等，是疏肝利胆的良药。肝属风木，主筋，肝点可驱除风邪，对眩晕、抽搐、游走性疼痛、肌肉无力、胁肋疼痛等有良好的疗效。肝藏血，目属肝，故该穴还可以调和营血，明目健胃，对于血瘀、便血、鼻血、眼花、白内障、红眼病以及消化不良等疾病都有明显疗效。早上起来按此点 3~5 分钟，保肝养肝效果更好。

肝点在耳窝外侧正中，是一个比较大的区域。使用这个点时，只需要用手掐一掐，掐到最痛之处，便能把大药的药效发挥到极致。

3. 耳朵上的胆点大药

胆主藏胆汁，与肝相表里，因此可以用于防治一切肝胆疾病。胆汁可以帮助消化，故消化系统的疾病也可以在胆点上找到高升点大药。此外，胆点对耳鸣、偏头痛、颈项强直等症亦有很好的疗效。

胆点在耳窝上部偏外侧，使用时可以用手指掐。

4. 耳朵上的脾点大药

脾主运化水谷，能化生气血，营养肌肉。脾点可以治疗和调理一切消化系统疾病，如食欲不振、消化不良、肠鸣、便秘、腹泻、大便稀溏、多屁等，还能治疗和调养贫血、低血压、高血压等。此外，脾点对肌肉萎缩无力、口唇溃疡、脱肛、内脏下垂也有很好的疗效。

脾点在耳窝外侧偏下的位置，也就是肝点的下方。

5. 耳朵上的肾点大药

肾点有壮阳气、益精液、通水道、利便的作用，可以治疗和调养泌尿、生殖系统疾病，如大小便不利、尿频、尿不尽、尿急、尿痛、水肿、阳痿、早泄、性欲过旺、痛经、月经不调等。

肾藏精，精生髓，脑为髓海，所以这个点可以补脑髓，是益智的重要大药，还能防治神经系统的疾病。肾开窍于耳，并主骨、主瞳子，所以该穴可以强脊柱，明目聪耳，可以治疗耳病、眼病，还可以用于骨折止痛。肾之华在发，所以该点还可以治脱发、秃斑、少白头等。

肾点在耳窝上方偏外，临近三角区，使用该点时可以用拇指掐。

6. 耳朵上的肺点大药

肺主皮毛，肺点对各类皮肤病、水肿、自汗、盗汗、声音嘶哑有疗效，还可以辅助治疗口腔炎症。肺司呼吸，主一身之气。耳朵上的肺点能推动气血运行、通利小便、补虚清热，对呼吸系统疾病等有明显的疗效。

肺点有两个，一个在心点上方，一个在心点下方。寻找这两个点的时候，可以以心点为参照，用指尖戳一戳，哪里戳上去最疼，就是有效的药点。

7. 耳朵上的胃点大药

胃点主要用于防治各种各样的胃病。胃与脾相表里，脾胃乃人的后天之本，任何疾病，只要产生了厌食症状，就必须要取这个点。

外耳轮延伸到耳窝里，在延伸处的尽头，就是胃点了，用手指尖按压即可。

8. 耳朵上的大肠点大药

大肠点可用于肠道疾病和消化不良的预防和治疗，对肠炎、腹泻、便秘效果尤为明显。因为大肠与肺相表里，因此大肠点也可治疗呼吸系统疾病，比如咳嗽、肺热等。

大肠点在耳窝上部，可用食指尖按压。

9. 耳朵上的小肠点大药

小肠主化物而分清浊，小肠点主要用于防治消化系统疾病，如肠炎、腹泻、便溏等。小肠与心相表里，因此心烦神昏、头痛、肌肤疮疡等都可以取小肠点。

小肠点在耳窝上部，可以用食指尖按压。

10. 耳朵上的三焦点大药

三焦是人的整个体腔，所以，遇到循环系统、消化系统和生殖系统的疾病，我们都可以去压耳穴上的三焦点，说不定就会收获意想不到的效果。

三焦点在耳窝深处，耳朵眼下方偏外，用手指尖就可以触到这一点。

11. 耳朵上的膀胱点大药

膀胱主一身水液的输布，同时贮存和生成尿液。膀胱点主要治疗和调理泌尿系统的疾病，如尿急、尿频、漏尿、小便不利等，对偏头痛和神经系统的疾病也有较明显的疗效。

膀胱点在耳三角窝下方内侧，用手就可以掐到。

在通过耳穴进行治疗的时候，只要找准了这些药点，便可以轻松完成治疗，平日里多辨别熟悉这些“药”，用的时候便会非常方便、非常有效了。

对应头面部的耳部反射点

对人体各个器官在耳部的反射点具体了解清楚，自我按摩便会变得非常容易了，下面就让我们简单了解一下头面部的各个器官在耳部的反射点：

1. 耳朵上的外耳点

外耳的反射点在屏上切迹前方，主要用来治疗像外耳道炎、耳软骨炎、中耳炎以及耳鸣等外耳部的疾病。

2. 耳朵上的内耳点

内耳的反射点在耳垂后面的中部，主要用来治疗和内耳有关的疾病，比如内耳性眩晕，也就是通常所说的梅尼埃病，还可以治疗耳鸣、听力下降、中耳炎等。按摩时外耳点和内耳点可以共同使用，而不必将到底是内耳病还是外耳病分得太清楚。

3. 耳朵上的外鼻点

外鼻点在耳屏外侧面的中部，主要用来治疗和外鼻有关的疾病，这类疾病中常见的有鼻炎、鼻塞、流涕等。

4. 耳朵上的内鼻点

内鼻点在耳屏内侧面的下 1/2 处，这个反射点主要治疗的疾病有鼻炎、上颌窦炎、鼻出血等。在治疗时，外鼻点和内鼻点也可以一起使用。

5. 耳朵上的眼点

眼点位于耳垂正面中央部，即耳垂 5 区。眼点有 2 个，通常情况下被称为目 1 和目 2。这 2 个穴都是用来治疗各种眼病的，但效果略有不同。目 1 侧重于防治急、慢性青光眼及视神经萎缩等症；目 2 多用于治疗眼睛红肿、干涩等多种常见眼病。此外，目 1 还被称为屏间前，可以用来治疗咽炎和口腔炎。目 2 也叫作屏间后，可以用来治疗额窦炎。

6. 耳朵上的腮腺点

腮腺点位于对耳屏游离缘的尖端，在晕点穴至脑点穴方向引线与顶穴至平喘穴方向引线的相交之处，即对耳屏1区、耳屏2区、耳屏4区之交点。如成年人在扁桃体发炎或患咽炎的时候选用这个反射点来进行辅助治疗，可以收到比敷药还好的治疗效果。

7. 耳朵上的咽喉点

咽喉点在耳屏内侧面上1/2处，各种咽喉类的疾病它都可以治，比如常见的声音嘶哑、咽炎、扁桃体炎等，甚至连失语、哮喘也可以治。慢性咽炎是教师的职业病，很多教师经常会觉得嗓子又干又疼，或者感觉嗓子里有个东西吐也吐不出来，咽也咽不下去，所以，教师们在平时便应该多揉揉这个咽喉点，有病治病，无病预防。

8. 耳朵上的口点

这个反射点位于耳轮脚下方前1/3处，用来治疗面瘫、口腔炎、胆囊炎、胆石症、牙周炎和舌炎等。一般只要是与口腔有关系的病痛，都可以采用这个反射点来进行治疗，并且这个反射点还具有一个特殊的作用，就是减肥，爱美的女性可以多多在这个地方进行按摩，能够收到瘦身美体的效果。

9. 耳朵上的牙点

牙的反射点在耳垂正面前上部的位置，这个反射点可以用来治疗牙痛、牙周炎、低血压。实际上牙的反射点的作用不仅局限在治疗牙齿疼痛上，对于面部神经炎，它也具有一定的作用，所以可以根据个人的情况适当增加牙反射点的治疗。

10. 耳朵上的舌点

舌的反射点在耳垂的正面偏中上的位置，治疗口腔炎是舌反射点的拿手好戏，所以出现了口腔溃疡时，立刻在这个地方刺激一下，便可以加速愈合。

11. 耳朵上的颌点

颌的反射点在耳垂的正面正上方，这个部位刺激比较明显。一般牙痛以及颞颌关节疼痛都可以在这个部位进行治疗。像痄腮等疾病也可以选用，以辅助提高治疗的效果。

12. 耳朵上的面颊点

面颊的反射点在耳垂的正面与内耳区之间，人的面颊由于神经分布丰富，这个反射点可以治疗面神经麻痹、三叉神经痛、痤疮、扁平疣、腮腺炎以及面肌痉挛等疾病。多对这个反射点进行刺激还能增加面部的血液循环，改善皮肤的质量。

13. 耳朵上的额点

这个反射点在对耳屏外侧面的前部，具有镇静止痛的作用，可以用来治疗前额头痛、失眠多梦、鼻炎、鼻窦炎等。头部的一些小症状通过刺激这个反射点都可以得到很好的解决。

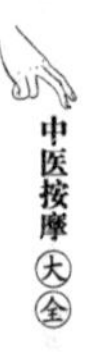

14. 耳朵上的颞点

这个穴在对耳屏外侧面的前部，可以用来治疗偏头痛、头晕等。比如外出的时候出现晕车晕船的现象，而手头又没有药，就可以直接用手指掐这个反射点，给予其强刺激，能够缓解身体上的不适。

15. 耳朵上的顶点

这个穴在对耳屏外侧面的前部，主要用来治疗头顶疼痛。有很多高血压病人会出现头顶疼痛，这和肝经的循行有关，肝阳上亢，便会出现头顶痛，这时将肝点和顶点配合起来使用，效果更好。

16. 耳朵上的枕点

枕点在耳垂上方偏外，多用于治疗神经系统疾病，如抽搐、角弓反张、牙关紧闭、颈部强直、落枕、休克等，还能预防晕车、晕船，治疗老花眼和皮肤病。此外它还有消炎、镇静、止咳、止痛、止喘的作用。使用该点的时候，可以用手掐。由于这一区域比较小且反射点比较密集，找到具体的枕点比较困难，所以，对这个点进行按摩时不需要太精确，掐到痛感最强的地方就是枕点了。

只要平时多留意，便可以很容易地将耳部的这些反射点给记住，当头面部出现病变的时候，只要对耳朵上的反射点多掐一掐、按一按，便能够将病痛消灭于无形之中。

对应脊柱四肢的耳部反射点

人的脊柱四肢在耳部同样具有一系列的反射点，具体来说共有 15 处：

1. 耳朵上的指点

手指的反射点位于耳周的上方处，可以用来治疗手指麻木和疼痛等症状。由于人的手指是最灵活的，使用场景也最为广泛，所以受伤的情况时有发生，例如现代白领多发的“鼠标手”就可以通过刺激这个反射点来进行治疗。

2. 耳朵上的腕点

这个反射点位于手指反射点的下方，可以用来治疗手腕关节的疼痛，在治疗运动挫伤以及“鼠标手”的时候，可以同手指的反射区相配合，会收到非常明显的效果。

3. 耳朵上的肘点

肘点在耳周中间偏上的位置，肘部的疼痛可以找这里，像“网球肘”等因运动而产生的疾病，都是以这个反射点为主进行治疗的，可以根据自己的具体情况进行选择。

4. 耳朵上的肩点

肩的反射点是同肘的反射点紧挨着的，关节相关，反射点也相关。对于肩周炎等疼痛，可以选用这个地方来进行治疗，还可以同肘点配合使用。

5. 耳朵上的锁骨点

锁骨点在肩点的下方，可用来治疗肩关节的疼痛，因为锁骨的损伤并不多，所以它的功能就包括在肩的范围中。

6. 耳朵上的跟点

跟指的是脚跟，这个反射点在耳轮的前上部，一般可以用来治疗足跟疼痛。治疗脚部疾病的时候，也应当选取这个反射点。

7. 耳朵上的趾点

脚趾的反射点就在耳尖的部位，如果双脚经常处于寒冷潮湿等恶劣的环境而得不到改善的话，人体的足部就会出现不良症状，而且治疗起来还非常麻烦。这时选用脚趾反射点，会有不错的效果。

8. 耳朵上的踝点

踝关节是比较容易受伤的，所以记住这个地方，一旦出现扭伤等症状，立即对其进行刺激按摩，疼痛就会缓解不少。踝反射点的具体位置在脚趾和足跟反射点的下边。

9. 耳朵上的膝点

膝关节是人体最大的关节，下肢的支撑很大程度来自膝关节。那么无论是年纪较大的人还是年轻人，都应该适当地去按压一下膝的反射点，这个点就在对耳轮上角的上 1/3 处。

10. 耳朵上的髋点

有很多老年人很容易得股骨头坏死，实际上这都与髋关节有一定的关系。髋的反射点在膝反射点的下方，刺激该点对于坐骨神经痛、腰骶部的疼痛都能够有效缓解。

11. 耳朵上的臀点

臀的反射点就在对耳轮下脚的后 1/3 处，这个反射点可以治疗坐骨神经痛、梨状肌综合征等。

12. 耳朵上的腰骶椎点

腰骶的反射点在腹区的后边，腰椎间盘突出引起的疼痛都可以选用，当然这个反射点用来治疗腰部的其他疼痛也会有不错的效果。

13. 耳朵上的胸椎点

胸椎的反射点在对耳轮的前部，由于人体的胸部一般不会出现疼痛，那么这个反射点是用来治疗哪些疾病的呢？实际上胸部的反射点是非常重要的，因为所有的乳房疾病都需要选用它来进行治疗。

14. 耳朵上的颈椎点

现代人患颈椎病的比例越来越高，而且也越来越年轻化了。但是治疗颈椎病的药物又很难起到立竿见影的效果，所以多刺激颈椎的反射点可以说是非常好的做法，它就在胸区的后方位置，只要多对这个地方进行刺激，便能使其发挥作用。

15. 耳朵上的坐骨神经点

坐骨神经点具有通络止痛的作用，主要用来治疗坐骨神经痛。坐骨神经痛初期可能只表现为腰痛，但是此时这个穴位多会显得红润，通过这种表现可以协助诊断。在疾病中后期，还可以在这里摸到条索状的硬结。治疗坐骨神经痛的时候也可以配合腰点、腿点一起使用。坐骨神经点在对耳轮下脚上，用手很容易摸到，治疗时直接用手指掐按就行了。

这些反射点，对于脊柱和四肢疾病具有很显著的疗效，当脊柱和四肢部位出现病变的时候，便可以通过按压这些反射点来进行治疗，是非常有效的。

耳部养生操的具体做法

1. 提拉耳尖

先用双手的拇食指捏住耳朵的上部，先揉捏此处，然后再往上提揪，直至该处充血发热为止，每次提拉 15~20 次，这个地方的穴位关系到盆腔，内外生殖器，足部踝、膝、胯等关节。

2. 上下按摩耳轮，并向外拉

以拇、食二指沿耳轮上下来回按压揉捏耳轮，使之发热发烫，然后再向外拉耳朵 15~20 次，耳轮处主要有颈椎、腰椎、胸椎、腰骶椎、肩肘等部位的反应区。

3. 下拉耳垂法

先将耳垂揉捏搓热，然后再向下拉耳垂 15~20 次，使之发热发烫，耳垂处具有头、额、眼、舌、牙、面颊等部位的反射区。

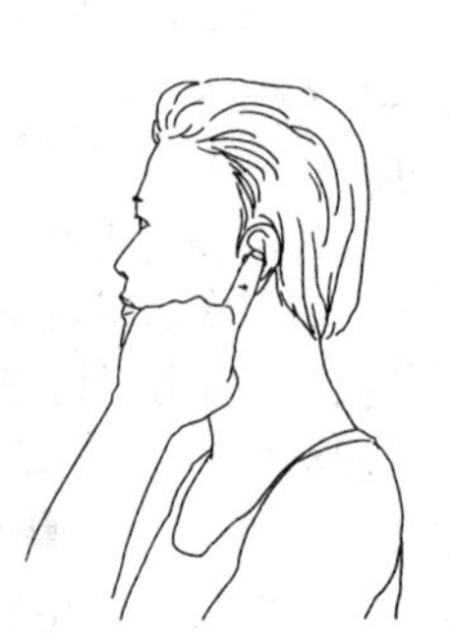
按压耳窝

4. 按压耳窝

先按压外耳道开口边的凹陷处，此部位有和心、肺、气管等部位有关的穴位，按压 15~20 次，直至此处明显地发热发烫，然后再按压上边的凹陷处，这个部位有脾、胃、肝、胆、大肠、小肠、肾、膀胱等部位的反射区，同样来回摩擦按压 15~20 次。

5. 用食指和中指沿着下耳根向上耳根推

将中指放在耳前，食指放在耳后，两个手指都要用劲向上推，推 40~50 次，推后不但耳部发热，面部头部也都会有明显的发热感觉，这对健脑，治疗头痛、头昏、神经衰弱、耳鸣等症都具有非常好的疗效，并且还有明显的美容效果，爱美的女士不妨试试看。按照这种方法按摩耳部后再用劲推耳根的前后，一套操做下来，最多 10 分钟的

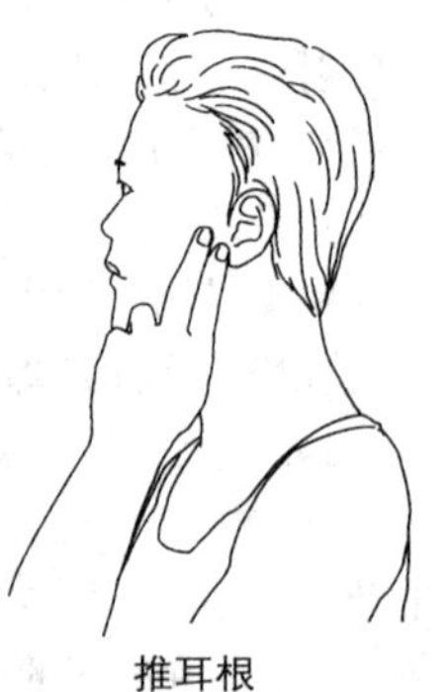
推耳根

时间，面部便会有明显发热发烫的感觉，当面部的血液循环增加之后，自然会为面部肌肤带来充足的营养，同时也加快了代谢产物的排出速度。经常进行按摩，就会看到自己的面部会变得越来越富有光泽和弹性。

以上的几种耳部按摩手法，基本上将耳部各处都按摩到了，按摩的程度一定要有发热、发烫的感觉，这样就明显地促进了耳部的血液循环，这种治疗的信息就会通过体内的经络传导到相应的脏腑，改善相应脏腑的功能，起到治病和保健的作用。可以在睡觉之前和起床之后坐在床上每天做 2 次，方法很简单，却起到了保健全身的效果。特别是坚持耳部的按摩能够补肾固肾，治疗气虚。肾虚尿频、夜尿多的老年人和患有前列腺炎、阳痿的病人，只要坚持对耳部进行按摩，几个月后就可以收到明显的效果。

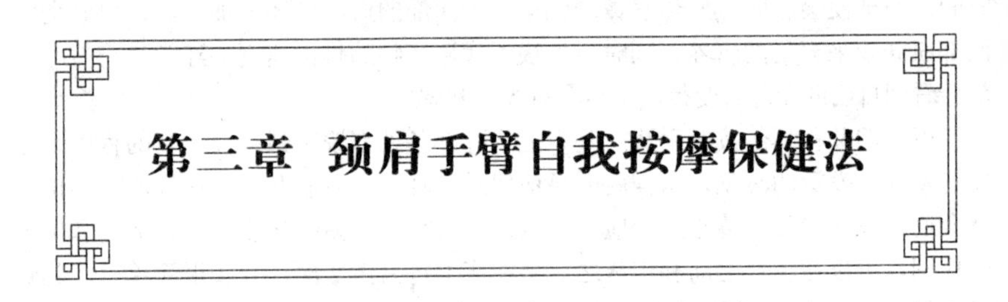

第三章 颈肩手臂自我按摩保健法

颈肩部自我按摩常用的穴位

现在的人越来越忙，每天都要工作十几个小时。一天下来，整个人都僵硬了，脖子也动不了。这时，按摩颈肩部的穴位不但可以放松身体，还有助于健康。

颈部按摩常用经穴包括风府穴、天柱穴、天鼎穴、风池穴，各穴位位置和功效如下：

1. 风府穴

《素问·风论》云："风气循风府而上，则为脑风。"风府穴位于后发际正中直上 1 寸处，是头部最薄弱的受邪之地。风邪从风府而入，最易伤到人体内的阳气，轻则易出现头痛、恶寒、咽喉肿痛、颈脖僵直等症状，严重的可引起偏枯（中风后半身不遂）。

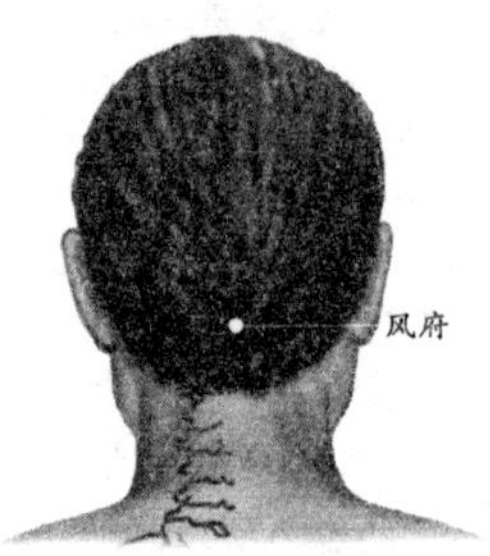

风府穴

取此穴时，通常采用俯伏、俯卧或正坐的取穴姿势，触摸耳垂后面，有称为"乳突"的凸骨，从此骨下方沿后缘触摸上方的骨头，有一个浅凹，一压即有震动感，就是此穴。其主要功效为散热祛湿，主治癫狂、痫症、癔症、中风不语、悲恐惊悸、半身不遂、眩晕、颈项强痛、咽喉肿痛、目痛、鼻出血等。

2. 天柱穴

《针灸穴名释义》载："人体以头为天，颈项犹擎天之柱，穴在颈部方肌起始部，天柱骨之两旁，故名天柱。"天柱穴位于后头骨正下方凹处，也就是颈脖子处有一块突起的肌肉（斜方肌），此肌肉外侧凹处，后发际正中旁开约 2 厘米即是此穴。

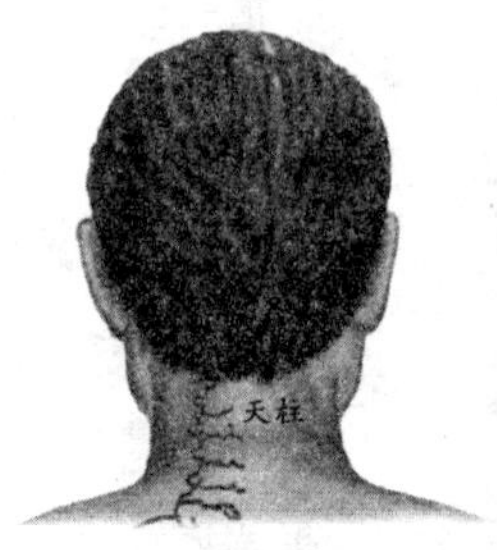

天柱穴

天柱穴的主治病症为颈椎酸痛、落枕、五十肩、高血压、目眩、头痛等。该穴位是治疗头部、颈部、脊椎以及神经类疾病的首选穴之一。此穴位的指压法功能如下：按摩治疗肩膀肌肉僵硬、酸痛，治疗疼痛、麻痹等后遗症，治疗宿醉，治疗忧郁症等。

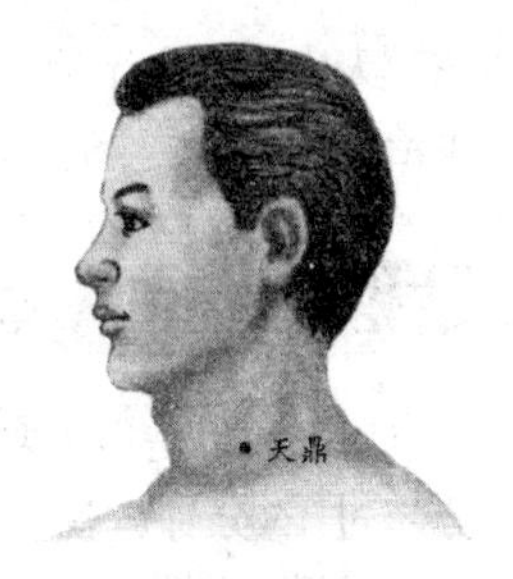

天鼎穴

3. 天鼎穴

《针灸甲乙经》云："天鼎，在缺盆上，直扶突气舍后一寸，手阳明脉气所发，刺入四分，灸三壮。"天鼎穴位于人体的颈外侧部，胸锁乳突肌后缘，当结喉旁，扶突穴与缺盆穴连线中点。其主要功效为向头面部传送大肠经的运化之气。主治气梗、咽喉肿痛、瘰疬、瘿气。

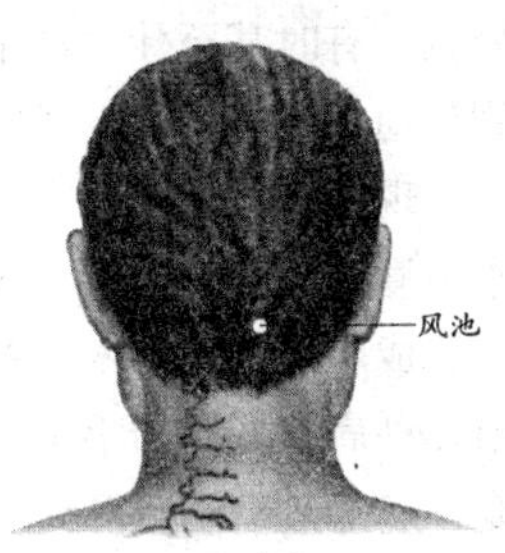

风池穴

4. 风池穴

风池穴最早见于《灵枢·热病》："风为阳邪，其性轻扬，头顶之上，唯风可到，风池穴在颞颥后发际陷者中，手少阳、阳维之会，主中风偏枯，少阳头痛，乃风邪蓄积之所，故名风池。"风池穴的位置在头额后面大筋的两旁与耳垂平行处。

风池穴的主要功效为壮阳益气，主治头痛、眩晕、颈项强痛、目赤痛、目泪出、鼻渊、鼻出血、耳聋、气闭、中风、口眼㖞斜、疟疾、热病、感冒、瘿气、落枕等。

肩部按摩常用经穴包括肩髃穴、肩贞穴、天宗穴，各穴位位置和功效如下：

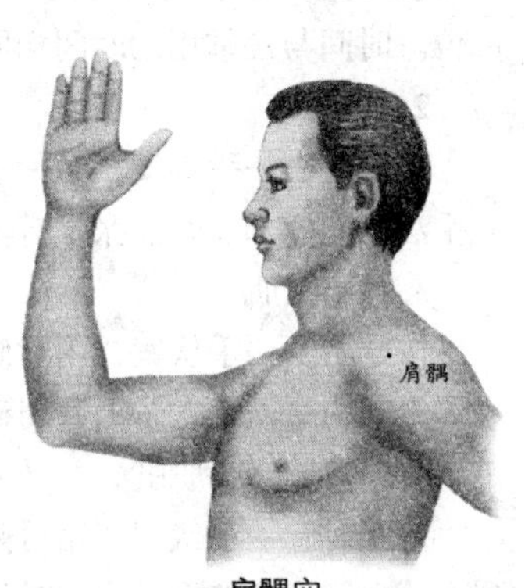

肩髃穴

1. 肩髃穴

出自《针灸甲乙经》，属手阳明大肠经。肩髃穴位于人体的臂外侧，三角肌上。臂外展，或向前平伸时，当肩峰前下方向凹陷处。

肩髃穴常用于治疗肩周炎、上肢瘫痪、臂神经痛等。配肩髎穴、肩贞穴、臑俞穴等主治肩周炎；配曲池穴、外关穴、合谷穴主治上肢不遂。

2. 肩贞穴

肩贞穴在肩关节后下方，臂内收时，当腋后纹头上 1 寸。取穴时正坐垂肩，上臂内收，当腋后纹头上 1 寸。1 寸约是大拇指的前端指节长度。

肩贞穴主治肩臂疼痛、瘰疬、耳鸣，配肩髃穴、肩髎穴治疗肩周炎；配肩髎穴、曲池穴、肩井穴、手三里穴、合谷穴治疗上肢不遂。

3. 天宗穴

天宗穴位于肩胛部，当冈下窝中央凹陷处，与第 4 胸椎相平。取穴时，上半身保持直立，左手搭右肩上，左手掌贴在右肩膀 1/2 处，手指自然垂直，中指指尖所碰触之处就是天宗穴。

天宗穴常用于治疗肩胛部疼痛、肩关节周围炎、慢性支气管炎等；配秉风穴主治肩胛疼痛。

肩部自我按摩常用手法

肩部放松是很重要的，但却经常被人忽略。研究发现，如果肩部保持一个姿势超过 15 分钟，就会产生僵硬、紧张的后果。长期如此，肩部就会感到疲劳，有时甚至什么都不做，也会感到隐隐的不适。

现在每天坐办公室上班的人，基本上肩部都会有问题，这是长期坐椅子造成肌肉伸缩麻木惹的祸。下面介绍几种肩部按摩的手法，经常坚持按摩，肩部酸痛便会得到改善。

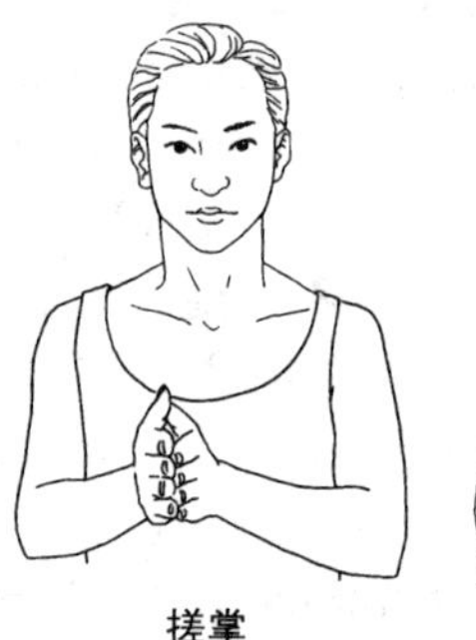
搓掌

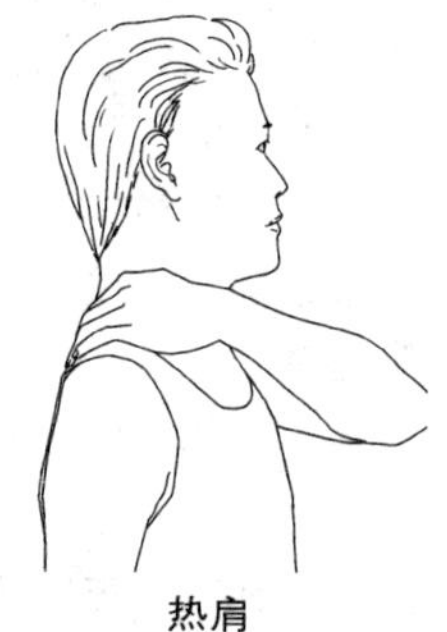
热肩

1. 搓掌热肩

按摩时，双掌快速对搓 20 次致热，用热掌捂肩，将掌心对准痛处或发凉的部位。时间与搓掌用的时间相同，反复 3 遍。捂 3 次后肩部会感到温暖、舒适。

2. 揉肩

按摩时，一手伏案，另一手掌揉对侧肩部，以肩前部为主，时间 1~2 分钟。此手法可使肩部血管扩张，有消肿止痛的作用。

3. 揉胸大肌

按摩时，一手伏案，用对侧手四指并拢推揉胸大肌外上部 1~2 分钟，对改善肩周组织的血循环、防治肩周痛有益。

4. 弹拨肱二头肌腱

按摩时，一手伏案，用对侧手的并拢四指左右弹拨肱二头肌长头肌腱，由上到下，由轻逐渐加重手法，时间为 1~3 分钟。该手法能使肱二头肌长头肌腱和腱

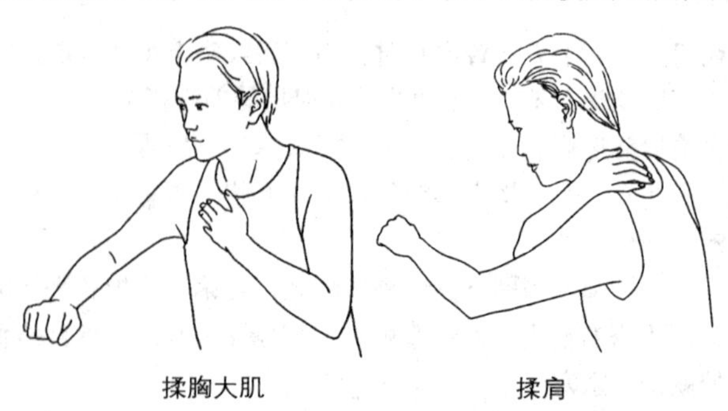
揉胸大肌　　揉肩

鞘消肿止痛，解除粘连，是肩周炎的主要防治手法。如果肱二头肌短头有压痛，可以用同样的手法进行治疗。

5. 拿捏圆肌

按摩时，身体伏案或以患侧手抓住对侧肘部，用对侧四指按揉患侧的大小圆肌 1 分钟。

拿捏圆肌

6. 按揉斜方肌和提肩胛肌

按摩时，一手伏案，肩向前向内倾，使该部位肌肉放松，用对侧并拢的四指绕过颈前按揉肩胛骨内上角附近的斜方肌和提肩胛肌附着部，时间为 1 分钟，是防治颈肩痛的常用手法。

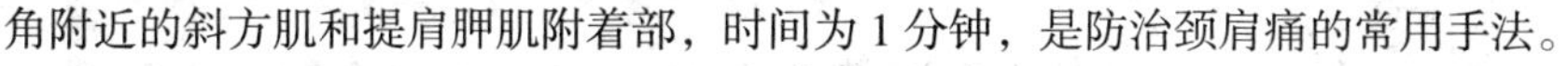

7. 拿揉三角肌

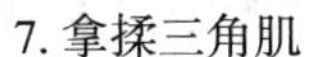

按摩时，一手伏案，用对侧手大把拿揉三角肌 1 分钟，可促进该部位的血液循环。

8. 叩肩

按摩时，一手伏案，用对侧手掌根和虚拳叩击肩前部，由轻渐重，时间为 1~2 分钟。

9. 肩部练功

（1）摸耳：双手交替经脑后摸对侧耳郭，捏住耳朵可坚持片刻，重复数次。

（2）摸墙：用患肢的手逐渐向上摸墙，越摸越高，牵动肩部恢复功能。

（3）背牵：双手在背后相握，分别向左和右牵动，幅度渐大，重复数次。

（4）轮转双肩：两臂先交替前后摆动 10~20 次，再做双臂大轮转 10 次。此法一方面可以健身，一方面有助于患肩恢复功能。

肩部练功方法较多，可根据自己的情况选择进行，但需循序渐进，持之以恒。

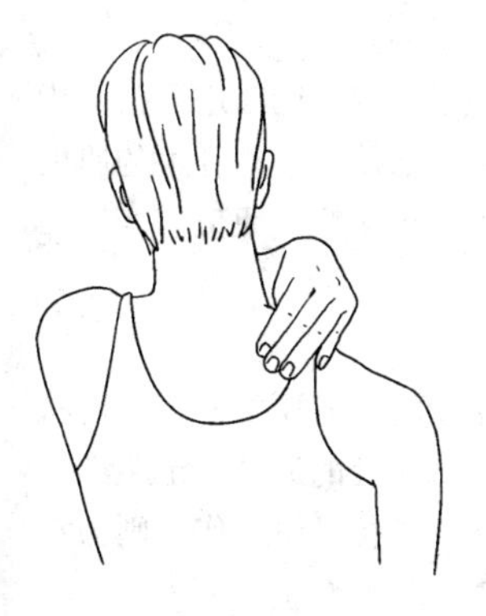

按揉斜方肌和提肩胛肌

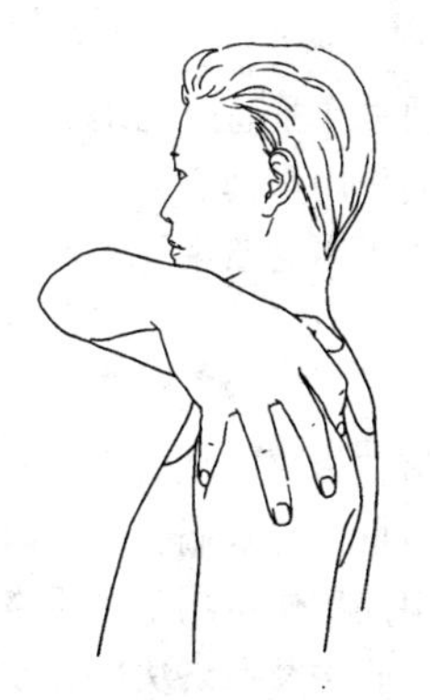

拿揉三角肌

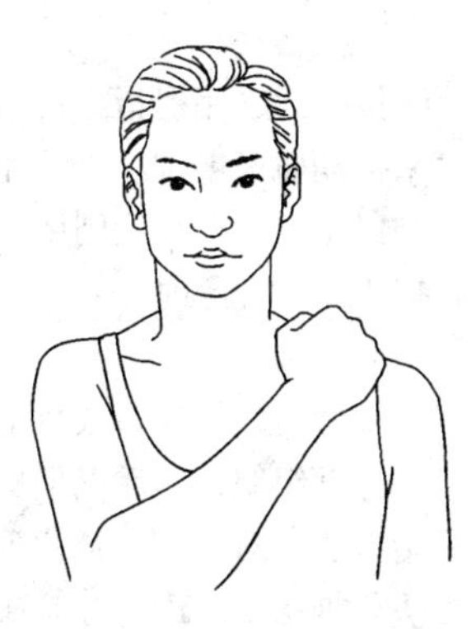

叩肩

颈部自我按摩常用手法

时下许多办公族日复一日从早到晚伏案工作，使颈椎长时间处于屈曲位或某些特定体位，不仅使颈椎间盘内的压力增高，而且也使颈部肌肉长期处于非协调受力状态，颈后部肌肉和韧带易受牵拉劳损，椎体前缘相互磨损、增生，再加上扭转、侧屈过度，更进一步导致损伤，易于发生颈椎病。

颈部按摩手法对大部分颈椎病疾病多能收到良好效果，达到症状之改善，部分则可获痊愈。下面介绍 7 种常用的治疗颈椎病的手法，大部分手法是针对软组织的，小部分为针对关节的手法。

1. 分筋法

按摩时，首先用拇指指腹按住颈部皮肤，向上或向右将皮肤略予推移，然后向深部重压，反复重复上述动作即为分筋法。每次所用力量以人体感到疼痛，然能忍受为标准，手法太轻不能起治疗作用。第一、二次治疗时“剂量”不能过大，以使人体有一个适应过程。向深部按压进行治疗时应逐步加力，结束时亦应逐渐减力，此乃“刚中有柔，柔中有刚”。手法宜缓慢、深沉，使指力达到深部病变处，才能起治疗作用。

2. 弹筋法

按摩时，将拇指及四指相对，捏起肌束，然后稍加挤捏由手指间将肌束挤弹而出。操作时不可急于用力抓捏，如过于急躁用力，肌肉紧张，就不可能将肌束捏住，而往往仅捏住了皮肤及皮下脂肪。手法应沉着缓慢，用手指轻轻逐步向肌束两侧深部插入，然后轻轻地捏住肌肉进行弹筋手法。此手法较痛，因此仅能重复 2~3 次，而且手法结束后常配合推法。对颈肩痛常用的弹筋部位为颈根部两侧的斜方肌、肩胛骨内侧的斜方肌及背阔肌的外侧缘，对神经干有时亦可用弹筋法 1~2 次，如腋窝内的大神经干，用此手法更应注意要轻柔。

3. 拨络法

按摩时，用拇指或食指与肌束作垂直方向地来回拨动，亦可同时用四指的指端来拨动肌束或神经干。此法的作用与弹筋法类似。弹筋法用于活动度大的肌束及神经干，而拨络法则用于比较固定的肌束及神经干，或由于病变肌束有变性、粘连不能被捏起时。

4. 推法

按摩时，用拇指或数个手指的指腹，从病变近端给予轻微的压力，压向皮肤及其腔部组织，然后以平稳的力量推滑到病变处并滑向病变处的远端一定距离，称指推法。对胸背、腰背等平坦的部位可用整个手掌掌面进行推滑动作，则为掌推法。推法常应用于分筋法、弹筋法及拨络法后，亦需重复数次。

5. 点穴法

按摩时，一般用拇指指腹的前部按压患处有关的穴位。可按压片刻后放松，然后再按压，反复按压时可配合局部揉压动作，除拇指外，有时亦可用中指或食指做点穴法。

6. 捏按法

按摩时，反手握住颈部予以抓捏，一捏一放，用力平稳，重复数遍。捏按法常在整套手法结束前与点穴法配合交叉进行，可促使血流通畅，经络舒展。

7. 滚摇法

此法操作时为做颈关节的旋转划圈运动。动作由小到大，力量由轻到重，可按顺时针方向旋转 10~40 次，然后再作逆时针方向同样遍数的旋转划圈。

下面再介绍颈部自我保健按摩手法：

1. 搓擦法

按摩时，单手搓擦颈项、肩背，为尽量搓擦到更大面积，可以用一只手托着另外一胳膊肘。搓擦时手可以放平，也可以稍微勾住手指。要搓擦到感觉局部发热为止，但别搓过头了。

2. 多指揉拨法

按摩时，单手食指、中指、无名指自下而上揉拨颈椎棘突两旁条索状硬物 2~3 遍，但年纪大者尤其要注意不能太过用力，只要感到舒服就行，避免肌肉损伤。

3. 拿揉法

按摩时，单手自上而下拿揉颈项、肩部 3~5 遍，手法一定要从上到下、由轻到重。

需要注意的是，夏天人们衣着单薄，加上长时间吹空调，可能引发颈椎病。为预防颈椎病，首先别让空调的凉风直接吹向颈部，待在空调房里最好穿有领子的衣服。睡觉时可以用被子或柔软的旧布轻轻地包裹颈部。另外，如果长期保持一种坐姿，如伏案工作、使用电脑，也都可能导致颈椎病。此外，外伤也是颈椎病的主要致病因之一，打球或乘车时发生追尾或急刹车时头部大幅度甩动，都可能伤害颈椎。

按摩手臂时的常用穴位

手臂虽然纤细，但也有许多重要的穴位，经常按摩，对身体健康大有好处。下面介绍手臂按摩常用的穴位：

1. 曲池穴

曲池穴别名鬼臣穴、洪池穴、阳泽穴，是手阳明大肠经的合穴。曲池穴位于肘横纹外侧端，屈肘，当尺泽穴与肱骨外上髁连线中点。取该穴位时，采用正坐、侧腕的姿势取穴。

主治：咽喉肿痛、牙痛、目赤痛、瘰疬、热病、上肢不遂、手臂肿痛、腹痛吐泻、高血压、癫狂。

2. 合谷穴

合谷穴即虎口，属于手阳明大肠经。合谷穴位置在拇指第 1 个关节横纹正对的虎口边，拇指屈曲按下，指尖所指处。按摩合谷穴，可以使合谷穴所属的大肠经脉循行之处的组织和器官的疾病减轻或消除。

主治：头痛、目赤肿痛、鼻出血、牙痛、牙关紧闭、口眼㖞斜、耳聋、痄腮、咽喉肿痛、热病无汗、多汗、腹痛、便秘、经闭、滞产。

3. 尺泽穴

尺泽穴出自《灵枢·本输》，别名鬼受、鬼堂。尺泽穴位于肘部，取穴时先将手臂上举，在手臂内侧中央处有粗腱，腱的外侧外即是此穴。该穴上方 3~4 厘米处用手强压会感到疼痛处，就是上尺泽。

尺泽穴具有清宣肺气、泻火降逆的功效。主治：感冒、咽喉肿痛、扁桃体炎、喉炎、咽炎、支气管炎、百日咳、肺炎、胸膜炎、肋间神经痛、丹毒、胎位不正、麻疹、高血压、支气管哮喘、肺结核、急性胃肠炎、肘关节及周围软组织疾病。

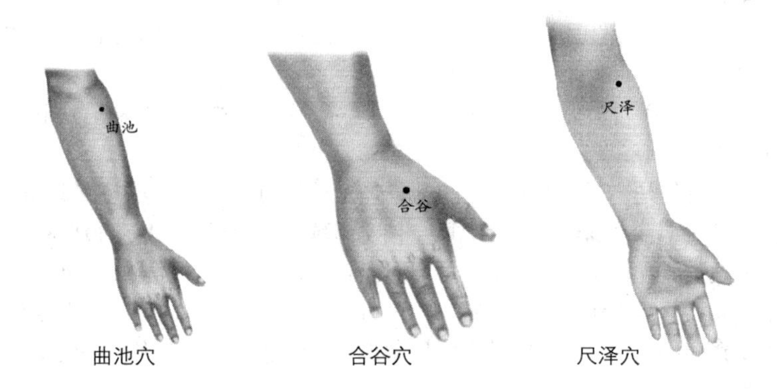

曲池穴　　合谷穴　　尺泽穴

4. 内关穴

内关穴最早见于《灵枢·经脉》，它所属的这条经络叫心包经，通于任脉，会于阴维脉，是八脉交会穴之一。寻找此穴时，手掌朝上，当握拳或手掌上抬时就能看到手掌中间有两条筋，内关穴就在这两条筋中间，腕横纹上 2 寸。

内关穴是心脏的保健要穴，能够宁心安神、理气止痛，属手厥阴心包经。主治：孕吐、晕车、手臂疼痛、头痛、眼睛充血、恶心欲吐、胸肋痛、上腹痛、心绞痛、月经痛、呃逆、腹泻、精神异常等。

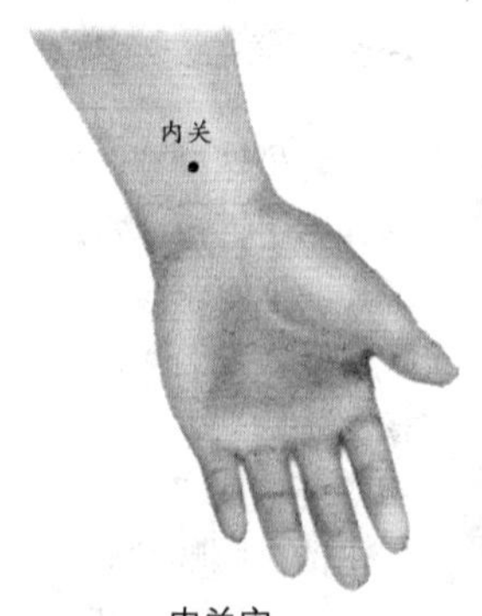

内关穴

5. 劳宫穴

劳宫穴出自《灵枢·本输》，别名五里、掌中、鬼路，属手厥阴心包经。劳宫穴在手掌心，当第 2、3 掌骨之间偏于第 3 掌骨，握拳屈指时，位于中指和无名指指尖处。手掌有两条比较大的掌纹相交成“人”字形，沿中指中线向手掌方向延伸，经过“人”字相交点的下方区域，这个重合的地方即是劳宫穴。

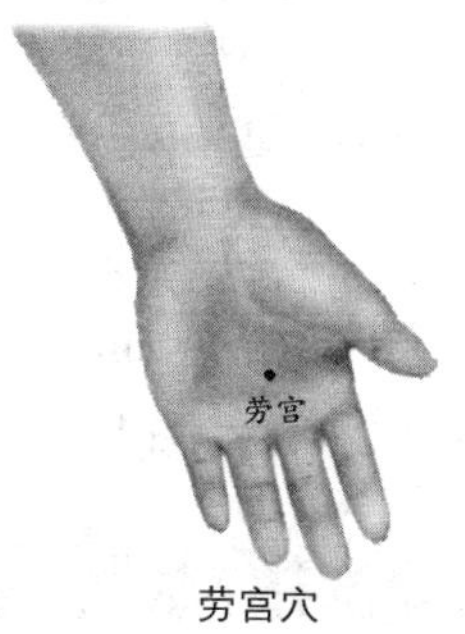

劳宫穴

劳宫穴五行属火，具有清心火、安心神的作用。主治：心痛、心悸、癫狂、痫病、口疮、口臭、中风、善怒、发热无汗、两便带血、胸胁支满、黄疸。

看完以上的内容，你是不是觉得手臂部穴位也很神奇呢，那就快点将它们记下来吧，生病时便可以随取随用，再也不用为找不到合适的治疗方法发愁了。

手臂自我按摩保健操

手臂自我按摩可以促进手臂血液循环，通经活络。局部按摩可以防治手臂麻木、上肢瘫痪、肩周炎、网球肘等症；整体按摩可防治感冒、呕吐、胃痛、恶心、失眠、心脏病等。经常按摩，可滑利关节，增强手臂机能，减少手臂疲劳，同时还可以健脑。

1. 点穴通经

用拇指指尖掐拿腕部太渊、列缺、阳池、大陵、内外关等穴，再揉捏肘部曲池、少海、尺泽、手三里等穴，还有肩部、臂等部位，以产生酸、麻、胀感为度。

2. 擦摩六经

一手掌紧贴另一手腕内侧，沿臂内侧，自下向上沿手三阴经擦至肩膀腋下；再翻转手腕由肩膀转擦手臂外侧，即沿手三阳经而下擦至手背。可根据逆经为补、顺经为泻的原则进行辨证擦摩治疗，以产生温热感为度。

3. 展臂伸筋

采取端坐或站立的姿势，先分别以两手中指分按于两肩端的肩髃穴，两臂向内旋转 5 圈，再向外旋转 5 圈。再展臂扩胸 5 次，肩、肘、腕三点一线，手臂尽力向外扩展，然后屈肘翻腕，做摇橹式摇动 5 次，最后两臂伸直，以肩为圆心，做正、反两向大圆圈旋转动作，此为环向展臂。需要注意的是，在做此操前，最好先活动一下身体，放松一下关节。

在日常生活中，手臂是活动最多的部位，但其运动的方向大多为向前或向侧，由于较少有向后的运动，因而容易造成手臂内侧肌肉松弛、脂肪沉积缺少弹性。下面再介绍一组恢复双臂肌肉弹性的锻炼方法：

（1）双手交叉向前推，至两臂完全伸直，手心向前，保持静止2~3秒，双手旋转收回，重复10~20次。

（2）双手交叉放于脑后，双臂用力向上伸直，手心向上，保持2~3秒，放松收回，重复5~10次，对改善内臂肌肉的松弛十分有效。

（3）使双臂紧张，一只手放于另一侧肩部垂直下压，被压肩用力向上耸起。左右各3~4次，共进行5次。

（4）双臂向前伸展，手心向下，手臂肌肉绷紧，同时外旋双臂至手心朝上，并逐渐向两侧打开，重复10~20次，有助于锻炼上臂，使之匀称。

肘部按摩的常用穴位及程序

肘部按摩所用穴位主要为手阳明大肠经穴位，部分涉及手太阴肺经、手少阴心经、手太阳小肠经和手少阳三焦经。

手阳明大肠经循行于上肢外侧前方，所涉及的穴位由上而下主要有肘髎穴、曲池穴、手三里穴、合谷穴。另外在不同的原因引起的肘部疼痛不适中，可能会用到手太阴肺经的尺泽穴、手太阳小肠经的小海穴、手少阳三焦经的天井穴，按揉刺激这些穴位可以起到很好的疏通经络、调和气血的作用。

肘部按摩的具体程序为：

（1）放松肘部及前臂部位的肌肉：用轻柔的㨰法对前臂背侧以及掌侧的肌肉进行放松，重点在肘部。

（2）点按穴位：按揉肘部的肘髎穴、曲池穴、手三里穴和合谷穴等穴位，对这些腧穴进行点按可以很好地放松肘部的肱桡肌、肘肌、桡侧腕长伸肌、桡侧腕短伸肌等肌肉。顺势搓揉上肢，重点在前臂。

（3）弹拨疼痛点：在疼痛处进行由轻到重的弹拨，反复进行3~5次，顺势将左手拇指放在尺骨后部鹰嘴远端附近，右手拇指沿着肘肌滑动，斜至它连接的肱骨外侧髁处实施拨法。若疼痛点在内侧髁，则弹拨的重点为前臂屈肌群（尺侧腕屈肌、旋前圆肌及位于尺神经沟中的尺神经）；若疼痛点在尺骨鹰嘴，则重点操作在尺骨鹰嘴部。

（4）以搓揉法对肘上部进行放松，反复进行5~10次。

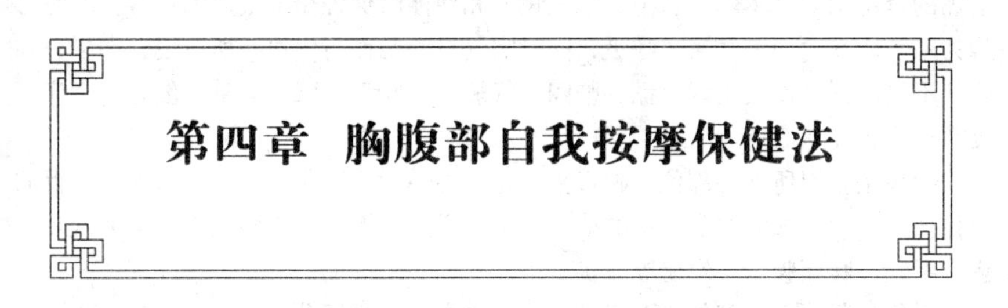

第四章 胸腹部自我按摩保健法

简要认识胸腹部的经络

对胸腹部经络进行一定的了解，这也是在进行胸腹部自我按摩之前的必修课。因为只有对经络有了清晰的了解之后，进行按摩的时候才不会走太多弯路，才能够准确地找到自己所需要的部位，及时有效地进行自我按摩治疗。

从胸腹部通过的一条比较重要的脉络便是任脉。任脉的循行路径为：会阴—外阴—腹部前正中线—胸部前正中线—面部承浆穴。由于任脉是在腹部的正中部位循行的，而腹又为阴，所以说任脉对于全身的阴经脉气都具有总揽和总任的作用，因而会有“总任诸阴”和“阴脉之海”的说法。

除去任脉之外，还有一些比较重要的络脉也经由腹部，这些络脉具体包括：

1. 足太阴脾经。足太阴脾经的循行路径为：拇趾内侧端—内踝前—胫骨内—大腿内—腹股沟韧带中点—腹前侧方。

2. 足阳明胃经。足阳明胃经位于足太阴脾经的稍前处，其循行路径为：鼻旁—锁骨上窝—乳头—腹直肌—腹股沟。

3. 除去这几条经络之外，腹部还有足少阴肾经。足少阴肾经的循行路径为：足底—内踝后—腘窝内—大腿内后腹部任脉和足阳明胃经间。

将这些常用经络的位置熟记于心，便好比在头脑中刻上了一张胸腹部的经络图，这样的话，在使用的时候便会显得更加得心应手。

胸腹部疾病的成因及其表现

胸腹部按摩针对的病症主要是胸闷、冠心病的缓解期、气短、胃脘痛、腹痛、消化不良、便秘、腹泻等胸腹部脏器的功能性疾病。通过胸腹部按摩，可以对这类型的疾病起到一定的缓解甚至是治疗的作用。

那么，这些胸腹部疾病是怎样产生的呢？它们的具体表现又是怎样的呢？接下来让我们具体了解一下。

就上、中、下三焦而言，上焦的心、肺主升发，中焦的脾、胃、肝主运化，

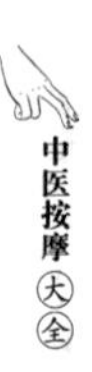

下焦的肾主阴阳之本。上、中、下三焦调和便能够保证全身气血的正常。上焦心胸为宗气所在，而宗气又主呼吸，同时宗气贯心脉而行气血。所以说，如果心肺阳气不足的话，便会出现心慌、胸闷、气短、气喘、失眠、多梦、健忘、头痛、畏寒肢冷等症状。

中焦是脾胃所在的部位，脾胃主运化水谷精微，肝主疏泄，能够促进脾胃的运化。所以说，如果中焦气滞的话，便会出现脘腹不适、胸胁胀满、不喜饮食、恶心呕吐、腹痛腹泻、便秘等症状。

下焦是肾所在的部位，而肾又为一身之本，且肾还分为肾阴和肾阳，肾阳不足可以引起四肢不温，怕凉；肾阴不足则会导致虚热，具体症状为全身烘热烦躁，手足心都会发热。

从虚实的角度来看，脏腑的功能性疾病可分为虚证与实证两类。其中实证宜泻，虚证宜补。不过，不管是虚证还是实证，都能够通过胸腹部按摩起到一定的调节作用。

胸腹部按摩治疗的适应证

呼吸、循环、消化、泌尿、生殖系统的主要器官都位于胸腹部，特别是腹部柔软，可触及腹内的脏器，所以说按摩对这些脏器有轻柔的刺激作用，并可以恢复或提高脏器的功能。

根据中医理论，背为阳，腹为阴，讲究阴阳平衡，故腰背部按摩缺不了胸腹按摩的配合。在按摩选穴中，重要的一种配穴方式是俞、募配穴。俞即背俞穴，募即腹募穴。背俞穴位于腰背部，即肺俞穴、厥阴俞穴、心俞穴、肝俞穴、脾俞穴、肾俞穴、胆俞穴、胃俞穴、三焦俞穴、大肠俞穴、小肠俞穴、膀胱俞穴。腹募穴位于胸腹部，即中府穴（肺募穴）、膻中穴（心包募穴）、巨阙穴（心募穴）、期门穴（肝募穴）、日月穴（胆募穴）、章门穴（脾募穴）、京门穴（肾募穴）、中脘穴（胃募穴）、天枢穴（大肠募穴）、石门穴（三焦募穴）、关元穴（小肠募穴）、中极穴（膀胱募穴）。俞募穴是内在脏腑之气在腰背部、胸腹部的直接输注之处，刺激俞募穴可取得最直接、最有效的治疗效果。

对于各种脏腑类型的疾病，不管是肝、心、脾、肺、肾，还是胃、小肠、大肠、胆、膀胱，按摩胸腹部，特别是脏腑募穴，配合背部脏腑俞穴以及四肢远端的原穴（肺经原穴为太渊穴，心包经原穴为大陵穴，心经原穴为神门穴，脾经原穴为太白穴，肝经原穴为太冲穴，肾经原穴为太溪穴，大肠经原穴为合谷穴，三焦经原穴为阳池穴，小肠经原穴为腕骨穴，胃经原穴为冲阳穴，胆经原穴为丘墟穴，膀胱经原穴为京骨穴）是最基本的按摩治疗选穴方法，说其包治百病也不为过。

胸腹部按摩主要针对的便是胸腹部脏器的功能性疾病，比如胸闷、冠心病的缓解期、气短、胃脘痛、腹痛、便秘、腹泻和消化不良等。就上、中、下三焦而言，上焦心、肺主升发，中焦脾、胃、肝主运化，下焦肾主阴阳之本。上、中、下三焦调和能保证全身气化的正常。从虚实的角度来看，脏腑的功能性疾病是分虚证与实证的，实证宜泻，虚证宜补。不管是虚证还是实证，都可以通过按摩达到一定的调节作用。

胸腹部按摩的调理作用

同其他部位相比，胸腹部一般不会出现劳损的问题，所以胸腹部的保健按摩的作用，也就从改善劳损状况变为通过手法施于胸腹部，从而调节脏腑的功能。当这些脏腑功能得到调节之后，由于脏腑功能受损而引发的一系列疾病也就能够得到改善，甚至可以达到治愈的效果。

具体来说，按摩胸腹部的调理作用是这样体现的：

1. 宽胸理气

通过一定的手法对胸腹部进行按摩，可以达到宽胸理气的作用，胸腹部积郁的气被排除了，由其所导致的不适也就能够得到相应的缓解，这样的话，胸闷、气喘、心悸、咳嗽等由积气导致的病症便能够得到预防和治疗。

2. 调理脾胃

通过一定的手法按摩胸腹部可以调理脾胃，脾胃调和了，体质自然也就可以增强，胃的消化与吸收功能也就增强了，对于食少、消化不良等症均具有一定的预防和治疗作用。

3. 疏肝理气

通过一定的手法对胸腹部进行按摩，可以达到疏肝理气的作用，从而预防和治疗胸胁胀满和疼痛，以及由肝脾不和所引起的食欲减退、胁肋胀满等症状。

4. 温暖下元

按摩胸腹部能够温暖下元，而下元又是同妇科疾病息息相关的，所以平时女性多多按摩胸腹部，能够有效地预防和治疗月经病。胸腹部按摩也是预防和治疗其他妇科病的常用手法。

了解了胸腹部按摩的这些调节作用之后，在平日里可以多进行胸腹部按摩，对于强身健体是非常有帮助的。

胸腹部按摩的常用穴位

胸腹部是诸多经脉及穴位的聚集地，从经络循行上看为诸阴之会。中医的藏象学说强调以五脏为中心的整体观，脏与腑又通过经络循行路线的阴阳相对和相互络属而互为表里，在生理、病理上紧密联系；同时五脏与形体诸窍又结成一个整体。因此，脏、腑及其所联系的形体诸窍之间在生理上相互协调，相互促进，在病理上也相互影响。这样，通过对胸腹部脏腑所处部位及有关穴位进行按摩，从而调整各脏腑之间的平衡，使其功能协调，同时也改善增强与之相联系的形体诸窍的功能。

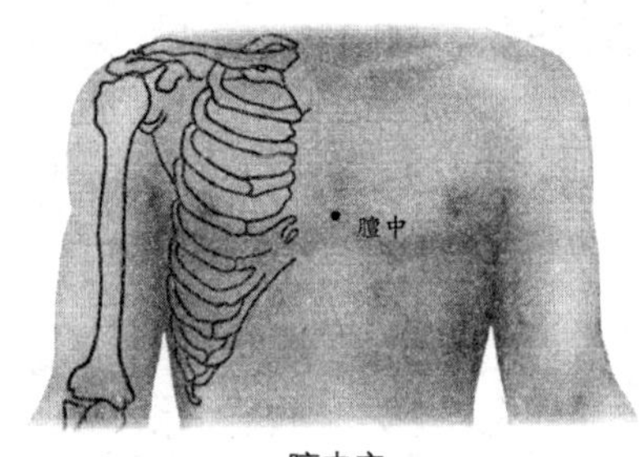

膻中穴

按摩胸腹部常用的大穴有：膻中穴、中脘穴、天枢穴、气海穴、关元穴等。下面逐一介绍这几个穴位：

1. 膻中穴

本穴最早见于《灵枢·根结》：“厥阴根于大敦，结于玉英，络于膻中。”膻中穴位于胸部正中线上，两乳头连线的中点。

膻中穴是心包募穴，也是气会穴，任脉、足太阴、足少阴、手太阳、手少阳经都交会在此处，这个穴位具有活血通络，宽胸理气和止咳平喘的作用。对这个穴位进行刺激，具有调节神经功能、松弛平滑肌、扩张冠状血管以及消化道内腔径等作用，能够有效治疗各类呼吸系统、循环系统、消化系统的“气”病，比如说哮喘、胸闷、心悸、心烦和心绞痛。

2. 中脘穴

中脘穴出自《针灸甲乙经》，属任脉，为足阳明胃经的募穴，八会穴之一，为腑之会穴，任脉与手太阳、手少阳、足阳明经的交会穴，别名中管、太仓。取穴时，可采用仰卧的姿势，该穴位于人体的上腹部，前正中线上，胸骨下端和肚脐连接线中点即为此穴。

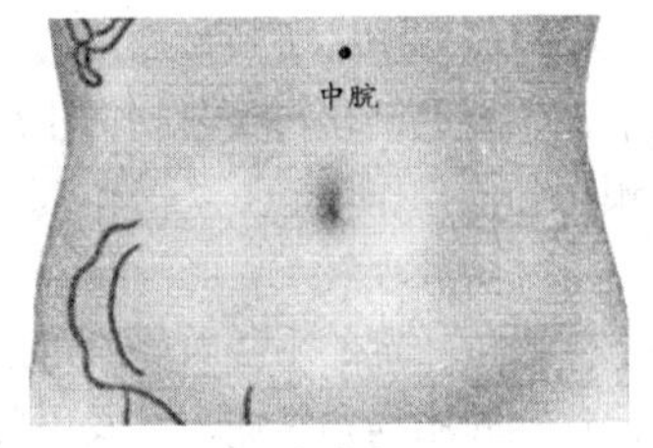

中脘穴

中脘穴有和胃健脾、降逆利水的功用，主治消化系统疾病，如腹胀、腹泻、腹痛、腹鸣、吞酸、呕吐、便秘、黄疸等。此外，对一般胃病、食欲不振、目眩、耳鸣、青春痘、精力不济、神经衰弱也很有效。

3. 天枢穴

天枢穴属于足阳明胃经，是手阳明大肠经募穴，位于脐左旁2寸，人的气机上下沟通，升降沉浮，均过于天枢穴。把右手中间的三指并拢，放在肚脐左侧（即2寸处），就能找到天枢穴。

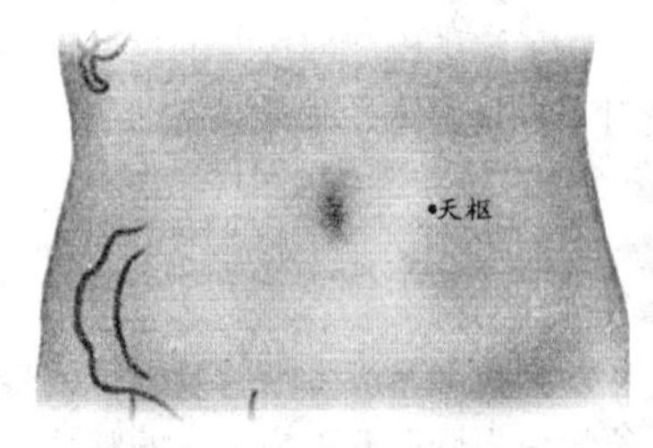

天枢穴

天枢穴主疏调肠腑、理气行滞、消食，是腹部要穴，主治便秘、腹胀、腹泻、脐周围痛、腹水、肠麻痹、消化不良、恶心欲吐等症。

4. 气海穴

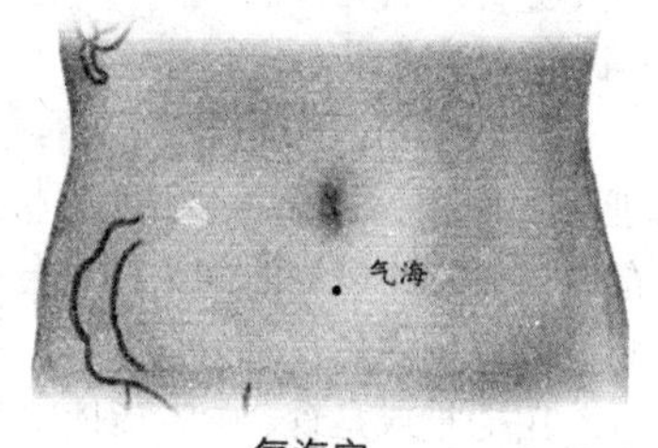

气海穴

气海穴位于体前正中线，脐下1寸半。气海穴是补气的要穴，古人有“气海一穴暖全身”之誉称。中医认为此处是人体之中央，是生气之源，人体的真气由此而生，所以对于阳气不足、生气缺乏所导致的虚寒性疾病，气海穴往往具有温养益气、扶正固本、培元补虚之功效。气海穴主治绕脐腹痛、水肿鼓胀、脘腹胀满、水谷不化、大便不通、泻痢不禁、癃淋、遗尿、遗精、阳痿、疝气、月经不调、痛经、经闭、崩漏、带下、阴挺、产后恶露不止、胞衣不下、脏气虚惫、形体羸瘦、四肢乏力、腰痛、食欲不振、夜尿症、儿童发育不良等。

5. 关元穴

关元穴位于脐下四横指处。该穴是任脉上全身性强壮要穴。关元穴具有培元固本、补益下焦之功，凡元气亏损均可使用。此穴主治小腹疼痛、霍乱吐泻、疝气、遗精、阳痿、早泄、白浊、尿闭、尿频、黄白带下、痛经、中风脱症、虚劳冷惫、羸瘦无力、眩晕、下消、尿道炎、盆腔炎、肠炎、肠粘连、神经衰弱、小儿单纯性消化不良等；此外，对失眠症、手脚冰冷、荨麻疹等也很有疗效。

胸腹部保健按摩的基本手法

熟练掌握并应用胸腹部常用的保健按摩手法，可以调节脏腑功能、强心益肺、健脾和胃。除此之外，还具有舒肝利胆、温肾固本的作用。

1. 点揉天突穴

胸骨柄上缘的凹陷处便是天突穴，通过按摩这个穴位可以通利肺气、清利咽喉、化痰止咳，这是用来治疗咽喉部疾病以及祛痰的一个要穴。以食、中两指对天突穴进行点揉，时间大约为半分钟。

2. 开胸顺气

将五指分开，沿着肋间隙从中央向两边、从上向下分推，这个方法具有很好的调理上焦之气的作用。

3. 摩运膻中穴

膻中位于两乳连线的中点，是气会穴，这个穴位是调气理气的要穴。通过使用食指、中指、无名指、小指的指面对膻中进行按摩，力量宜轻不宜重，速度宜快不宜慢，将时间控制

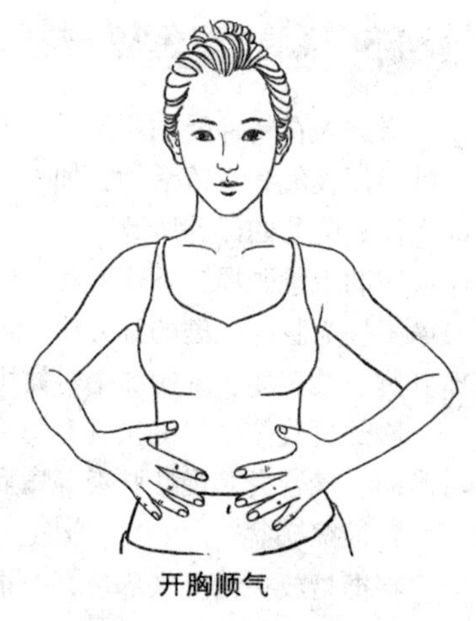
开胸顺气

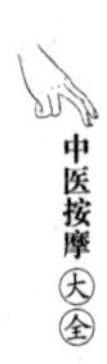

在 1 分钟左右为好。

4. 推擦季肋

用两掌沿肋壁进行往返推擦，以达到疏肝理气的作用，这样可以治疗季肋部疼痛。以局部有温热感为度，时间大约 3 分钟。

5. 调畅中焦

用拇指或是食、中二指依次对中脘、梁门、天枢、大横、关元等穴位进行按揉，以达到调理胃肠功能、温肾补肾的效果。对每个穴位的点揉要控制在 20~30 秒。

推擦季肋

6. 温暖下元

以掌摩法作用于神阙、关元两个穴位，每穴保证 2 分钟，以穴位及穴位的深层组织出现较强的温热感为度。

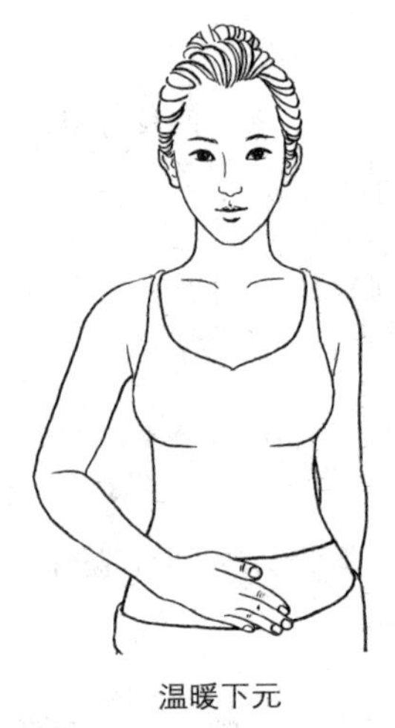

温暖下元

7. 摩腹助运

以掌摩法作用于腹部，具体的摩腹顺序为：右上腹—左上腹—脐—小腹—右下腹—右上腹—左上腹—左下腹。这个方法可以调节胃肠功能，促进胃肠蠕动、肠道吸收与排泄，中老年人和久病体虚的患者尤其需要经常进行摩腹助运。

在进行胸腹部保健按摩的时候，一定要坚持下去，因为只有坚持进行一段时间之后，才能够看到效果。

胸部自我按摩保健操

有的人在精神受到刺激后，突然自觉右侧胁肋部剧痛难忍，并且在咳嗽、打喷嚏、深吸气和身体活动时加重，到晚上睡觉时更是睡不着。其实，这是由于平时不注意胸肋的保养所致。

胸肋上承颈项，下连腰腹，效及咽喉，功涉胃肠，故胸部以疏达通运为益。按摩不失为胸部保健的好方法，早在先秦时期，《管子·霸形》中就有“纫胸”（自摩其胸）的记述，说明那个时候用按摩的手法来减轻胸部病痛已经较为普遍了。

胸部自我按摩保健操具有防治胸痛胸闷、憋气咳喘、胸肋胀满、脾胃不和、心脏病、气管炎、慢性肝炎等病症的作用。具体操作方法如下：

1. 推擦缺盆

将拇指放在天突穴部位，中指、食指相对用力，以中指指腹为主着力点往返推擦缺盆穴处。两手交替换位推擦即可，以产生酸胀感为度。

2. 按穴通络

用手指按揉云门、气户、膺窗、胸乡、膻中、鸠尾、期门、章门等穴位，尤其是膻中穴，可治疗胸闷、咳喘、心悸等症。

3. 三向“擦浴”

按摩时，单手或两手自然屈曲，以指腹用力，从喉部向胸腹部，由上而下做纵向直线推擦；再左右横向做直线推擦；再沿胸肋间，用手掌大鱼际处，由内向外沿肋间做斜向推擦，各做6次后换手。操作时注意调整呼吸，也可适当配合指、掌或拳叩击胸肋部，但用力要轻揉缓慢，不可用力过度。

4. 扩胸展臂

经常做扩胸展臂运动，如随臂上举、外展等，配合呼吸节奏，可防治腰背酸痛，增强心肺功能。

需要注意的是，饭后或饱腹时不宜做此操。另外，在平时工作中要注意坐姿，避免劳累。注意调整情绪，保持心情舒畅。平时要穿暖衣服，避免受凉。

腹部自我按摩保健操

《黄帝内经》里说，有胃病的人十之八九都会出现胃肠功能差，食物积滞不能消化，造成大便秘结。经常做腹部按摩操则可以改善肠胃功能，对胃大有好处。

最常用的按摩腹部的手法是：两手掌置于左上腹部（胃区位置），做轻柔的摩擦，节律适中，也可以加用震颤手法（这需要手指操作）；围绕脐部，从右下腹用手掌开始做环形的揉按动作（在用掌指的时候，主要用中间三指的指力），从下而上，从右到左，有节律地施加轻柔的压力即可。

下面介绍一套腹部自我按摩保健操，本操可以防治腹泻、胃脘痛、便秘、消化不良、胃下垂、慢性肝炎、脱肛、阳痿、遗精、女子痛经及月经不调等病症。具体操作方法如下：

1. 揉摩腹络

将手掌放在腹部，做环形而有节律的抚摩，即胃脘部经脐区推擦至小腹部。若属中气下陷、胃下垂等病，则应由小腹向上推擦揉按。操作时，腹部放松，配合自然呼吸，不可屏气。

2. 点按神阙穴

用中指点按神阙穴，自感腹部胀麻即可。也可以根据需要选腹部要穴点按，如中脘穴、梁门穴、天枢穴、气海穴、关元穴等。

3. 提捏腹皮

两手同时用拇指、食指、中指从鸠尾穴下沿任脉提捏至小腹部，可边提边向

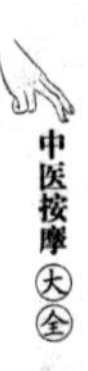

上抖动。也可以由下而上按摩，往返 3~5 次。

4. 叠掌运丹

按摩前排空小便，将双手洗清干净，取仰卧位或站立位，双膝屈曲，使全身放松，用左手按住腹部，手心对准肚脐，右手叠放在左手的上面，先按顺时针方向绕脐揉腹 50 次，再按逆时针方向按揉 50 次。

对于胃病患者来说，改善生活状态从某种意义上来说胜于服药。年轻人要注意劳逸结合，加强体育锻炼，增强身体素质，提高对气候变化的适应能力。此外，秋冬季节要随气候的变化适时增减衣服，夜间睡觉时要盖好被子，以防腹部着凉而导致胃病发作。

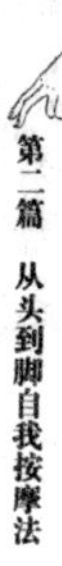

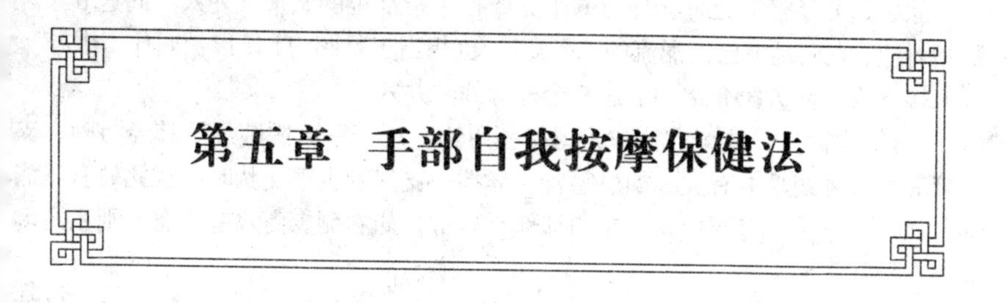

第五章 手部自我按摩保健法

认清手部穴位与病理反应点

人体的很多局部都是自身的一个缩影，手也不例外。由于有很丰富的神经、血管分布在手部，并且还可以通过手部找到相应脏腑的反射区，因此我们说手是人体的缩影是绝对名副其实的。通过对手进行自我按摩理疗，可以保持经络通畅，调节机体的阴阳平衡，促进血液循环，从而达到保健治病的目的。

以第 2 掌骨掌侧的反射区为例，在第 2 掌骨背侧靠近大拇指的这片区域内，包含了 12 个反射点，这 12 个反射点是与头、面、上肢、肺、肝、胃、十二指肠、肾、腰、下腹、腿和足相对应的。我们的食指指尖部位连接到胆经和肝经，在食指指甲旁 0.1 寸桡侧的部位是手阳明大肠经的井穴——商阳穴的位置，在食指的第 1 指关节与第 2 指关节之间又有大肠的反射点，在食指的第 2 指关节与第 3 指关节桡侧的连接处又有前额的反射区，在食指的掌指关节两侧又有多梦和失眠的反射区，再往下就连接着肩部、胸膈等部位的反射区。小小的一根食指周围就有这么多反射区、反射点，能联系到这么多脏腑，那么以小见大，整个手掌、手背则会更加全面、详尽地反映人体的状况。

有个词叫作“心灵手巧”，这 4 个字在一定程度上也说明了一定的医学问题。大脑是人体的最高指挥官，手受到大脑的指挥而从事一系列活动，而在生产活动中所产生的经验和知识又是通过手回馈给大脑的。因此，手与脑是彼此协调、相互促进而共同发展的。手以神经和经络来联络大脑，大脑对获得的信息进行分析，然后再传递到相应的内脏器官或组织，从而调整身体机能的平衡。

经络的起点和终点都在手部聚集。经络是手与内脏之间进行直接联络的渠道以及内脏传递信息的媒介，是人体的一种特殊的物质通道。手上有 6 条经脉，它们分别是：

（1）手三阴：太阴肺经、厥阴心包经、少阴心经。

（2）手三阳：阳明大肠经、少阳三焦经、太阳小肠经。

除去这6条经脉之外，还有6个分布在手指部位的始末“井穴”同这6条经脉相对应，它们是淋巴液涌流的“玄关”，也相当于是阀门，所以被叫作“井穴”。

接下来，向大家介绍一下这6个神奇的“井穴”。

（1）少商穴：这个穴位位于拇指指甲边，属于手太阴肺经。肺经与肺、支气管等呼吸系统功能有关，如患感冒、哮喘、支气管炎等症状时，在此处有压痛感。如左手指少商有压痛，系左侧肺部有异常；如右侧少商穴有压痛，则系右侧肺部有异常。

（2）商阳穴：这个穴位位于食指的指甲边，属于手阳明大肠经。大肠经的作用主要是控制大肠功能，如患消化不良、胃肠功能失调等，按压商阳穴部位的时候就会有压痛感。

（3）中冲穴：这个穴位属于手厥阴心包经，位于中指的指甲边。中冲穴使心包经与心脏的功能相互关联，还控制着整个循环系统的功能。从中医理论上来说，心与小肠相表里，因此，心包经对小肠也有一定的作用，如果有意外刺激引发腹泻的时候，中指也会出现压痛感。

（4）关冲穴：关冲穴位于无名指指甲边，属于手少阳三焦经。三焦经的主要作用是调整内脏机能和水液代谢的平衡，如果三焦经失调的话，便会造成大小便、体内水液代谢失常以及体温调节失衡，使人感到排便不畅，表现在小便上就会出现多尿、少尿或者尿频、尿急、尿不尽等症状。

（5）少冲穴：少冲穴位于小指桡侧指甲边，属于手少阴心经。心经与心脏以及血液循环系统有着直接的关系，如果因为受到意外刺激而引起内脏不调的话，多半和心经有关，这个时候，小指的少冲穴部位就会出现明显的压痛感。

（6）少泽穴：这个穴位位于小指指甲边尺侧与少冲相对应的位置，属于手太阳小肠经。小肠经主要与小肠泌别清浊功能相关。所谓泌别清浊功能，就是说小肠在正常情况下会将人体所需要的水液和食物分开，并将日常所摄入的水分和食物中没用的部分传导给膀胱和大肠，之后排出体外。如果泌别清浊功能失常，就会导致水液和食物不能按照正常的渠道消化和排出，因此，就会出现大便稀而且小便少的情况。如果有拉稀便同时小便不多的情况，就说明小肠泌别清浊的功能出现了问题，这时在小指的少泽穴部位便会出现明显的压痛感。

寻找手背部的反射区

人体的手背部也有着非常多的反射区。和足背反射区有所不同，足背部、足内侧、足外侧的反射区都是各不相同的，而手背部的反射区却是手背部、手内侧、手外侧反射区的一个集合。

下面一起来看看手背部的反射区都有哪些，通过按摩这些反射区可以治疗什么样的疾病。

1. 耳

耳部反射区位于双手手掌和手背第 4、5 指指根部。左耳反射区在右手上，右耳反射区在左手上。

这个反射区主治各种耳疾如中耳炎、耳聋、耳鸣以及眩晕、晕车船等。

2. 耳内迷路（平衡器官）

耳内迷路反射区位于双手背侧，第 3、4、5 掌指关节之间，第 3、4、5 指根部结合部。

按揉此反射区可以治疗头晕、晕车船、梅尼埃病、耳鸣、高血压、低血压、平衡障碍等。

3. 喉、气管

双手拇指近节指骨背侧中央的位置便是喉、气管反射区。

这个反射区主治气管炎、咽喉炎、咳嗽、气喘、上呼吸道感染、声音嘶哑等。

4. 舌、口腔

舌、口腔反射区位于双手拇指背侧，指间关节横纹的中央处。

这个反射区主治口舌生疮、味觉异常、口腔溃疡、口干唇裂、口唇疱疹等。

5. 上、下颌

上、下颌反射区位于双手拇指背侧，拇指指间关节横纹与上下最近皱纹之间的带状区域。横纹远侧为上颌反射区，横纹近侧为下颌反射区。

这个反射区用来治疗牙周炎、牙龈炎、牙痛、口腔溃疡、颞下颌关节炎、打鼾等。

6. 颈项

颈项反射区位于双手拇指近节掌侧和背侧。

这个反射区主治颈项酸痛、颈项僵硬、颈部伤筋、落枕、颈椎病、高血压、消化道疾病等。

7. 胸、乳房

胸、乳房反射区位于手背第 2、3、4 掌骨的远端。

这个反射区主治胸部疾病、各种肺病、食道病症、心脏病、乳房疾病、胸闷、胸部软组织损伤、重症肌无力等。

8. 心

心反射区位于左手尺侧，手掌及手背部第 4、5 掌骨之间，近掌骨头处。

这个反射区主治心脏疾病、高血压、失眠、盗汗、口舌生疮、肺部疾病等。

9. 膈、横膈膜

膈、横膈膜反射区位于双手背侧，为横跨第 2、3、4、5 掌骨中点的带状区域。

此反射区主治呃逆、腹痛、恶心、呕吐等。

10. 肝

肝反射区位于右手的掌侧及背侧，第 4、5 掌骨体中点之间。

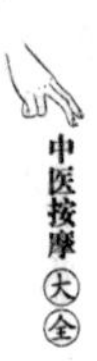

此反射区主治肝脏疾病、消化系统疾病、血液系统疾病、肾脏疾病、眼病、眩晕、扭伤、指甲疾病等。

11. 胆囊

胆囊反射区位于右手的掌侧和背侧，第4、5掌骨之间，紧靠肝反射区的腕侧近第4掌骨处。

这个反射区主治胆囊炎、胆石症、胆道蛔虫症、厌食、消化不良、高脂血症、胃肠功能紊乱、肝脏疾病、失眠、惊恐不宁、皮肤病、痤疮等。

12. 头颈淋巴结

双手各手指间根部凹陷处，手掌和手背侧均有头颈淋巴结反射区。

此反射区可以用来治疗眼、耳、鼻、舌、口腔、牙齿等疾病，以及淋巴结肿大、甲状腺肿大、免疫功能低下等。

13. 甲状旁腺

双手桡侧第1掌指关节背部凹陷处为甲状旁腺反射区。

此反射区主治甲状旁腺功能低下或亢进、佝偻病、低钙性肌肉痉挛、心脏病、各种过敏性疾病、腹胀、白内障、心悸、失眠、癫痫等症。

14. 上身淋巴结

上身淋巴结反射区位于双手背部尺侧，在手背腕骨与尺骨之间的凹陷中。

此反射区主治各种炎症、发热、囊肿、子宫肌瘤、免疫力低下、癌症等。

15. 下身淋巴结

下身淋巴结反射区位于手背桡侧缘，手背腕骨与前臂桡骨之间的凹陷处。

此反射区主治各种炎症、发热、水肿、囊肿、子宫肌瘤、蜂窝组织炎、免疫力低下等症。

16. 脊柱

手背侧第1、2、3、4、5掌骨体均为脊柱反射区。

此反射区主治颈椎病、落枕、背部不适、腰痛、腰肌劳损、腰椎间盘突出等症。

17. 颈椎

颈椎反射区位于双手各指近节、指骨背侧近桡侧及各掌骨背侧远端约占整个掌骨体的1/5。

此反射区主治颈椎病、落枕、颈项酸痛或僵硬等症。

18. 胸椎

胸椎反射区位于双手背侧，各掌骨远端约占整个掌骨体的1/2。

此反射区主治颈、肩、背部软组织损伤，循环和呼吸系统疾病引起的胸痛、胸闷，胸椎病变等症。

19. 腰椎

腰椎反射区位于双手背侧，各掌骨近端约占整个掌骨体的1/2。

此反射区主治腰酸背痛、急性腰扭伤、慢性腰肌劳损、腰椎骨质增生、腰椎间盘突出等各种腰椎病变及坐骨神经痛等症。

20. 骶骨

骶骨反射区位于手背侧，各腕掌关节结合处。

此反射区主治坐骨神经痛、腰骶劳损、便秘等症。

21. 尾骨

尾骨反射区位于手背侧，腕背横纹区域。

此反射区主治骶尾骨部损伤、疼痛等症。

22. 肋骨

肋骨反射区位于双手背侧，内侧肋骨反射区位于第 2 掌骨体中部偏远端的桡侧；外侧肋骨反射区位于第 4、5 掌骨之间，近掌骨底的凹陷中。

此反射区主治肋骨病变、肋软骨炎、肋膜炎、胸闷、胸痛、胸膜炎、胸胁疼痛等。

23. 肘关节

肘关节反射区位于手背侧，第 2 掌骨体中部尺侧处。

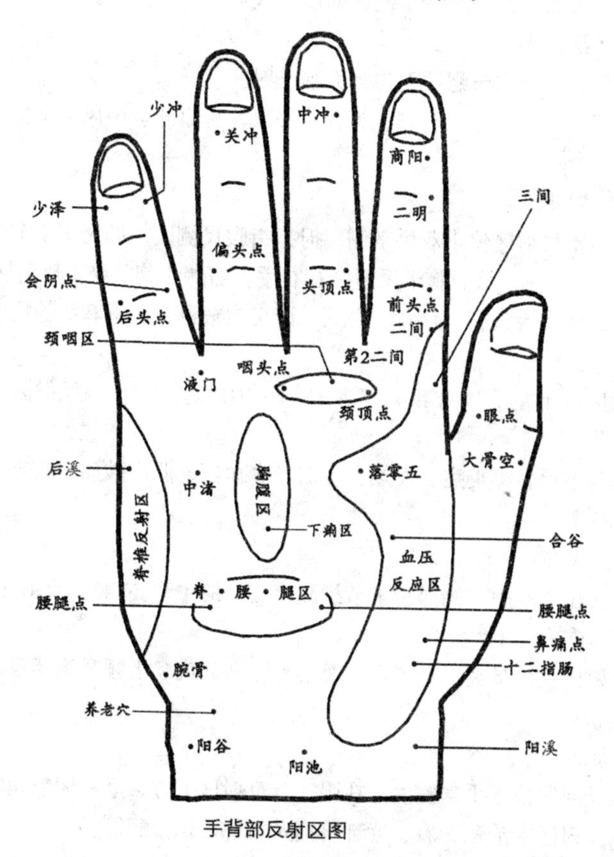

手背部反射区图

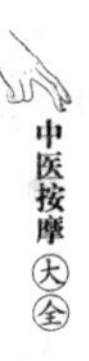

此反射区主治网球肘、学生肘、矿工肘等肘部病痛以及髌上滑囊炎、半月板损伤、副侧韧带损伤、增生性关节炎等膝部疾病。

24. 髋关节

髋关节反射区位于双手背侧，尺骨和桡骨茎突骨面的周围。

此反射区主治髋关节疼痛、坐骨神经痛、肩关节疼痛、腰背痛等病症。

25. 血压区

血压区位于手背，第 1 掌骨、阳溪穴、第 2 掌骨所包围的区域及十指近节指骨近端 1/2 的桡侧。

此反射区可用来治疗高血压、低血压、头痛、头昏、眩晕、呕吐、发热、胃痛、便秘等病症。

寻找手掌侧的反射区

接下来向大家介绍位于手掌侧面的反射区：

1. 大脑（头部）

双手掌侧，十指末节螺纹面均为大脑反射区。

这个反射区主治头痛、头晕、头昏、失眠、高血压、中风、脑血管病变、神经衰弱等症。

2. 小脑、脑干

小脑、脑干反射区位于双手掌侧，拇指指腹尺侧面，即拇指末节指骨体近心端 1/2 尺侧缘。左侧小脑、脑干反射区在右手，右侧小脑、脑干反射区在左手。

这个反射区主治头痛、眩晕、失眠、记忆力减退、震颤麻痹等症。

3. 脾

脾反射区位于左手掌侧第 4、5 掌骨间（中段远端），膈反射区与横结肠反射区之间。

脾反射区主治各类炎症、发热、贫血、高血压、肌肉酸痛、食欲不振、消化不良、皮肤病等。

4. 鼻

鼻反射区位于双手掌侧拇指末节指腹桡侧面的中部。右鼻翼反射区在左手上，左鼻翼反射区在右手上。

这个反射区主治鼻炎、鼻窦炎、鼻出血、鼻息肉、上呼吸道感染、头痛、头晕等症。

5. 斜方肌

斜方肌反射区位于手掌侧面，在眼、耳反射区下方，呈一横带状区域。

斜方肌反射区主治颈、肩、背部疼痛及落枕、颈椎病等。

6. 肺、支气管

肺反射区位于双手掌侧，横跨第 2、3、4、5 掌骨，靠近掌指关节区域。支气管反射区位于中指第 3 近节指骨，中指根部为反射区敏感点。

这两个反射区主治肺与支气管疾病（如肺炎、支气管炎、肺结核、哮喘、胸闷等）、鼻炎、皮肤病、心脏病、便秘、腹泻等症。

7. 甲状腺

甲状腺反射区位于双手掌侧第 1 掌骨近心端起至第 1、2 掌骨之间，转向拇指尖方向至虎口边缘呈带状区域，转弯处为反射区敏感点。

这个反射区主治甲状腺功能亢进、甲状腺功能减退、甲状腺炎、甲状腺肿大、甲状腺性心脏病、心悸、失眠、烦躁、肥胖、儿童发育不良等。

8. 肾上腺

贤上腺反射区位于双手掌侧第 2、3 掌骨体之间，距离第 2、3 掌骨头 1.5 ~ 2 厘米处。

这个反射区主治肾上腺功能亢进或低下、各种感染、炎症、过敏性疾病、哮喘、风湿病、心律不齐、昏厥、糖尿病、生殖系统疾病等。

9. 前列腺、子宫、阴道、尿道

双手掌侧腕横纹中点两侧的带状区域就是这些部位的反射区。

按揉这个反射区可以治疗前列腺炎、前列腺增生、尿路感染、尿道炎、阴道炎、白带增多等生殖系统疾病。

10. 腹股沟

腹股沟反射区位于双手掌侧，腕横纹的桡侧端，桡骨头凹陷处，相当于手太阴肺经之太渊穴。

这个反射区主治生殖系统病变、性功能低下、前列腺增生等症。

11. 十二指肠

十二指肠反射区位于双手掌侧，第 1 掌骨体近端，胰反射区下方。

这个反射区主治十二指肠炎、十二指肠溃疡、食欲不振、腹胀、消化不良等症。

12. 盲肠、阑尾

右手掌侧，第 4、5 掌骨底与腕骨结合部近尺侧为盲肠、阑尾反射区。

这个反射区主治腹泻、腹胀、便秘、消化不良、阑尾炎及其术后腹痛等症。

13. 回盲瓣

右手掌侧，第 4、5 掌骨底与腕骨结合部近桡侧，盲肠、阑尾反射区稍上方更是回盲瓣反射区。

这个反射区可用来治疗下腹胀气、腹痛等症。

14. 升结肠

右手掌侧，第 4、5 掌骨之间，掌骨关节结合部之盲肠、回盲瓣反射区至第 4、掌骨体中部，约与虎口水平之间的带状区域即为升结肠反射区。

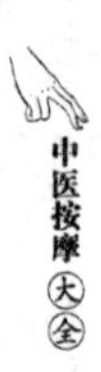

这个反射区主治腹泻、腹痛、便秘、结肠炎、结肠肿瘤等症。

15. 横结肠

横结肠反射区位于右手掌侧，升结肠反射区至虎口之间的带状区域。左手掌侧与右手对应的区域，其尺侧为降结肠反射区。

这个反射区主治腹泻、腹痛、便秘、结肠炎等症。

16. 降结肠

降结肠反射区是位于左手掌侧，平虎口，第 4、5 掌骨之间至腕骨之间的带状区域。

这个反射区主治腹泻、腹痛、便秘、结肠炎等症。

17. 乙状结肠

左手掌侧，第 5 掌骨底与钩骨交接的腕掌关节处至第 1、2 掌骨结合部的带状区域为乙状结肠反射区。

这个反射区主治直肠炎、直肠癌、便秘、结肠炎、乙状结肠炎等症。

18. 肛管、肛门

左手掌侧，第 2 腕掌关节处，乙状结肠反射区的末端为肛管、肛门反射区。

这个反射区主治肛门周围炎、痔疮、肛裂、便血、便秘、脱肛等症。

19. 胸腔呼吸器官区

双手掌侧，拇指指间关节横纹至腕横纹之间的区域为胸腔呼吸器官反射区。

这个反射区可用来治疗胸闷、咳嗽、气喘等呼吸系统病症。

寻找掌指的反射区

第 2 掌骨反射区和第 5 掌骨反射区为手指部分反射区的两大部分，它们包含了整个人体重要部位的反射区。下面对这两个部位的反射区的定位和主要治疗范围分别进行介绍：

1. 手部第 2 掌骨桡侧

（1）头区

头反射区位于第 2 掌骨小头桡侧。

这个反射区主治头痛、牙痛、三叉神经痛、急性结膜炎及头面、眼、耳、鼻、口、牙、脑等部位疾病。

（2）颈肩区

颈肩反射区位于第 2 掌骨体远端桡侧，头穴与上肢穴之间。

这个反射区主治颈肩、甲状腺、咽喉、气管上段、食管上段等部位的疾病。

（3）上肢区

上肢反射区位于第 2 掌骨体远心段桡侧，颈肩穴与心肺穴之间。

这个反射区可以治疗肩、上肢、肘、腕、手及食管中段的疾病。

（4）心肺区

心肺反射区位于第 2 掌骨体远心段桡侧，头穴与脾胃穴连线的中点。

这个反射区主治心、肺、胸、乳房、气管下段、食管下段及背部疾病。

（5）肝胆区

肝胆反射区位于第 2 掌骨体中段桡侧，脾胃穴与心肺穴连线的中点。

这个反射区可以用来治疗肝胆疾病。

（6）脾胃区

脾胃反射区位于第 2 掌骨体中段桡侧线的中点。

这个反射区主治脾、胃及胰脏疾病。

（7）十二指肠区

十二指肠反射区位于第 2 掌骨体中段桡侧之间。

这个反射区主要用来治疗十二指肠及结肠右曲部疾病。

（8）腰腹区

腰腹反射区位于第 2 掌骨体近心段桡侧，脾胃区与肾区之间。

这个反射区主治腰扭伤、腰腿痛、大肠与小肠疾病。

（9）肾区

肾反射区位于第 2 掌骨体近心段桡侧，脾胃区与足区连线的中点。

这个反射区主要用来治疗肾、输尿管、大肠、小肠等部位的疾病。

（10）下腹区

下腹反射区位于第 2 掌骨体近心段桡侧，肾区与腿区之间。

这个反射区主要用来治疗下腹部、骶尾部、子宫、膀胱、结肠、直肠、阑尾、卵巢、阴道、睾丸、尿道、肛门等部位的疾病。

（11）腿区

腿反射区位于第 2 掌骨体近端桡侧，下腹区与足区之间。

这个反射区主治臀部、股部、膝关节等下肢疾病。

（12）足区

足反射区位于第 2 掌骨基底部桡侧，第 1、2 掌骨近拇指侧的交点处。

这个反射区主治足、踝部疾病。

2. 手部第 5 掌骨尺侧反射点

（1）头穴

头穴位于第 5 掌骨小头尺侧。主治头面部及眼、耳、鼻、口腔等部位的疾病。

（2）颈肩穴

颈肩穴位于第 5 掌骨体远端尺侧，头穴与心肺穴之间。

这个反射区主治肩周炎、肩部扭伤、落枕、颈椎病等症。

（3）心肺穴

心肺穴位于第 5 掌骨体远心段尺侧，头穴与脾胃穴连线的中点处。

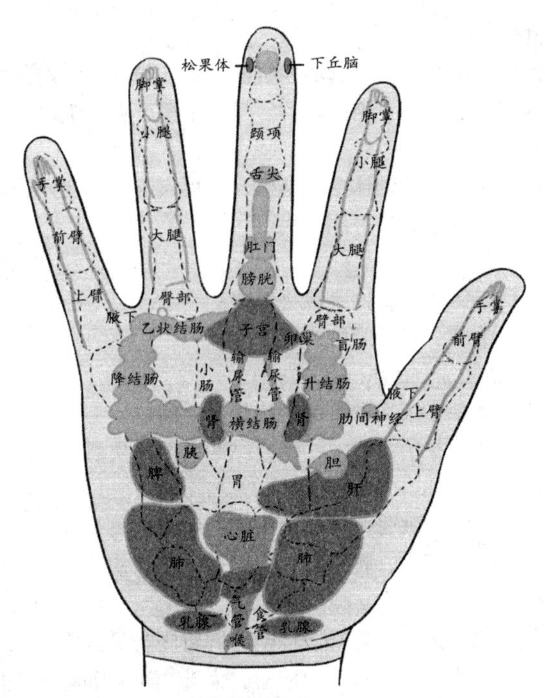

手掌反射区图

这个反射区主治心、肺、气管及胸背部疾病。

（4）肝胆穴

肝胆穴反射区位于第 5 掌骨体远心段尺侧，心肺穴与脾胃穴之间。

这个反射区主治肝胆疾病。

（5）脾胃穴

脾胃穴反射区位于第 5 掌骨体尺侧，头穴与生殖穴连线的中点处。

这个反射区主治脾、胃、肌肉疾病。

（6）肾穴

肾穴反射区位于第 5 掌骨体近心段尺侧，脾胃穴与生殖穴连线之近脾胃穴 1/3 处。

这个反射区主治遗尿，肾、膀胱及生殖系统疾病。

（7）脐周穴

脐周穴反射区位于第 5 掌骨体近心段尺侧，脾胃穴与生殖穴连线之近生殖穴 1/3 处。

这个反射区主治结肠炎、小肠炎、腰扭伤等症。

（8）生殖穴

生殖穴反射区位于第 5 掌骨基底部尺侧。

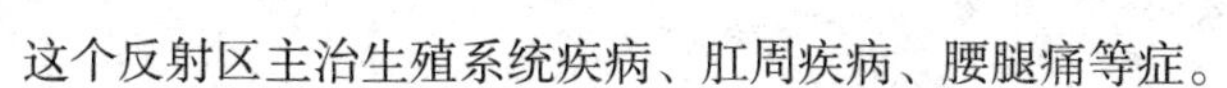

这个反射区主治生殖系统疾病、肛周疾病、腰腿痛等症。

位于掌指部位的反射区都比较小，所以在对这些反射区进行刺激的时候，可以选用一些比较细小的按摩工具来代替手指，这样能够更精确地刺激到穴位。

手部的其他反射区

除去以上所介绍的反射区之外，手部还有其他的一些反射区，具体总结如下：

1. 额窦

这个反射区位于双手掌面，十指顶端约 1 厘米范围内。左额窦反射区在左手上。

这个反射区主治前头痛、头顶痛、头晕、失眠及眼、耳、鼻、鼻窦等部位的疾病。

2. 三叉神经

这个反射区位于双手掌面，拇指指腹尺侧缘远端，即拇指末节指腹远端 1/2 尺侧缘。左三叉神经反射区在右手上，右三叉神经的反射区在左手上。

这个反射区主治偏头痛、牙痛、眼眶痛、面神经麻痹、三叉神经痛等症。

3. 胃脾大肠区

这个反射区位于手掌面，第 1、2 掌骨之间的椭圆形区域。

这个反射区主治消化不良、食欲不振、腹胀、腹泻、贫血、皮肤病等症。

4. 肾

这个反射区位于双手掌中央，相当于劳宫穴处。

这个反射区主治急慢性肾炎、肾结石、肾功能不全、尿路结石、高血压、贫血、慢性支气管炎、骨折、斑秃、眩晕、耳鸣、水肿、前列腺炎、前列腺增生等症。

5. 输尿管

这个反射区位于双手掌中部，肾反射区与膀胱反射区之间的带状区域。

这个反射区主治输尿管结石、尿路感染、肾积水、高血压、动脉硬化等症。

6. 膀胱

这个反射区位于掌下方，大小鱼际交界处的凹陷中，其下为头状骨骨面。

这个反射区主治肾、输尿管、膀胱等泌尿系统疾病。

7. 生殖腺（卵巢、睾丸）

这个反射区位于双手掌根部腕横纹中点处，相当于手厥阴心包经之大陵穴。

这个反射区主治性功能低下、不孕症、不育症、月经不调、前列腺增生、子宫肌瘤等症。

8. 小肠

这个反射区位于双手掌心结肠各反射区及直肠反射区所包围的区域。

这个反射区主治小肠炎症、腹泻、肠功能紊乱、消化不良、心律失常、失眠等疾病。

9. 大肠

这个反射区位于双手掌面中下部分，自右手掌尺侧手腕骨前缘起，顺右手掌第4、5掌骨间隙向手指方向上行，至第5掌骨体中段，约与虎口水平位置时转向桡侧，平行通过第4、3、2掌骨体中段，接至左手第2、3、4掌骨中段，转至手腕方向，沿第4、5掌骨之间至腕掌关节止，包含盲肠、阑尾、盲瓣、升结肠、横结肠、降结肠、乙状结肠、肛管、肛门各区。

这个反射区主治腹胀、腹泻、便秘、消化不良、阑尾炎、结肠炎、腹痛、结肠肿瘤、直肠炎、乙状结肠炎、痔疮、肛裂等症。

10. 垂体

这个反射区位于双手拇指指腹中央，在大脑反射区深处。

这个反射区主治各种内分泌失调的疾病，如甲状腺、甲状旁腺、肾上腺、性腺等功能失调；儿童生长发育不良、更年期综合征、骨质疏松、心脏病、高血压、低血压、贫血等。

11. 眼

这个反射区位于双手手掌和手背第2、3指指根部。左眼反射区在右手上，右眼反射区在左手上。

这个反射区主治结膜炎、角膜炎、青光眼、白内障、近视眼等眼疾和眼底病变。

12. 扁桃体

这个反射区位于双手拇指近节背侧正中线肌腱的两侧，也就是喉、气管反射区的两侧。

这个反射区主治扁桃体炎、上呼吸道感染、发热等症。

13. 胸部淋巴结

这个反射区位于第1掌指关节尺侧。

这个反射区主治各种炎症、发热、囊肿、癌症、子宫肌瘤、乳腺炎、乳房或胸部肿块、胸痛、免疫力低下等症。

14. 腹腔神经丛

这个反射区位于双手掌第2、3掌骨及第3、4掌骨之间，肾反射区的两侧。

这个反射区主治胃肠功能紊乱、腹胀、腹泻、胸闷、呃逆、烦躁、失眠、头痛、更年期综合征、生殖系统疾病等。

15. 食管、气管

这个反射区位于双手拇指近节指骨桡侧，赤白肉际。

这个反射区主治食管肿瘤、食道炎症、气管疾病等。

16. 胃

这个反射区位于双手第1掌骨体远端。

这个反射区主治胃炎、胃溃疡、胃下垂等胃部疾病以及消化不良、胰腺炎、糖尿病、胆囊疾病等。

17. 胰腺

这个反射区位于双手胃反射区与十二指肠反射区之间，第1掌骨体中部。

这个反射区主治胰腺炎、胰腺肿瘤、消化不良、糖尿病等症。

18. 肩关节

这个反射区位于第5掌指关节尺侧凹陷中，手背部为肩前反射区，赤白肉际处为肩中部反射区，手掌部为肩后部反射区。

这个反射区主治肩关节周围炎、肩部损伤、肩峰下滑囊炎等肩部疾病。

19. 膝关节

这个反射区位于第5掌骨近端尺侧缘与腕骨所形成的凹陷处，手背部为膝前部反射区，赤白肉际处为膝两侧部反射区，手掌部为膝后部反射区。

这个反射区主治膝关节病变和肘关节病变。

20. 颈肩区

这个反射区位于双手各指根部近节指骨的两侧及各掌指关节结合部，手背面为颈肩后反射区，手掌面为颈肩前反射区。

这个反射区主治颈椎病、肩周炎等各种颈肩部病痛。

手部按摩的优势

手部按摩是一种非药物疗法，也是一种自然疗法。到目前为止，手部按摩无论是理论上还是运用上虽然还很不完善，但是它也已经鲜明地显示出了自身的卓越特点。

1. 治疗效果好

手部按摩能够迅速地将郁积在体内的毒素排出体外，使患者早日康复。在患者手部的反射区或者穴位上，经常可以找到由于脏腑病变所产生的毒素沉积硬块。初步研究表明，这种沉积物是由各种毒素长期沉积而形成的，它严重地影响着人体的血液循环，从而影响相应脏器的功能以及人体的健康。按摩手部相应穴位或者反射区能够把这些沉积的毒素通过泌尿系统和消化系统排出体外，也可以通过皮肤出汗排出。毒素排除以后，人体内的血液循环功能就会迅速恢复正常，发生病变的器官也能够得到充分的营养，从而让身体迅速恢复健康。

2. 安全无副作用

长期临床实践证明，安全有效是手部按摩的最大优点。这一疗法不用打针吃药，无创伤，无任何副作用，有病治病，无病强身，完全符合当今医学界推崇的“无创伤医学”和“自然疗法”的要求。手部按摩可以预防和治疗上百种疾病，如头痛、牙痛、急性腰扭伤、岔气、腹泻等，往往只需要按摩1次，就可以见效。至于那些慢性病及疑难杂症，如顽固性失眠、糖尿病、冠心病、高血压等，只要有恒心坚持按摩，也多有奇效。

3. 方便快捷

看病难一直都是困扰广大患者的难题。有了病，患者到医院看病，手续繁琐，耗时很长，而且费用也很昂贵。医疗费对于每个家庭来说都是一笔沉重的负担。手部按摩既不需要花费医疗费用，又不需要聘请专门的按摩师，自己就可以轻松进行，从而防病治病。因此，学会手部按摩，可以大大地节约医疗开支，同时还能够节省许多宝贵的时间，是一种经济实用的自助疗法。

手部按摩不需要任何药物和医疗器械，也不讲究诊治场所。只凭视觉、触觉和痛觉就可直接从手部穴位或反射区得知各脏腑、组织、器官的生理、病理变化，并及时做出诊断。进行治疗时用双手或简单工具，甚至用我们生活的一些器具，如钢笔、筷子、硬币、钥匙等都可以施术治疗。每日利用空余时间，按照书上所提供的手法，自我按摩约 30 分钟，即可达到防病、治病的效果。在按摩的同时还可以看书、看电视、谈话等。相对于某些常规疗法来说，手部按摩应该说是更简单、更直观、更易行。

4. 易于推广普及

手部按摩是一种无针、无药、无创伤、无副作用的物理疗法，是一种标本兼治的全身治疗方法，尤其是对一些慢性病症和痛症的治疗，更能显示出其独特的疗效。同时又不受时间、地点、环境、条件的限制，易学、易掌握、易操作。手部反射区及穴位立体感明显，接受刺激面大，产生的生物功能多，向体内传导的信息量大，因此，手部按摩适合社会各阶层人士学习、掌握和应用，非常容易推广和普及。

5. 利于早期诊断防治

及早诊断出人体的疾病，对保障身体健康来说是一个非常重要的环节。目前多数的医疗检查手段和方法，只有当人体有明显不适症状或反应时才能做出诊断。即使这样，有时也会出现误差，如冠心病在不发作时，其心电图往往也无异常变化。有很多疾病一旦被现代手段检查出来时，往往已是中、晚期，治疗难度也就很大了。因此，寻求疾病早期诊断、早期治疗，防患于未然，使机体的生命力得以保持旺盛，是当前医学发展的大趋势。手部按摩正符合这个大趋势。

当人们感觉机体稍有不适或精神不振时，手部反射区或穴位就会出现反应。我们通过对手部进行望、触摸、按压等诊断方法，就能发现手与指甲的形态与皮肤颜色有变化，触摸到皮下的沙粒状、包块状或条索状硬结，按压时就会有疼痛的感觉，这就初步反映了手部反射区或穴位相对应的脏腑、组织、器官的生理及病理状况，根据这些状况便可以做出诊断，并制定出相应的治疗方案。

采用手部按摩可以调整脏腑、组织、器官的功能，将疾病消灭在萌芽状态，这是一些现代医学手段可望而不可即的。因此，手部按摩对人体疾病的早期诊断和治疗有着极为重要的意义。

手部按摩的适宜及禁忌人群

手部反射区按摩保健疗法适应范围广泛，对于内、外、妇、儿、五官、皮肤等科的病症，尤其是对一些急慢性痛症、功能性病变和运动、神经系统的顽症均有显著的疗效。但是，也有一部分人或者疾病不适合使用手部按摩疗法。下面分别介绍手部按摩疗法的适宜人群及禁忌人群：

1. 适宜人群

（1）适用于外科骨质退行性病变、疔疮、淋巴结核、乳痈、乳房小叶增生、急慢性阑尾炎、带状疱疹、丹毒、脱骨疽、破伤风、各种扭伤等。

（2）适用于妇科痛经、月经不调、崩漏、经闭、带下病、妊娠恶阻、滞产、胞衣不下、产后腹痛、恶露不绝、产后血晕、乳少、阴痒、不孕症等。

（3）适用于内科急慢性胃痛、腹痛、呕吐、胆囊炎、胆结石、冠心病、心绞痛、高热、中暑、中风、昏厥、眩晕、感冒、疟疾、咳嗽、哮喘、失声、呃逆、泄泻、痢疾、便秘、脱肛、水肿、淋症、惊悸、失眠、癫狂、痫症、更年期综合征、遗精、阳痿、男性不育等。

（4）适用于皮肤科神经性皮炎、荨麻疹、扁平疣、鹅掌风等，以及五官科牙痛、口疮、口臭、急慢性咽喉炎、目赤肿痛、近视、老年性白内障、耳聋等。

（5）适用于儿科顽咳、急慢性惊风、小儿营养不良、小儿泄泻、小儿脑瘫、小儿麻痹后遗症、小儿遗尿、腮腺炎等。

（6）适用于运动、神经系统的痹症、痿症、面瘫、多发性神经炎、末梢神经炎、坐骨神经痛、三叉神经痛、肋间神经痛等。

2. 禁忌人群（或疾病）

（1）患有活动性结核性疾病，如肺结核活动期及梅毒、脑血管病的昏迷期，以及长时间服用激素和极度疲劳者。

（2）大面积的皮肤病病人或患溃疡性皮炎的病人。

（3）严重出血性疾病，如呕血、吐血、便血、尿血、咯血、脑出血等各脏器出血等。

（4）严重精神病患者、急性心肌梗死患者及妇女妊娠期应禁用，妇女月经过多应慎用。

（5）急性炎症的病人，如急性化脓性扁桃体炎、肺炎、急性阑尾炎、蜂窝组织炎等。

（6）恶性肿瘤、恶性贫血、久病体弱而极度消瘦虚弱的病人。

（7）血小板减少性紫癜或过敏性紫癜的病人。

（8）伤寒、乙脑、流脑、霍乱、梅毒、淋病、艾滋病、脑膜炎、白喉、痢疾以及其他急性传染病的病人。

（9）各种中毒，如食物中毒、药物中毒、煤气中毒、毒蛇咬伤、狂犬咬伤等。

（10）严重的心、肝、肺、肾衰竭等。

（11）某些外科疾病，如急性阑尾炎、急性腹膜炎、急性胰腺炎、胃肠穿孔、骨折、关节脱位等。

（12）某些慢性炎症，如四肢关节结核、脊椎结核、骨髓炎等。

当然，以上所列禁忌证并不是绝对禁用该法，在某些疾病的某些阶段仍可用该疗法辅助治疗，但要视具体情况而定。

手部按摩常用的手法和工具

针对手部的生理特点，在对其进行按摩的时候要注意选择一些适当的手法，以免对手部造成意外的损伤。

1. 推法

手部按摩中常用的推法是指推法。操作时用拇指指端或指腹着力于手部一定的部位上进行单方向的直线推动，为直推法。要紧贴体表，用力要稳，速度要缓慢均匀，多配合适量的按摩介质，速度为每分钟 200 次左右，可用于手部各线状穴位。如用拇指从某线状穴位的中点向两侧分推，称为分推法。如用拇指指端或螺纹面自某线状穴两端向中间推动合拢，为合推法，又称“合法”“和法”。

2. 拿法

捏而提起谓之拿。拿法就是用大拇指和食、中两指，或用大拇指和其余四指相对用力，在一定的部位和穴位上进行节律性的提捏。操作时，用力要由轻而重，不可突然用力，动作要和缓而有连贯性。本法适用于手部各穴。

3. 按法

按法是最早应用于按摩疗法的手法之一，也是手部按摩常用的手法之一。在手部按摩中，按法是指用拇指的指端或螺纹面着力于手部穴位或病理反射区上，逐渐用力下按，用力要由轻到重，使刺激充分到达肌肉组织的深层，使人有酸、麻、重、胀、走窜等感觉，持续数秒钟，渐渐放松，如此反复操作。操作时用力不要过猛，不要滑动，应持续用力。需要加强刺激时，可用双手拇指重叠施术。按法经常和揉法结合使用，称为按揉法。对于年老体弱或年龄较小的病人，施力大小要适宜。按法适用于手部各穴。

4. 点法

点法指用拇指指端或屈指骨突部着力于手部穴位或病理反射区上，逐渐用力下按，力量由轻到重，让刺激充分地到达肌肉组织的深层，使人有酸、麻、重、胀、走窜等感觉，持续数秒钟的时间之后，渐渐放松，如此反复进行操作。操作时注意不要用力过猛，不要滑动，应持续有力。点法接触面积小，刺激量大。点法常与按法结合使用，称为点按法。对于年老体弱或者年龄较小的病人，力度大小要适宜。点法适用于手部各穴。

5. 掐法

在手部按摩中，掐法刺激最强。用拇指指甲重掐穴位，将力量灌注于拇指端。掐前要取准穴位，为了避免掐破皮肤，可在重掐部位上覆盖一层薄布，掐后可轻揉局部以缓解疼痛。掐法多用于急症、重症。

6. 揉法

手部按摩中多用指揉法。指揉法是用拇指螺纹面吸附于手部一定的穴位或部位上，腕部放松，以肘部为支点，前臂作主动摆动，带动腕和掌指做轻柔缓和的摆动。压力要轻柔，动作要协调而有节律，每分钟120~160次为宜。本法多与按法结合使用，适用于手部各穴。

7. 捏法

手部按摩常用三指捏。三指捏是用大拇指与食、中指夹住手部的某个穴位，相对用力挤压。在做相对用力挤压动作时，要有节律性，力量均匀，逐渐加大。本法常与拿法结合使用，称为拿捏法。

在手部按摩中，操作者如果没有经过专业训练，单纯用手指按摩，手指很快就会疲劳、酸软，达不到按摩力度，影响按摩疗效。因此，最好配置一根按摩棒。按摩棒制作方法如下：

选择一个质地较硬的木棍，长14厘米，中间直径2厘米，大头直径1.4厘米，小头直径0.4厘米，两头均磨成圆球形，用细砂纸打磨光滑即可使用。

如一时没有合适的硬木可用，可选择一头光滑、大小合适的生活用品作为按摩工具，如钢笔、圆珠笔等，只要握持方便即可。选准穴位按压时，力量要由小到大，轻重相间。

手部按摩常用的穴位

手是一个全息元，中医经络学认为人体最重要的12条正经中，与手部紧密相关的就有6条，手部与此相关的穴位有23个。此外，手上还分布有经外奇穴34个“全息穴（区）”，也就是说，仅仅在手部就有99个穴位（区），刺激相应的穴位可调整相应组织器官的功能，改善其病理状况，从而起到防病治病、强身健体的作用。

下面简单介绍几个手部穴位，大家可用以日常保健：

1. 劳宫穴

劳宫穴在手掌心，当第2、3掌骨之间偏于第3掌骨，握拳屈指时中指尖处。取穴时，屈指握拳，中指与无名指尖间所对的掌心点就是劳宫穴。

劳宫穴可清心热、泻肝火，主治心痛、心悸、癫痫、口疮、口臭、中风、善怒、发热无汗、两便带血、胸胁支满、黄疸等疾病。

2. 少商穴

少商穴在拇指桡侧指甲角旁0.1寸。取穴时，将大拇指伸出，以另一手食、中两指轻握，再将大拇指弯曲，以指甲尖垂直掐按拇指指甲边缘有刺痛感即是少商穴。

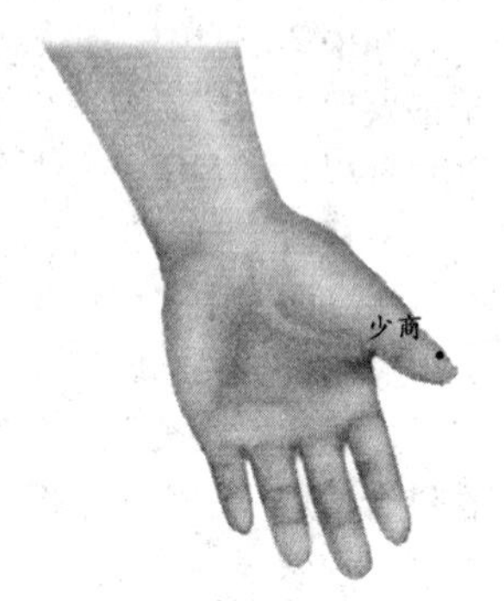

少商穴

少商穴是手太阴肺经的“井穴”，十三鬼穴之一。历代医家公认本穴为治疗咽喉疾病的特效穴。现代中医常用于治疗肺炎、扁桃体炎、中风、昏迷、精神分裂症等。

3. 鱼际穴

鱼际穴在大拇指根部和手腕连线的中点。摊开手掌，把大拇指伸直，会看到靠近大拇指和小指的地方的皮肤颜色和别的地方是不一样的，肌肉隆起、泛白，这两个地方一块大一块小，大的就叫大鱼际。大鱼际肌肉丰富，伸开手掌时明显突起，占手掌很大面积。

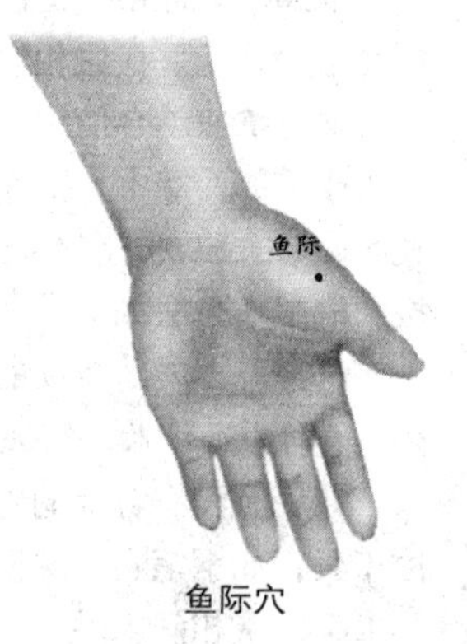

鱼际穴

鱼际穴为肺经荥穴，“荥主身热”，能够清肺热、利咽喉、滋阴凉血，适合热症，如感冒、咳嗽、哮喘、气管炎等，对咽喉疼痛，咳嗽痰少者效果最好，同时能清肺、利咽。经常按压此穴，对哮喘有很好的预防功效。尤其夜里哮喘时，赶紧揉揉这个鱼际穴，通常都会有所缓解。

4. 少府穴

少府穴位于手掌面，第4、5掌骨之间，握拳时，当小指尖处。取穴时仰掌，手指屈向掌心横纹，当小指指尖下凹陷处即是此穴。

少府穴是手少阴心经的穴位之一，有清心泻火、活血润肤的作用，可治疗心悸、胸痛、小便不利、遗尿、阴痒痛、小指挛痛等疾病。

5. 神门穴

神门穴位于手腕和手掌关节处小指一侧的腕横纹中。神门穴是手少阴心经的穴位之一，主治心烦、心悸、健忘、失眠、癫狂、胸胁痛等疾病。

6. 内关穴

内关穴在掌横纹上2寸，掌长肌腱与桡侧腕屈肌腱之间。取穴时，将右手食指、中指、无名指3个手指头并拢，并将无名指放在左手腕横纹上，这时右手食指和左手手腕交叉点的中点，就是内关穴。

内关穴所属的这条经络叫心包经，心包经通于任脉，会于阴维，是八脉的交会穴之一。内关穴的真正妙用便在于能够打开人体的内在机关，有补益气血、安神养颜之功。主治孕吐、晕车、手臂疼痛、头痛、眼睛充血、恶心欲吐、胸肋痛、上腹痛、心绞痛、月经痛、呃逆、腹泻、精神异常等病症。

7. 外关穴

外关穴在腕背横纹上 2 寸，尺、桡骨之间。取穴位时，采用正坐或仰卧俯掌的姿势，该穴位于人体的前臂背侧，手脖子横皱纹向上三指宽处。

外关穴能够清热疏风，疏通肩臂，适用于上肢外侧疼痛或麻木、偏瘫、落枕、偏头痛、热病、耳鸣耳聋等病症。

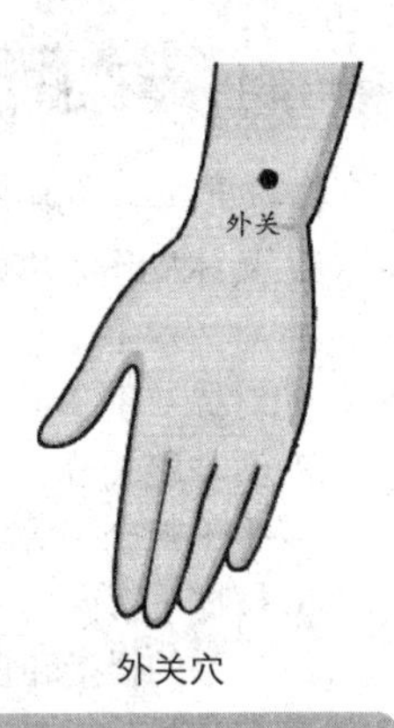

外关穴

手部按摩离不开这些介质

在进行手部按摩时使用按摩介质的目的有二：一是可以保护手部免受伤害，二是选择适宜的介质还能加强治疗效果。为了保持按摩的力度，每次不要涂得太多。这里介绍几种常用的按摩介质：

按摩乳：市场有售。具有润滑皮肤、活血化瘀、清热解毒等作用。在任何情况下都可以使用。

冬青膏：以冬青油（水杨酸甲酯）与凡士林按 1∶5 的比例混合调匀而成。具有消肿止痛、祛风散寒等作用。适用于由跌打损伤引起的疼痛、肿胀以及陈旧性损伤和寒性痛症等。

滑石粉：医用滑石粉或市售爽身粉均可。具有润滑皮肤、干燥除湿等作用。适宜在夏季按摩的时候使用，对婴幼儿及皮肤娇嫩者效果尤佳。

薄荷水：将鲜薄荷叶浸泡于适量开水当中，加盖放 1 日后，去渣取汁应用。有祛暑除热、清凉解表的功效。适用于夏季按摩及针对一切热病所进行的按摩。

麻油：也可以用其他植物油来代替。有和血补虚、祛风清热等功效。适用于婴幼儿及久病虚损或年老体弱者。

白酒：药酒也可以。有活血止痛、温通经络的功效。适用于迁延日久的损伤疼痛或麻木不仁、腰膝痿软无力、手足拘挛等病症。

鸡蛋清：将鸡蛋（鸭蛋、鹅蛋亦可）一端磕一小孔后，悬置于容器上，取渗出的蛋清使用。有消导积滞、除烦祛热等作用。适用于嗳气吐酸、烦躁失眠、手足心热、各种热病及久病后期。

葱姜汁：将葱白及鲜生姜等量切碎、捣烂，按 1∶3 的比例浸入 95% 酒精中，放置 3~5 日后，取汁使用。有温中行气、通阳解表等作用。适用于因寒凝气滞而致的脘腹疼痛及风寒引起的感冒、头痛等。

如果患者手部有皮肤病，可选用针对性药物，如克霉唑霜用于手部患有手癣的人，尿素霜用于手部皲裂的人。

手部按摩保健操

下面介绍手部按摩的方法。在对手部进行按摩之前，一定要先进行“热身运动”，具体操作方法如下：

1. 对搓双手

先对搓双手掌 1~2 分钟，然后用手掌搓手背，两手交替各搓 1~3 分钟。

2. 活动腕关节

双手手腕分别沿顺时针方向和逆时针方向旋转 360°，做 1~2 分钟。

3. 拉擦手指

用一手的拇指和食指，从指根到指尖拉擦另一手各手指两侧面，每指各 10 次，双手交替进行。

4. 伸掌握拳

两臂平伸，张开五指，尽量往前伸，然后紧握拳，展开、收拳要有节奏感，逐渐加快频率，每展开、收紧为 1 次，共做 10~20 次。

按摩的第一个部分：先左手后右手，用旋转和屈伸的动作，将手指关节以尽可能大的弧度向左右各旋转 3 次。然后用右手拇指沿左手的手背指缝穴位以螺旋状，从小指到食指依次按摩到指根关节处。同样的动作按摩手掌，然后从指根关节到指尖做按摩牵拉动作。换另一只手重复以上动作。

按摩的第二个部分：用右手握住左手全部手指，向左右各旋转 3 次，换另一只手重复该动作，然后双手互抵做屈伸动作，在屈伸手掌的基础上，双手手指交叉，向左旋转 3 周后做屈伸手腕的动作，向右重复以上动作。

按摩的最后一个部分：用右手从左手指根关节向指尖做挤压动作，到指尖时轻压 3 秒后放松，以促进血液循环，从小指开始到拇指重复 3 次后，以拇指指关节沿手臂背部从手腕均匀用力到肘部，换另一只手重复该动作。以上每个动作重复 3 遍。

按摩力度先轻后重，持久、有力、均匀、柔和，达到深透，即感觉被按部位发热为宜。按摩完毕后，轻轻按揉穴位，以促进气血流通，增强治疗效果。

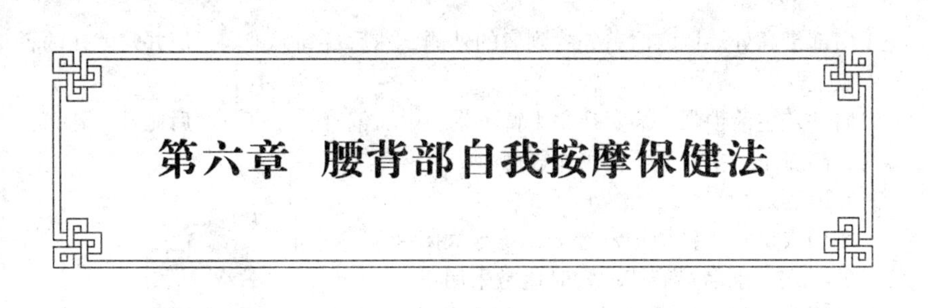

第六章 腰背部自我按摩保健法

腰背部按摩的常用大穴

腰背疼痛是老年人常见的病痛，这主要与脊柱功能退行性变化有关。但现在不少中年人甚至年轻人也经常感觉腰酸背痛，这往往与他们平时运动不足、工作紧张，尤其是与伏案久坐等有密切关系。腰背痛是可以预防的，平时保持生活规律，注意劳逸结合，经常进行腰背部肌肉锻炼，可减少腰背痛的发作。除此之外，按摩腰背部的穴位也是防治腰背痛的一个不错的方法。

腰背部按摩常用经穴包括大椎、肩井、风门、肺俞、心俞、肝俞、脾俞、肾俞、华佗夹脊9个穴位，各穴位位置和功效如下：

1. 大椎穴

大椎穴出自《素问·气腹论》，属督脉穴。寻找此穴时，头部稍微往前放低，肩膀不动，把头部缓慢向左右摆动，会发现后颈根正中央有活动的突起与不动的突起处。可活动的突起处为颈椎，其最下端（即第7颈椎的下端）即为大椎穴。过敏性体质的人，对于本穴位的刺激特别敏感。

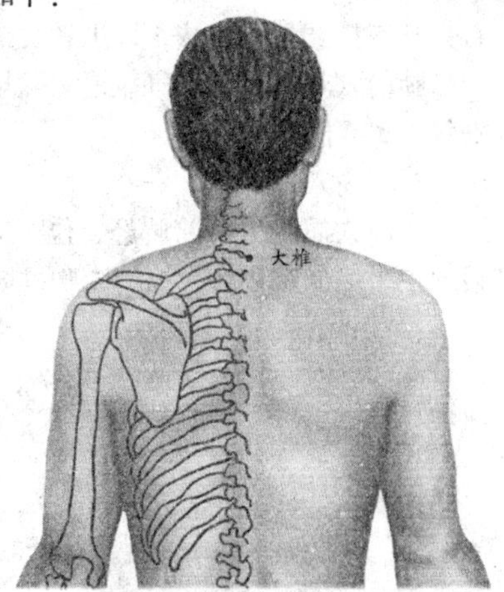

大椎穴

大椎穴主治幼儿体质虚弱、哮喘、颈酸疼、肩部酸痛、手臂疼痛、手臂麻痹、热病、疟疾、咳嗽、喘逆、骨蒸潮热、

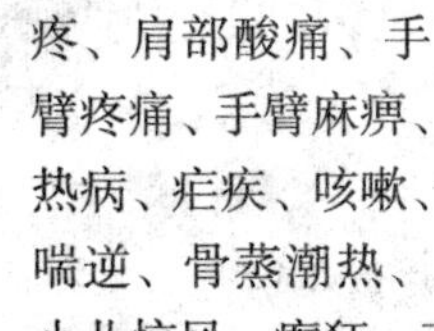

小儿惊风、癫狂、五劳虚损、七伤乏力、中暑、霍乱、呕吐、黄疸、风疹等症。

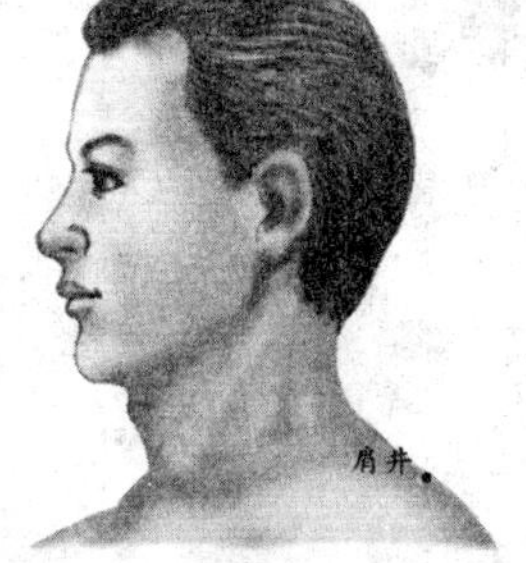

肩井穴

2. 肩井穴

肩井穴出自《针灸甲乙经》，别名膊井、肩解，属足少阳胆经。肩井穴在大椎穴与肩峰连线的中点，

处于肩部最高处。取穴时首先找到肩的外侧，然后找到大椎穴，肩井穴就在两者的中点上。

肩井穴主治项强、肩背痛、手臂不举、中风偏瘫、滞产、产后血晕、乳痈、瘰疬、高血压、功能性子宫出血等症。

3. 风门穴

风门穴出自《针灸甲乙经》，属足太阳膀胱经的经穴，别名热府。取穴时通常采用正坐或俯卧姿势，风门穴位于背部，大椎下的第 2 个凹洼（第 2 胸椎与第 3 胸椎间）的中心向左右各 2.5 厘米处（或当第 2 胸椎棘突下，旁开 1.5 寸。古法，以患者大拇指节宽为 1 寸。下同），此 2 处就是风门穴。

风门穴是临床祛风最常用的穴位之一，主治感冒、伤风、咳嗽、发热头痛、颈椎痛、项强、肩膀酸痛、胸背痛等。

风门穴

4. 肺俞穴

肺俞穴属足太阳膀胱经，位置在第 3 胸椎棘突下旁开 1.5 寸。取穴时，一般采用正坐或俯卧姿势，当第 3 胸椎棘突下，左右旁开二指宽处（古法，以患者食指和中指指梢宽为 1.5 寸。下同）。

肺俞穴具有调肺理气、退热除烦的功能，主治肺经及呼吸道疾病，如肺炎、支气管炎、肺结核等。

5. 心俞穴

心俞穴属足太阳膀胱经，位于第 5 胸椎棘突下旁开 1.5 寸。取穴时一般可以采用正坐或俯卧姿势，当第 5 胸椎棘突下，左右旁开二指宽处。

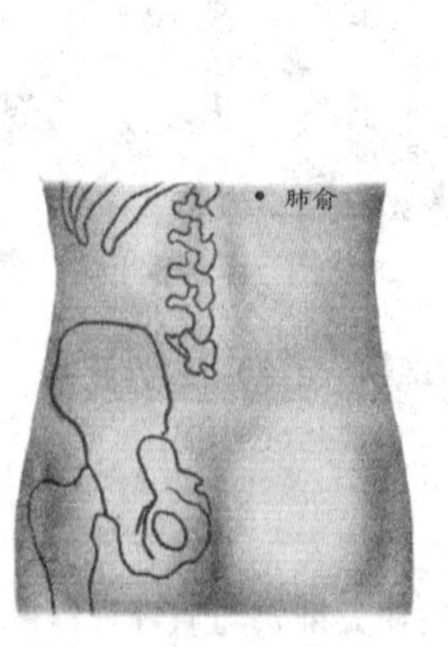

肺俞穴

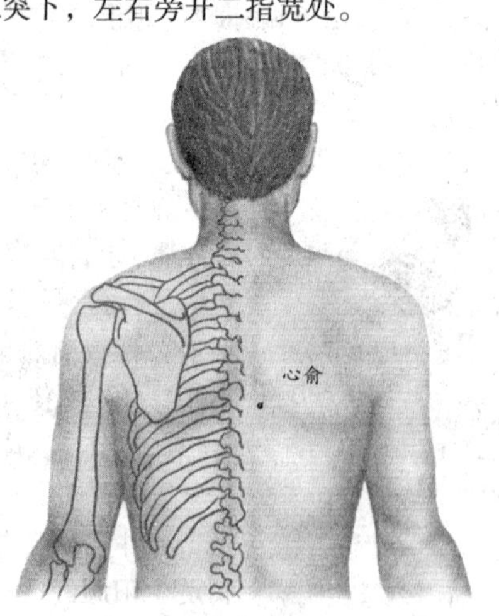

心俞穴

心俞穴能够宁心安神、理血调气，主治心经及循环系统疾病，如胸痛、心悸、晕车、头痛、恶心欲吐、神经官能症等。

6. 肝俞穴

肝俞穴出自《灵枢·背俞》，属足太阳膀胱经。肝俞穴在第 9 胸椎棘突下，旁开 1.5 寸。取穴时，常采用正坐或俯卧的姿势，当第 9 胸椎棘突下，左右二指宽处。

肝俞穴能利肝胆、清湿热、调气机、明目，主治急慢性肝炎、胆囊炎、胃痛、眼痛、肋间神经痛、神经衰弱、月经不调、背腰痛等症。

7. 脾俞穴

脾俞穴在第 11 胸椎棘突下旁开 1.5 寸，能够调脾胃、助消化、除水湿，主治胃病、神经性呕吐、肠炎、水肿、贫血、背腰痛、慢性出血性疾病等。

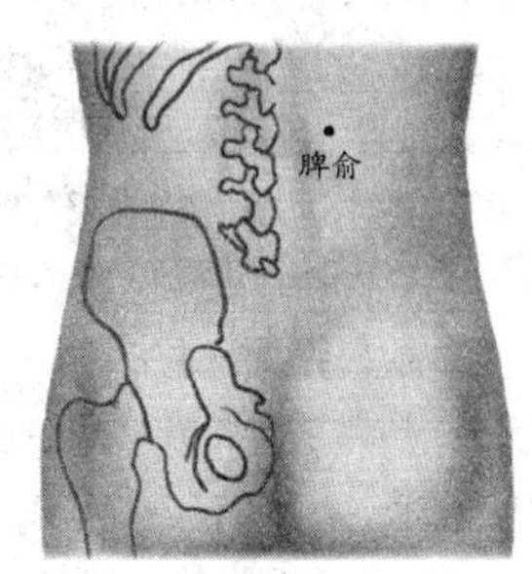

脾俞穴

8. 肾俞穴

肾俞穴属足太阳膀胱经，位置在第 2 腰椎棘突下旁开 1.5 寸。取穴时，通常采用俯卧姿势，当第 2 腰椎棘突下，左右二指宽处。

肾俞穴能够调补肾气、强腰脊、平耳眼，主治肾病、腰痛、遗精、遗尿、月经不调、哮喘、耳鸣、耳聋、脱发、腰肌劳损等症。

9. 华佗夹脊穴

华佗夹脊穴位于第 1 胸椎起至第 5 腰椎止，每椎棘突下旁开 0.5 寸，左右各 17 个穴。可调理气机及内脏机能，主治背腰部疼痛、神经衰弱、五脏六腑机能失调等。

腰背部按摩的必知要素

在进行腰背部按摩之前，有一些要素需要事先了解，这些必知要素是一定要熟记于心的。

1. 进行腰部自我按摩前的放松方法

在进行自我按摩之前，要想办法让自己放松下来。因为只有当身体放松了，心情才会变得更为平静，按摩也就能够取得更好的效果。

在选择放松方法的时候，可以选择有规律的、轻松、缓慢但又有节律的呼吸运动。在做呼吸运动时要利用膈肌而不是靠提升胸和肩部来进行，这样可以增加放松的程度。当吸气和呼气时，要把注意力集中在空气吸入和呼出时产生的感觉上，尽量清除心中的杂念。

2. 进行腰部自我按摩时的力量

也许有很多人会认为，在按摩的时候用力越大效果就会越好，其实这种想法是错误的。过重的手法刺激有时不仅不会解除病痛，还可能给自己增加痛苦。

在进行腰部按摩的时候，按摩力量的大小一定要根据自身的体质、年龄、承受能力以及不同的按摩部位来决定。最好是一边按摩一边用心感受自己的力量是否合适，如果出现了不适感，应对自己的力量进行调整。中老年人在进行按摩的时候，应该酌情减轻按摩的力量，因为人上了年纪，都会存在不同程度的骨质疏松，按摩力量过大的话，便会有骨折的危险。对于初次进行自我按摩的人，所用的力量要小一些；对于经常进行按摩的人，力量则可以大一些。

3. 进行腰部自我按摩时的技巧

按摩并不是要一味地使用蛮力，而是需要一定技巧的。如果自己肌肉较为丰厚，按摩力量不足，则往往达不到治疗的目的，特别一些女性因为本身力量就小，就更需要运用一些技巧来弥补自身力量不足的情况了。

（1）在进行自我按摩时，要准确地找到自己身上的压痛点，也就是按摩时感觉最紧张的部位，同时也是自己在按摩的时候感到最痛的部位。一般情况下，压痛点都是治疗疾病的关键点，有针对性地对压痛点进行按摩，会取得令人满意的效果。

（2）在按摩一些肌肉较为丰厚的部位时，要选择一些刺激较大的手法，如空拳捶打等。这样做不仅省力，还会取得较好的治疗效果。

4. 进行腰部自我按摩时的准备工作

在进行自我按摩之前，要做好充分的准备，避免操作过程的中断。

（1）温度：室温要保持在26℃~28℃，冬天可以加暖气，如果是夏天，不可在按摩的过程中使用空调、电扇等对人进行直吹。

（2）房间布置：要尽量将房间布置得温馨一些，可以播放一些柔和并且能够使人放松下来的音乐。

（3）采用舒适的体位：在进行自我按摩的过程当中一定要注意，应该采取比较舒适的体位。

（4）自我按摩者在进行操作之前，一定要让自己的双手保持清洁、温暖，并事先修剪指甲，以免划破皮肤。

5. 进行腰部自我按摩的时间

（1）自我按摩最适宜在沐浴后、睡觉前进行。

（2）自我按摩应该在两次进食之间进行，在进食后的1小时之内最好不要进行自我按摩。

（3）当身体过度疲倦、饥饿或者过饱、心情不平静的时候，尽量不要进行按摩。

6. 进行腰部自我按摩时的着装

在进行按摩的过程当中，为了舒适和操作方便，一定要注意选择较为宽松的衣服，以短袖T恤最为适宜，同时还要取下所佩带的手表和戒指等物品，以防划伤自己的皮肤或对按摩造成不便。

7. 进行腰部自我按摩时的禁忌

（1）具有严重的心、脑、肺部疾病患者或者极度衰弱者不适合进行腰部自我按摩。

（2）具有出血倾向和血液病的患者要谨慎进行腰部自己我按摩。

（3）腰部皮肤有严重的损伤以及皮肤病患者不要进行腰部自我按摩。

（4）具有骨结核、骨肿瘤及骨质疏松等严重骨关节病的患者不要进行腰部自我按摩。

（5）诊断不明的脊柱损伤或伴有脊髓症状的患者不要进行腰部自我按摩。

（6）妊娠以及月经期的妇女不要进行腰部自我按摩。

（7）剧烈运动后或者处于饥饿状态时不要进行腰部自我按摩。

（8）下肢静脉炎或者栓塞患者、精神病患者以及其他可疑症状诊断未明确者都不要轻易进行腰部自我按摩。

腰部常用的保健按摩手法

下面介绍一些常用的腰部自我保健按摩手法，平时使用这些手法进行自我按摩，可以有效地起到温肾补肾、强壮腰肌、润肠通便的作用。

1. 推搓腰部

在对腰部位进行推搓之前，一定要先将两个手掌擦热，然后再将其置于腰的部位，并对腰部进行上下快速的推搓，使得推搓所产生的热量透达到深层组织。在推搓的时候一定要注意速度宜快，尽量将往返的距离拉长，时间保持在 3~5 分钟最好。

2. 横擦腰椎

横擦腰椎的时候，要将两个手掌重叠，然后将其置于腰椎部位，左右往返对

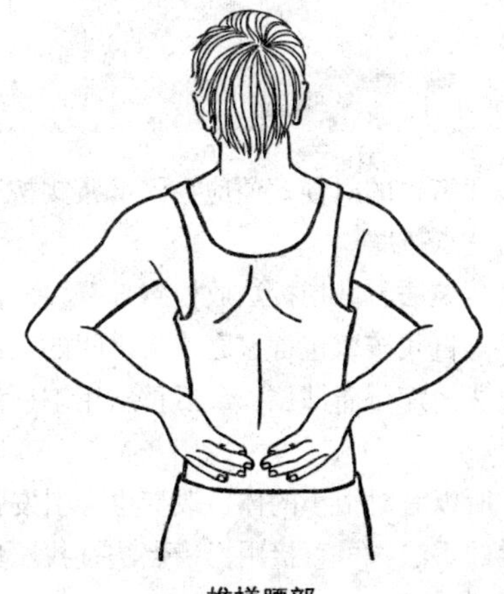

推搓腰部

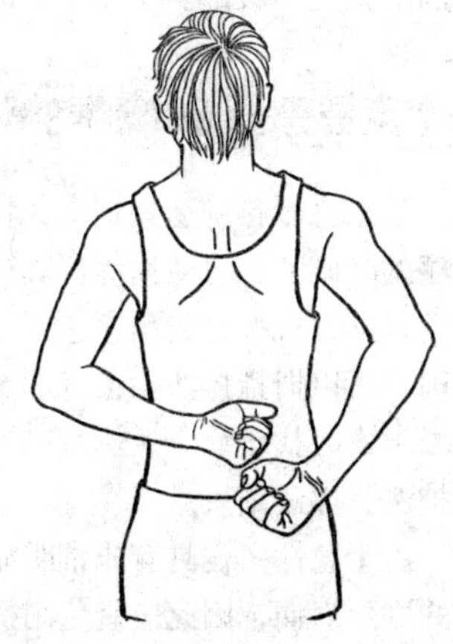

轻叩命门

腰椎部进行横擦，横擦时用力要深沉，只有这样才能够使摩擦所产生的热量透达至组织深处。按摩时间控制在 3 分钟为好。

3. 轻叩命门

将两只手半握成拳状，并且一直保持这个形状，用拳眼处对两侧的肾俞穴以及命门穴进行轻轻地叩打，注意用力需轻，左右手交替进行。

认识腰部的经络和穴位

同背部相同，腰部也有督脉、夹脊线、膀胱经第 1、第 2 侧线。除此之外，横行的还有带脉。

督脉位于腰部的正中间，腰部的督脉穴位从上到下分别为悬枢穴、命门穴、腰阳关穴、腰俞穴。

在腰部正中旁开 0.5 寸处的地方有夹脊线。夹脊线是夹脊穴相连而成的。在每个棘突下左右旁开 0.5 寸处即有一对夹脊穴。

位于腰部正中旁开 1.5 寸处是膀胱经第 1 侧线。从第 12 胸椎棘突下旁开 1.5 寸到第 4 骶椎骶正中嵴旁开 1.5 寸的地方，分布有胃俞穴、三焦俞穴、肾俞穴、气海俞穴、大肠俞穴、关元俞穴、小肠俞穴、膀胱俞穴、中膂俞穴。在骶 1、2、3、4 后孔处还有上髎穴、次髎穴、中髎穴、下髎穴，两侧合成“八髎穴”。这些分布于膀胱经第 1 侧线的背俞穴与人体内在脏腑密切相关，特别是与下腹部、盆腔脏器关系密切，是反映内脏病变的体表敏感点，也是调节内脏功能的有效治疗点。

膀胱经第 2 侧线则位于腰部正中旁开 3 寸的地方。从第 12 胸椎棘突下旁开 3 寸到第 2 腰椎棘突下旁开 3 寸的地方，分别是胃仓穴、肓门穴、志室穴。平 2、4 骶后孔，骶正中嵴旁开 3 寸，分别是胞肓穴、秩边穴。

带脉则是从第 2 腰椎棘突下方，即命门穴处发出，经过两旁的肾俞穴之后，向前下方走向腹部。

腰疾患者腰部按摩的注意事项

如果患者腰部受到损伤，特别是患有慢性劳损的时候，便应在腰部常规按摩程序的基础上，对劳损部位进行有针对性的重点按摩。

腰部常规按摩的程序包括：先以掌揉法、擦法、掌指拨法放松背部脊柱两侧肌肉，再以拇指揉法揉腰背部 5 条线（广义的自我按摩包含家庭成员之间的互助按摩），寻找压痛点，然后以拇指点揉或拨法治疗压痛部位，最后重新用掌揉法及拍法、擦法结束。

由于急性扭伤具有非常明显的疼痛感，所以有时很小的体位改变也会引发腰部的剧烈疼痛，因此应避免用揉等产生摇晃的手法，可直接用拇指点法查找压痛点，找到后对压痛点采用点、拨手法，治疗后疼痛多可得到缓解。

在寻找压痛点的时候，除去要按照腰部 7 条线进行外，还要考虑压痛点在腰部上段还是下段。上段指靠近胸部与肋骨相近的部位，即胸椎 12、腰椎 1 、腰椎 2 、腰椎 3 。下段指靠近骨盆的部位，即腰椎 4 、腰椎 5 、骶椎 1 。通常情况下，两侧髂嵴最高点的连线通过腰椎 4 、腰椎 5 棘突间，可参照数出相应的棘突部位。一般来说，腰部上段的扭伤治疗效果优于腰部下段的治疗效果。

在对腰部进行按摩治疗时，急性损伤往往采用简单的手法，慢性劳损则可以将手法时间延长。

突出物压迫周围的脊神经，产生神经水肿和炎症，这是腰椎间盘突出症引发腰腿痛的主要原因。按摩的目的便是将这种压迫减少，以促进神经水肿和炎症的消退。最为有效的方法就是对腰部进行纵向牵引，卧床休息能够减少体重对于椎间盘的压力。点按镇痛、放松腰部痉挛的肌肉可以将腰部软组织损伤对于椎间盘和神经的影响减到最小。对于腰椎间盘突出症的急性期，患者应该卧硬床，进行卧床休息。这个时候能躺不站，能站不坐。躺卧位可减少椎间盘的压力，从而将突出物对神经根的压迫减到最小。经过 2 ~ 3 周，腰腿痛缓解后，就应该开始加强腰部功能的锻炼，注意腰部保暖，防止腰腿痛的复发。严重的腰椎间盘突出症急性发作病例，应前往医院就诊。符合手术指征的需要进行手术治疗。

背部经穴及解剖关系

背部的触诊可以分为 7 条线，分别是正中的棘突督脉线，棘突旁的夹脊线，膀胱经第 1 侧线，膀胱经第 2 侧线。位于正中的 1 条，两边的各 3 条，总共是 7 条线。

督脉是背部的正中线，它沿着胸椎棘突垂直而下。胸椎棘突从前上斜向后下，上下胸椎棘突呈叠瓦状排列。胸段脊柱呈生理性后凸，故棘突触诊呈均匀凸起的弧形。胸椎棘突上有棘上韧带，皮肤下没有丰满的肌肉，故督脉触诊力量应稍小，可采用环形揉动、上下推捋、左右拨动等不同触诊方式，体会上下棘突的大小，棘突间隙的大小以及有无棘突偏歪，有无棘上韧带损伤的疼痛、增生、钙化和剥离感等变化。

夹脊线即棘突侧缘，它通常用来配合棘突触诊，能够看出棘突的偏歪情况；向深层按揉可体会棘肌、半棘肌、多裂肌、回旋肌等棘旁小筋的情况；上下推捋时，可体会到上下椎骨的推板，硬度较大。上下推板之间的凹陷，可能是连接两者的韧带及上下关节突、关节囊及间隙。

首先介绍一下膀胱经的第 1、2 侧线：按骨度分寸，肩胛骨上角内侧缘到背部正中的棘突是 3 寸。膀胱经第 1、2 侧线分别位于背部正中线旁开 1.5 寸、3 寸，故顺肩胛骨上角内侧缘向下的垂直线即膀胱经第 2 侧线，棘突线与肩胛骨上角内侧缘线之间的中线即膀胱经第 1 侧线。

在进行点按拨动时，夹脊线和膀胱经第 1 侧线之间具有一个突起，这个突起便是胸椎横突端部。连接横突端部，即横突端部线，此线内侧为夹脊线，此线外侧为膀胱经第 1 侧线。夹脊线深层为上下椎骨间的关节突关节，而膀胱经第 1 侧线的深层为横突与肋骨联结的肋横突关节的后方。

自肩胛骨的内侧缘，从上向下进行点拨，能够触到菱形肌于肩胛骨内侧缘的附着处。沿膀胱经第 2 侧线向上，可触到肩胛骨上角，从内下向外上点拨，可触到菱形肌、肩胛提肌在肩胛骨上角的附着处。沿膀胱经第 2 侧线向下，恰在骶棘肌的外侧缘。稍向外可触及肋骨，向内滑动则可触及骶棘肌的外缘。

在大椎旁边从上向下，可以触摸到一个肌肉的台阶感，沿着肌束朝下外方进行触摸，可以感觉到肌束附着于肩胛骨的内侧缘，也就是斜方肌、菱形肌的上缘。

细说背部的经络穴位

位于背部正中的为督脉，督脉穴位从背部的上方到下方依次为大椎穴、陶道穴、身柱穴、神道穴、灵台穴、至阳穴、筋缩穴、中枢穴和脊中穴。

位于背部正中旁开 0.5 寸的部位为夹脊线，由督脉两侧的夹脊穴相连而成。每个棘突下左右旁开 0.5 寸即一对夹脊穴。

背部正中旁开 1.5 寸的部位为膀胱经第 1 侧线。按经络穴位骨度分寸取穴法，背部正中的棘突与肩胛骨内上角的内侧缘之间可折算为 3 寸，那么，从背部正中棘突到肩胛骨内上角的内侧缘的中线，即膀胱经第 1 侧线。

自第 1 胸椎棘突下旁开 1.5 寸直到第 12 胸椎棘突下旁开 1.5 寸，分布有风门穴、肺俞穴、厥阴俞穴、心俞穴、督俞穴、膈俞穴、肝俞穴，胆俞穴、脾俞穴、胃俞穴，仅有第 8 胸椎棘突下旁开 1.5 寸没有腧穴，现代中医在此处添加胰俞穴。这样，在膀胱经第 1 侧线分布着与人体内在脏腑密切相关的背俞穴，是反映内脏病变的体表敏感点，也是调节内脏功能的有效治疗点。

背部正中旁开 3 寸的部位为膀胱经第 2 侧线。在这条线上，沿着肩胛骨的内上角内侧缘垂直向下，自第 2 胸椎棘突下旁开 3 寸开始，直到第 12 胸椎棘突下旁开 3 寸的部位，分布有附分穴、魄户穴、膏肓穴、神堂穴、魂门穴、阳纲穴、膈关穴、意舍穴、胃仓穴。在第 1 胸椎棘突下旁开 3 寸的地方，便是手太阳小肠经上的肩外俞穴。

背部自我按摩保健操

腰酸背痛可以说是现代人最常见的问题之一，根据医学统计，80% 的人在一生中都会经历腰酸背痛，再加上现代人工作时需要长时间坐着，就使得这个问题更加严重。

下面介绍几种背部保健操，每天做一遍，可以使支持脊柱的肌肉彻底放松。具体操作方法如下：

（1）身体仰卧，双腿并拢，双手握一根橡胶带（普通皮带、围巾、拉力器均可）。接着抬右腿，使腹部和臀部感到压力，将橡胶带套在脚底，腿部不能弯曲，然后拉动橡胶带，尽可能贴近自己的身体，该动作重复2~3次后回到起始状态，换左腿重复此动作，自由呼吸。

（2）身体仰卧，抬腿屈膝，贴近胸前，双手交叉抱紧膝盖下部。吸气时尽量将腿前伸，双手同时抱紧腿部（故双腿无法完全伸直），呼气时双膝尽量贴近胸前。

（3）身体仰卧，双腿踝部交叉，然后自然分放身体两侧，慢慢将骨盆和腿部向一个方向转动，头部则转向反方向（肩部触卧具不动），自由呼吸。

（4）身体仰卧，双腿伸直并拢，双手自然分放两侧。右腿经左腿膝盖下部弯出，尽量使右膝贴近卧具（肩部不得离开卧具），这一动作应保持30秒钟，然后回到预备姿势，换另一条腿做，自由呼吸。

（5）跪立，双肘同时触卧具，目视前方，在每次重复练习时，膝盖与肘部之间的距离应渐渐加大。均匀吸气，轻轻低头。在呼气时，头部放松下垂，同时将背部弯成弓形，像猫一样，深吸一口气，然后慢慢呼气，抬头，同时使背部往下弯曲，绷紧肌肉，使肩胛骨尽可能向后收紧，屏住呼吸，再做2~4个往下弯背收肩的动作，然后使肩胛骨放松。

（6）四肢支撑在沙发床或板凳上，右膝弯曲，右足面放在左脚踝部上。在重力的作用下，膝盖部将缓缓下降，吸气时，控制身体的下降，呼气时，则继续让身体下降，这种升降动作可坚持1分半钟左右，然后换左膝做。

除经常做保健操外，在生活习惯上也要注意保养背部。平时穿衣服注意保暖，随时加减，以护其背。另外，由于躺卧时脊椎所受的压力最小，所以适度的休息也有助于背部酸痛的减轻，平躺时膝盖下放个枕头或是侧躺时两脚中夹个枕头都有助于脊椎压力的减轻。

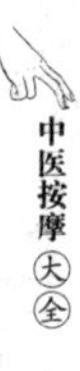

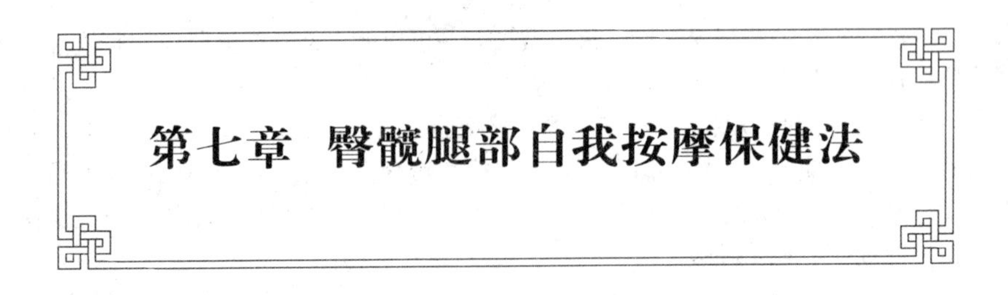

第七章 臀髋腿部自我按摩保健法

详解臀部的按摩程序

在对臀部进行按摩的时候，要遵循先俯卧后仰卧的顺序，依次对臀部进行按摩。

首先取俯卧位，对臀部进行按揉。

（1）掌揉臀部：即对臀部的肌肉进行按揉。在按压的基础上，环形揉动臀部肌肉5~10分钟，从上到下，从内到外，放松臀部肌肉。也可用㨰法。

（2）拇指揉臀部4条线：在通过指揉法对臀部进行放松的同时还要寻找压痛点。第1条线沿骶骨的外侧缘，从上到下，检查臀大肌在骶骨外侧缘的附着处是否有压痛；第2条线从髂后上棘的外侧、髂嵴下，沿臀中肌从上向臀中肌在股骨大转子的附着处，并揉臀大肌与臀中肌的间隙；第3条线自尾骨尖至髂后上棘连线的中点，到大转子间按摩梨状肌；第4条线按揉环跳穴到承扶穴一线。

（3）点按、拨压痛点：一般情况下，在4条线上能够找到压痛点，并且这些压痛点多见于臀大肌在骶骨外侧缘的附着处、臀大肌与臀中肌的间隙、臀中肌肌腹及臀中肌在股骨大转子的附着处。可点按、拨压痛点3~5次，力量以自己能够耐受为度。

（4）点按、弹拨环跳穴及肌肉在坐骨结节的附着处：环跳穴深层及梨状肌、坐骨神经所在，可点按环跳穴解除梨状肌的劳损；坐骨结节上有臀部深层肌肉附着，点按后可使这些肌肉得到有效的放松。

（5）掌推顺筋：使用掌推法沿着臀大肌、臀中肌的走向从上向下推5次，使局部产生舒适的感觉。

（6）拳击臀部：最后可用空心拳击打患侧臀部而结束。

其次取仰卧位，按揉腹股沟区，放松髂腰肌。

（1）按揉髂前上棘的外下方，使阔筋膜张肌得到放松。

（2）点拨五枢穴、维道穴、府舍穴、冲门穴等穴位，按揉髂腰肌；点拨居髎穴，放松阔筋膜张肌，舒筋通络。

（3）摇髋关节：取屈髋屈膝90° 位，对髋关节进行回旋摇动。在摇动的时候速度宜慢，幅度宜大。可在一定方向加大力度，牵拉关节周围肌肉、韧带等软组织。

由于臀部劳损与患者在生活中的坐姿有关，如有些人喜欢跷二郎腿，这便会致使患侧的臀部肌肉紧张而引起劳损，所以患者在日常生活中还要注意，在坐着的时候要让身体向后紧贴椅背，一定要保持端正的坐姿。

髋部按摩的注意事项

髋部按摩指的是对髋关节周围所进行的按摩，因此在按摩的过程中要照顾到髋关节的前后左右。在对髋部进行按摩的时候，可以先做臀部按摩，再做腹股沟区按摩，最后再进行髋关节摇法，以完成对髋关节囊及其周围韧带、肌肉的牵拉。

腹股沟区是人体的敏感部位，在对腹股沟进行按摩的时候，力道应深沉、柔和，手的接触部位以掌面或者四指的指面为主，避免用指端拨揉或者点按。

臀部的肌肉较为丰厚，用力应该缓慢，以便能够使力量到达深部。用力过猛则会引发患者臀肌保护性收缩，手法不能达到需要按摩的组织层次。

在所有的臀部疼痛当中，有很大一部分都来自腰部。腰部神经有一部分分布至臀部，腰部的劳损刺激这些神经导致臀部出现疼痛，其治疗应该按照腰部软组织损伤来进行按摩治疗，故在按摩臀部的同时，还必须要在腰部寻找压痛点进行按摩。

臀大肌、臀小肌、梨状肌及与骨相连的部位或肌肉之间的筋膜，这些部位都是臀部常见的损伤部位，所以在对这些部位进行按摩的时候，一定要仔细体会手下肌肉或筋的感觉，顺着肌肉的走向去体会它附着于骨的部位。同时仔细感觉一下，看到底有没有痛感或者酸麻的感觉，是否有与平时的不适相类似的感觉。一般来说，这些部位便是损伤点，需要通过点按、拨等手法来进行重点治疗。

腿部的四大治病穴位

腿上的穴位有很多，对于普通患者来说，如果把每一个穴位的定位、主治、功能特点都记住，可能有点困难。因此，在这里选取了4个比较重要也十分常用的治病穴位，具体向大家介绍一下：

1. 梁丘——急性胃疼不用愁

在弯腿的时候，梁丘穴就在大腿前面髂前上棘与髌底外侧端的连线上，髌底上2寸的地方。这个穴位可以用来治疗胃疼、下肢疼痛及活动不利、乳腺炎等疾病。

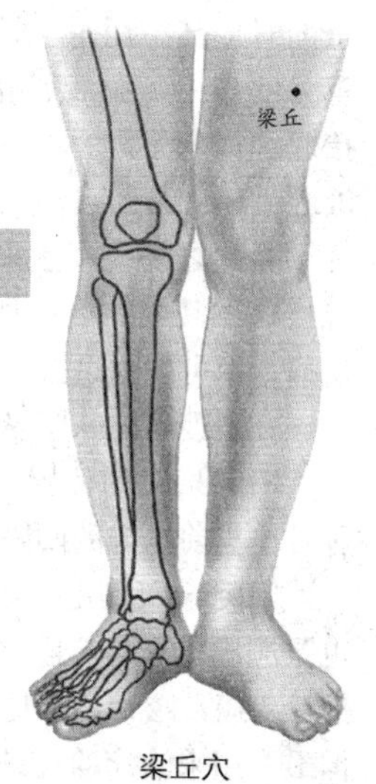

梁丘穴

梁丘穴是足阳明胃经的“郄穴”，“郄”就是“孔隙”的意思。阳经的郄穴一般是用来治疗急性病的，梁丘穴在治疗急性胃痛、胃痉挛方面效果非常好，更是治疗一般胃肠病的常用穴位。夏天的时候天气炎热，很多人都喜欢吃凉的，如果过于贪凉饮冷，很容易出现胃部疼痛，这时我们就可以用手指按摩梁丘穴，有很好的止疼作用。

现在很多人都不爱运动，或者没有时间运动，还有很多年轻人在冬天穿得非常少，等到四五十岁的时候，便会出现不少的毛病，比如腰膝酸软无力、膝盖冰冷等。这些症状也可以通过这个穴位来进行治疗，它能够促进下肢气血的运行，使经脉通畅，从而让疼痛得到缓解。

2. 阴陵泉——脾部疾病它全收

阴陵泉这个穴位是足太阴脾经的合穴，在小腿内侧，胫骨内侧髁后下方的凹陷中就是它的位置所在。

中医讲脾主运化，运化的是什么呢？就是水液以及吃进的食物中的精华部分。如果脾的功能出现问题，就好像水流没有了动力，那水液就会停滞，聚积起来，这时人就会表现出许多问题，如水肿、腹胀、腹泻、尿少、排尿困难等。

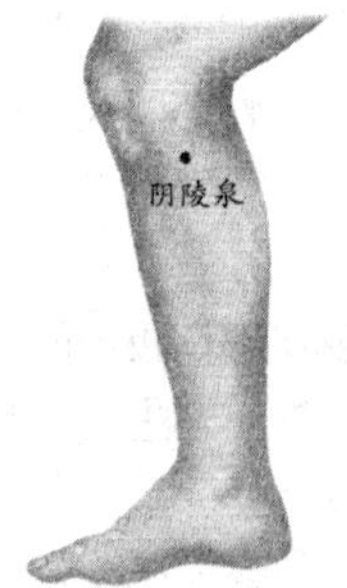

阴陵泉穴

阴陵泉穴有健脾利湿、通利小便的作用。有些老年人会遇到这样的困扰，那就是小便排不干净，不管怎么用力也不行，严重的可能小便点滴而出，甚至一点也排不出来，这在中医学上称为“癃闭”。如果能坚持按摩阴陵泉穴，对这个问题可有一定的缓解。

平时工作总是站着的人，比如说教师、售货员等，经常会觉得下肢发胀，严重的时候甚至用手一按还会留下一个小坑，这是因为由于重力的作用，血液、淋巴液等回流有一定困难。如果时常抬起腿或弯下腰，揉揉阴陵泉穴，就可以促进血液和淋巴液的循环，帮助减轻肿胀的症状。

除此之外，阴陵泉穴还可以治疗腹胀、腹泻等消化系统疾病，其他的一些如下肢疼痛、麻木无力等与脾相关的疾病，都可以通过按摩阴陵泉穴来进行治疗。

3. 阳陵泉——胆囊问题的好帮手

阳陵泉穴的位置正好和阴陵泉穴相对，在小腿外侧，腓骨小头前下方的凹陷处。

阳陵泉穴是足少阳胆经的合穴，是八会穴中的筋会，也是胆腑的下合穴。虽说按摩它可以治疗胁痛、口苦、呃逆、头痛、眩晕、半身不遂、下肢疼痛、小儿惊风等病症，但最常用来治疗的还是胆囊的疾病。

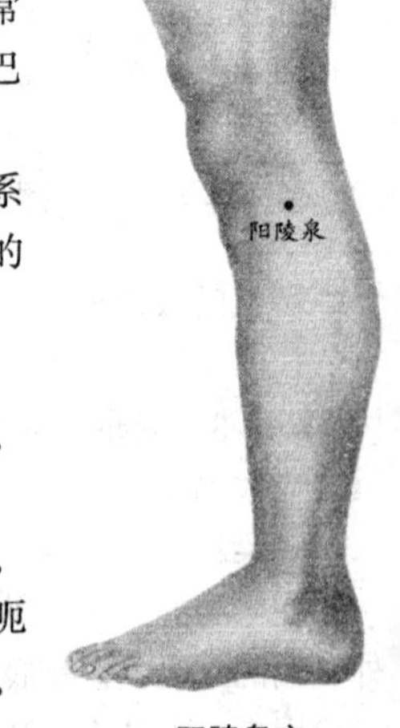

阳陵泉穴

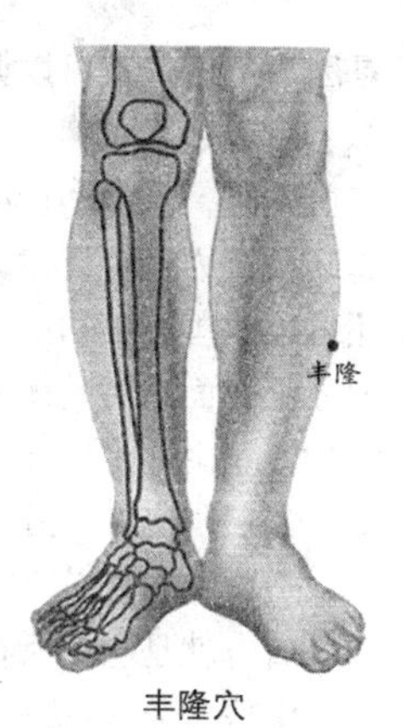

丰隆穴

现代人生活水平比以前有了很大的提高，摄入的营养物质也比以前多很多，不过由于脂肪摄入过量，也带来了一系列新的问题。现在人们得脂肪肝、胆囊炎、胆结石的要比以前多，并且发病年龄也越来越低。胆囊是储存胆汁的地方，胆汁对消化有着重要的作用，如果胆出现了问题，上述疾病就会找上门来。所以，平时应该按揉阳陵泉穴，给胆囊做做保健操，帮助消化，身体自然就会轻松许多。

4. 丰隆——化痰消食祛病患

丰隆穴在小腿上，正好在外踝尖和腘横纹的中点位置，从外观看，这里的肌肉最丰腴，隆起明显，就好像是个突出来的小山丘，所以被称作“丰隆”。

丰隆穴是足太阴脾经的穴位，同时也是胃经的络穴，脾主升，胃主降，因此，刺激这个穴位，可以调和脾胃，从而起到沟通表里、上下的作用。

中医讲“百病皆由痰作祟”，意思是说痰作为一种病理产物，可引起很多种疾病。这里的痰既包括有形之痰，比如说我们咳嗽出来的痰，也包括无形之痰，比如说存在于肌肉、经络的痰。痰是由于脾虚产生的一种病理产物。丰隆是健脾祛痰的要穴，凡与痰有关的病症，如痰浊阻肺引发的咳嗽、哮喘，痰浊外溢于肌肤引发的肿胀，痰浊流经经络引发的肢体麻木、半身不遂，痰浊上扰引发的头痛、眩晕，痰火扰心引发的心悸、癫狂等，都可配取丰隆穴疗治。

位于腿部的这 4 大穴位，是无论如何都应该记住的，只要将这 4 个穴位记住了，遇到那些可以通过这 4 大穴位来治疗的常见病就不用愁了。

腿部的四大保健穴位

除去 4 大常用的治病穴位之外，腿部还有 4 个常用的保健穴位，熟识这几个穴位的位置和功能，平日里便可以对其多加“关照”，从而让保健工作变得简单起来。

1. 足三里——人体保健好帮手

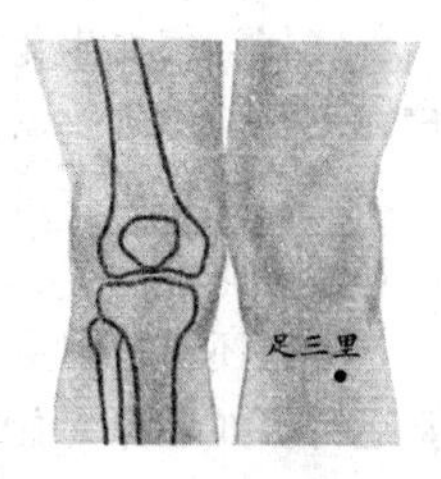

足三里穴

足三里这个穴位大家再熟悉不过了，从古至今，人们一直都对这个穴位非常重视，把它称为“人体第一长寿大穴”。

找到足三里这个穴位并不难，它在犊鼻直下四横指，离胫骨一横拇指的地方，按上去会有一点酸胀的感觉，那就是足三里穴的所在了。

足三里穴之所以被称为“人体保健第一大穴”，主要是因为足三里穴可以调节人体脾胃的功能，帮助消化。中医讲脾胃为气血生化之源、后天之本，脾胃的功能好了，身体才能健康。如果消化不好，便会导致身体气血不足，从而间接影响到身体的健康。现代研究也证实，刺激足三里穴可使胃肠蠕动有力且有规律，并能提高多种消化酶的活力，增进食欲，帮助消化；此外，还可以改善心脏功能，调节心律，增加红细胞、白细胞、血红蛋白和血糖量。在内分泌方面，对垂体—肾上腺皮质系统有双向良性调节作用，并能提高机体的免疫功能，由此足以证明足三里穴对人体的保健长寿具有重要的作用。

2. 三阴交——肝、脾、肾经都能保

三阴交这个穴位在小腿内侧下段，内踝尖直上 3 寸，胫骨内侧缘后方就是它的所在。

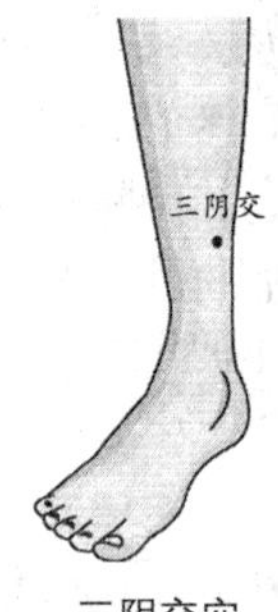

三阴交穴

中医特别重视三阴交这个穴位，因为它是肝、脾、肾 3 条阴经的交会穴。肾为先天之本，内藏人体的元阴元阳；脾为后天之本，气血生化之源；肝主藏血，又为女子之先天。可以说这 3 个脏器，对人体来说都有着非同一般的意义。而三阴交这个穴位同时把这 3 个重要的脏器都联系了起来，按一穴就可以促进这 3 条经脉的气血流通，可以治疗很多和这 3 条经脉相关的疾病，而且坚持每天按摩更可以起到强健体魄、益寿延年的作用。真可以说三阴交穴是上天给我们的恩赐。

三阴交穴对于女性来说有着更为重要的意义。中医认为女子属阴，以血为用，以肝为先天，肝、脾、肾三脏对女性来说都极其重要。现代女性能顶半边天，在生活和工作中发挥着越来越重要的作用，也正是因为这样，出现了很多高龄产妇，这对女性来说是非常危险的。如果平时能坚持按揉三阴交穴，就好像拥有了一道平安符，能够帮助女性保健，增强体质，减少高龄怀孕带来的风险。

3. 血海——养血活血全靠它

血海这个穴位从名字上就可以看出来和血有着密切的关系，血海就是血液会聚的“海洋”。如果身体里血液运行不畅，或者出现了其他和血有关的疾病，都可以用这个穴位来进行治疗。在取穴的时候，要把膝关节屈起来，这个穴位在大腿内侧，髌底内侧端上 2 寸，股四头肌内侧头的隆起处。

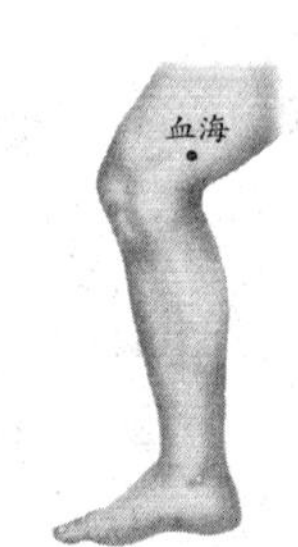

血海穴

脾胃为气血生化之源，如果脾胃功能虚弱的话，就会导致气血不足，出现头晕眼花、乏力、失眠、心烦等许多症状。这个时候，就可以找血海穴来帮忙了，按摩刺激血海穴，可以帮助补益气血。

中医还讲，脾主统血，意思是说脾能够统摄血液，使其正常运行。如果脾统血的功能减弱的话，会导致血液不循常道，引起出血的现象，就好像河水泛滥，淹没了农田，这时也可以借助血海穴来帮助治理，让血流回到正常的通道。

4. 承山——背负身体这座山

承山这个穴位很好找，就在小腿后面的正中，委中穴与昆仑穴之间。伸直小腿或足跟上提时腓肠肌肌腹下会出现一个尖角，这个凹陷处就是承山穴的所在。

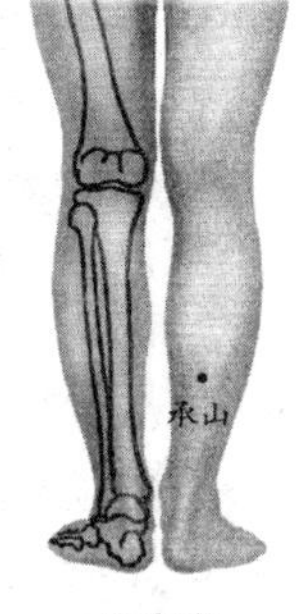

承山穴

承筋穴在承山穴上面，它是凸起来的，就好像是山峰一样。承山穴在承筋穴的下面，就好像是山谷一样。从人的后面望去，承山穴就好像在下面托起了一座山峰，因此被形象地称为“承山”。

相信很多人都有过小腿抽筋的经历，其实这是很常见的，缺钙、受凉、劳累等情况都可以诱发抽筋。抽筋发作的时候往往很突然，而且很痛苦。如果是在游泳的时候出现，还可能会危及生命。而承山穴最大的作用就是可以防止小腿抽筋。不管年轻人还是老年人，都可以在平时，尤其是运动前按摩承山穴，揉到局部发热、发胀为止，这样可对抽筋有很好的预防作用。

女性，尤其是年轻女性，都希望自己有纤细的双腿，可是因为上班总是坐着，也没什么时间运动，总会在小腿上、腰腹部留下赘肉，到了夏天更是明显，让人很苦恼。告诉你一个好方法，不需要去健身房，也不需要大把的时间和钞票，就可以轻松减掉小腿上的赘肉，那就是平时上班的时候，不论是坐着或是站着都可以，把脚后跟抬起，使小腿肌肉保持紧张，只需这样一个小动作就足够了。这样可以充分地刺激承山穴，不但能美化腿部线条，还能防止腰肌劳损，是个一举两得的好方法。

小腿内侧的七大反射区

有 7 个反射区分布在小腿内侧，从上到下，依次是头部反射区、脾反射区、胰反射区、肾反射区、直肠肛门反射区、腹股沟反射区和脊柱反射区。正如反射区歌诀所说：“小腿内侧 7 个区，头脾胰肾排整齐，直肠在后股在前，脊柱位于胫前边。”

1. 头部反射区

定位：小腿内侧上段，胫骨内髁下缘凹陷处。

主治：头疼、鼻炎之类的头部小毛病。

2. 脾反射区

定位：在头面部反射区下方，小腿胫骨内侧后缘。

主治：脾脏疾病、脾虚肥胖症状（每天按揉这个区域 30 分钟即可轻松减肥）。

3. 胰反射区

定位：在脾反射区的下面。

主治：糖尿病（每天按揉胰反射区 20 分钟即可预防）。

4. 肾反射区

定位：在小腿胫骨内侧后缘，相当于三阴交穴的位置。

主治：泌尿系统及生殖系统疾病。

5. 直肠肛门反射区

定位：在小腿胫骨内侧后方，自内踝后方向上延伸四横指的竖条状区域。

主治：直肠炎、痔疮、便秘、脱肛等难言之隐。

6. 腹股沟反射区

定位：在腿胫骨内侧缘，脊柱反射区的下面。

主治：生殖系统疾病和腹股沟疝等疾病。

7. 脊柱反射区

定位：在腿胫骨内侧缘，自上而下分别为颈椎、胸椎、腰椎及骶尾骨反射区。

主治：颈椎病、脖子僵痛、胸椎疾病、腰痛、老年人坐骨神经痛等。

小腿外侧反射区专治消化系统疾病

胃反射区、盲肠反射区、阑尾反射区、小肠反射区、大肠反射区等几大反射区分布在小腿外侧。对于小腿外侧的反射区，反射区歌诀是这样说的：“胃小盲大腿外区，肝胆胫后长区域，腓后上肩与膝下，下腹踝后 2 寸余。”

小腿外侧反射区在小腿的外侧前方形成了一条贯线，可用来治疗便秘、腹泻等消化系统疾病。你可以用大拇指使劲搓这条贯线，从上到下，或者从下到上都可以。不过，一定不要来回搓。要是嫌用大拇指太费劲的话就用拳头搓，或使用手背外侧刮，或者干脆用按摩棒都可以，总之，要顺着一个方向。另外，如果患有阑尾炎的话，按压消化系统反射区时痛感会十分强烈，而大肠反射区对急、慢性肠炎的治疗效果显著。

此外，在小腿外侧还有肝胆反射区、肩反射区、膝反射区和下腹部反射区。

1. 肝胆反射区

定位：在小腿外侧腓骨小头下方，胫骨与腓骨之间凹陷处一个条状的区域。

主治：肝胆疾病，尤其对治疗胆结石效果极好。

2. 肩反射区

定位：胃反射区下一横指，小腿外侧最宽处。

主治：调理肩部和上肢疾病。

3. 膝反射区

定位：肩反射区下方。

主治：调理膝关节痛等膝部及下肢疾病。

4. 下腹部反射区

定位：小腿腓骨外侧，从外踝后方向上延伸约四横指的竖条状区域。

主治：女性痛经、月经不调等生殖系统疾病。

多拍小腿背面反射区防治腰腿疾病

“小腿背面区域宽，健康腰背健康髋。”正如反射区歌诀中所说的，小腿的背部只有腰背部和髋部两个反射区，但这两个反射区却是中老年人必须要知道的重要反射区。因为小腿背面委中穴的位置是腰背反射区，这个区域对治疗腰痛和下肢的疾病是很有效的。而在腿背面的下方，跟腱上方，是主要用来治疗髋部疾病及坐骨神经痛的反射区。要想有效地缓解腰腿痛，可以练习下面介绍的这两个方法：

方法一：每天睡前和起床前敲打腰椎

（1）左侧卧，举起右手握空心拳，用拇指与食指一侧自然地从与后背垂直的方向敲打腰部，直线往下敲打 7 下，分配好每次空心拳移动的距离，刚好移动到骶椎处，反复做 3 遍。

（2）右手握空心拳，用手掌面敲打脊椎旁开 10 厘米处，同样，从上往下一边敲打一边移动空心拳，敲 7 下，反复做 3 遍。

（3）握空心拳，自然下落，用小指一侧敲打骨盆与大腿的关节处 7 下，反复做 3 遍。

需要注意的是，睡醒之后不要马上下床，先闭目养神 3~5 分钟，然后再进行这种敲打按摩。此外，这套方法配合腹部按摩还可以帮助脂肪代谢，实现减肥的效果。

方法二：皮筋操

准备一根长 1.5 米、宽 1 厘米的橡皮筋，然后按以下 7 个步骤进行。

（1）上拉：将橡皮筋打一个结做成圈，右腿蹬住橡皮圈的一端，弯腰手提橡皮圈另一端，挺起身体，两手用力拉橡皮圈到胸前，左右腿交替练习 40 次。

（2）划腿：身体坐在椅子上，小腿穿过橡皮圈，双腿用力往外划，反复进行 20~25 次。

（3）蹬腿：身体坐在椅子上，右脚踏着橡皮圈，双手各拿橡皮圈的一端，右腿用力往前蹬，双手紧握橡皮圈往上提，左右腿交替各做 20 次。

（4）扭臂：身体直立，手臂弯曲，穿过橡皮圈，臂弯不动，手肘向外扭，反复进行 20~25 次。

（5）提臂：身体站立，右脚踏着橡皮圈一端，右手提着橡皮圈的另一端，右手臂用力向上提，左右手、左右脚交替练习 40 次。

（6）扩胸：身体站立，双手紧握橡皮圈放在胸前，双手用力往外平拉，在接近极限时停留 3 秒。反复练习 20 次。

（7）拉手：双手紧握橡皮圈在身体的前面和后面把橡皮圈拉直，反复练习各 20 次。

腿部自我按摩保健操

俗话说“树老先老根，人老先老腿”。人到中年，衰老的速度就会逐渐加快，特别是腿表现得尤为明显。因此，平时加强腿部的锻炼是非常必要的。

下面介绍一套腿部自我按摩保健操，本操借助擦摩两腿经络与点穴伸筋等方法，极具强身健体、延缓衰老之功效。经常练习可预防腿部骨质疏松、腰腿痛、下肢肌肉萎缩、静脉曲张、关节疼痛、脉管炎、足跟痛等病症，具有散寒除痹、通经活络、滑利关节的功效。具体操作方法如下：

1. 摩经点穴

按摩时，平坐于床，两掌同时由外到里擦摩两腿各 5 遍，然后用拇指点揉足三里、阳陵泉和阴陵泉 3 穴，每穴 1 分钟，以局部产生酸胀感为度。

2. 揉搓腿膝

按摩时，以双手掌紧夹一腿，从上到下反复旋转揉搓，每侧揉搓 5~10 遍，然后以同样的方法揉搓另一条腿。

3. 掐揉双膝

按摩时，平坐于床，双腿伸直或自然屈曲，两手掌根对鹤顶穴，五指微曲，放于膝关节，食指、无名指分放于内外膝眼处，悬肘摇腕，指尖着力，随旋动掐揉，以有酸胀感为度。

4. 蹬腿伸筋

按摩时，一手扶物或扶墙，先向前蹬动小腿，使脚尖向上跷起，然后向后蹬腿，使脚尖用力向后，脚面绷直，腿亦尽量伸直。在甩腿时，上身绷直，两腿交替各蹬 10 次。

需要注意的是，如果腿和脚部有轻伤，如踝关节扭伤等，也可练习此操，但力度一定要轻，最好有家人的陪伴。

膝部按摩的注意事项

同人体的其他部位相比，膝关节周围的经筋是相当较多的，并且膝部的肌肉并不是十分丰厚，所以，在对膝部进行按摩的时候要注意力量不宜太重，手法要柔和缓慢，这样才能够避免按摩引起皮肤、骨膜的痛感。

按摩对于膝关节髌骨与股骨关节软骨的炎症、关节囊及周围软组织的炎症等都具有非常好的治疗效果，因此可以有效地缓解膝关节的疼痛症状。由于老年人

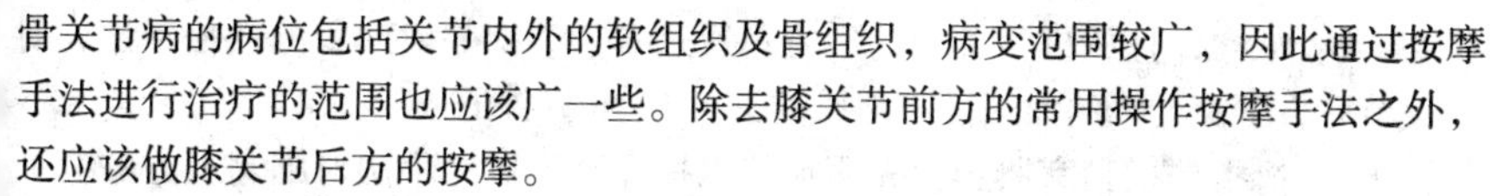

骨关节病的病位包括关节内外的软组织及骨组织，病变范围较广，因此通过按摩手法进行治疗的范围也应该广一些。除去膝关节前方的常用操作按摩手法之外，还应该做膝关节后方的按摩。

除去认真找取压痛点以及穴位，并对其进行点揉外，膝关节的屈伸、推转髌骨、推捋髌骨周缘等手法同样是非常重要的。这些手法可以使髌骨在股骨关节面损伤上产生滑动、挤压和研摩，同时还可以加强局部关节软骨的代谢，有利于软骨面的修复和促进局部炎症的消退。如果再配合股四头肌的舒缩练习，便可以适当加大局部软骨面的压力，促进软骨面的自我修复，对髌骨软化症局限区域的髌骨软骨面退变、局部炎症表现都具有明显的治疗作用。

在进行膝关节屈伸动作的时候，要注意避免速度过快、幅度过大、力量过强，因为手法过猛很有可能会造成关节周围肌腱的牵拉伤。

膝部自我按摩的正确程序

膝部按摩包括膝前手法和膝后手法两部分。

1. 膝前手法

这类手法包括拿揉放松、推摩髌骨、点穴、点揉痛点、膝关节摇法和屈伸法。

（1）拿揉放松髌骨 7 次，具体做法为：以髌骨为中心，采用拿法、掌揉法，放松髌骨上下的肌肉等软组织，动作持续大约 3~5 分钟。

（2）推转髌骨：将膝关节伸直，放松股四头肌，以掌心压住髌骨，以大、小鱼际用力推动，使髌骨在下面的股骨关节面上滑动、环形移动，5~10 分钟后膝部即可出现温暖感。

（3）拇指环揉髌骨周缘：从髌骨的上缘起始，分别沿髌骨内侧缘或外侧缘，以拇指揉法操作，一直到髌骨的下缘，重点点按内、外膝眼穴。半屈曲膝关节时，髌骨下缘是绳索样的髌韧带，韧带内、外侧各有一个凹陷，即膝眼穴。

（4）刮、点髌骨内侧缘、外侧缘压痛点：用一只手将髌骨尽力向外侧推动，暴露髌骨的部分外侧关节面，另一只手中指指腹从髌骨后向前按压并推捋滑动，寻找髌骨关节面有软化或炎症的部位，有疼痛即可点按或重力刮动 3~5 次。内侧缘施以同样手法。

（5）重力推挤软化软骨面：再次推转髌骨，稍加力可体会到髌骨与股骨关节面在某些部位的摩擦感，可伴有局部的疼痛，此处即髌骨软化的部位。可稍加力，在此处推压 3~5 次，再活动膝关节即有明显的轻松感。

（6）膝关节屈伸法：用一手拇指点按膝眼穴，一手托住小腿，屈伸膝关节数次，在膝关节伸直的同时点按膝眼穴。

2. 膝后手法

膝后手法以拿、擦、点穴、拨法为主。

（1）拿揉并且放松膝关节的后方：通过拿、掌揉等大面积的放松手法，对膝关节后方腘窝上下的大腿、小腿肌肉进行5~10分钟的放松。

（2）拇指按揉腘窝肌腱：先用拇指以按揉、弹拨的手法对腘窝上方的两个边进行放松，即膝关节主动用力屈曲时内侧、外侧出现的两个大筋（内侧的半腱肌、半膜肌，外侧的股二头肌的肌腱）；再放松腘窝下方的腓肠肌、比目鱼肌的肌腱，每个肌腱都应放松到肌腱在骨的附着处，进一步放松膝关节后方的肌腱、韧带。

（3）对委中穴以及腘窝后的韧带、关节囊进行点按：膝关节半屈曲状态，点按腘窝横纹中点的委中穴、委阳穴、合阳穴及膝关节后方的关节间隙，放松深层的韧带及关节囊。

（4）掌推膝关节后方：使用掌推法，由小腿向上推膝关节后方10遍。

平时多做做膝部按摩是有百利而无一弊的事情，只要勤动手，疾病自然很难再找上你。

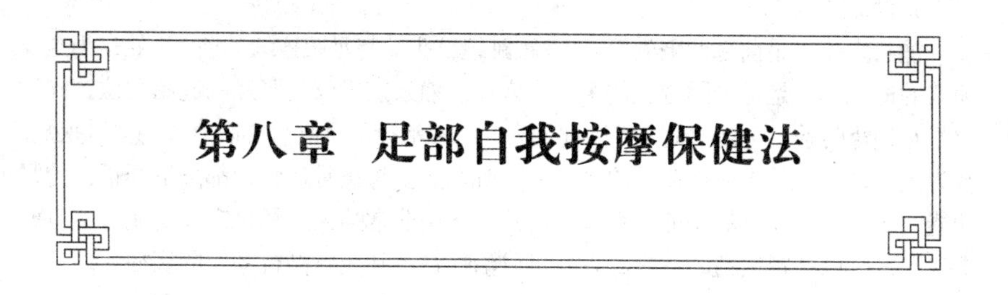

第八章 足部自我按摩保健法

足部是人体的缩影

在古代，中医就有“头痛医脚”的说法。如今，医学研究也发现“人类的衰老是从下肢开始的”，而在下肢中，运动最频繁、最关键的部位便是足部。双足，是人们每天赖以行走的工具。如果将双足并拢起来的话，足底就会构成如同屈腿盘坐向前俯伏的人形一般，所以足部又被称为人体的缩影，人身体中的各个部分在足部均有反射区。

近年来，国内外医学界对反射区疗法的研究开始重视起来，也就是说不在患者的病变局部进行治疗，而是治疗其在足部相应的反射区，这也就是通常所说的“反射区疗法”。

中医经络理论认为，人体具有十二经脉和奇经八脉，其中足太阴脾经、足厥阴肝经、足少阴肾经和阴维脉、阴跷脉均起于足部，而足阳明胃经、足少阳胆经、足太阳膀胱经和阳维脉、阳跷脉又都终止于足部，可见足部与经络间的关系十分密切。经络又是与脏腑相通的，故通过按摩足部的穴位，可以疏通经络，运行气血，调节脏腑功能，从而达到防病治病的目的。

足是人体距离心脏最远的部位，心脏又在血液循环中起着血泵的作用，所以说足部是血液循环的末梢，即便是血液本身的压力很大的时候，血液也很难循环到双脚的位置。而全身的脏腑器官在足底都具有相应的反射区，这样当身体的某部位出现了异常改变时，血液循环就会变差，这样在足底就会有反应，当按压足底感觉最痛的部位，便是疾病的反应部位，通过对最痛的部位进行按压，往往可以收到奇效。

认准足部自我按摩的常用穴位

人体的经络中有 10 条经过足，双足是人体穴位最多的部位，所以经常按摩双足，尤其是足上的穴位，对人体的保健有很好的作用。下面详细介绍足部按摩常用的穴位：

1. 涌泉穴

涌泉穴位于足前部凹陷处第 2、3 趾趾缝纹头端与足跟连线的前 1/3 处，为全身腧穴的最下部，是足少阴肾经的第一个穴位。涌泉穴不仅是肾经的起始穴位，同时也是心、肾两条经交接的地方，因此涌泉穴可以治疗和肾脏、心脏有关的多种疾病。肾为先天之本，是人体生命的原动力，五脏六腑要想正常运转，都离不开正常的肾功能，所以肾经和肾的功能联系非常广泛，作用非常强大。涌泉穴的功能自然也就很强大，可以补肾填精、益髓壮骨，可以治疗肾及其经脉循行部位的病症，以及与肾有关的肝、脾、胃、心、肺等脏腑及骨、髓、脑的病症，如失眠健忘、头晕眼花、烦躁不安、精力减退、倦怠乏力、腰膝酸软、耳鸣耳聋，以及妇科病、男科病、神经衰弱、高血压、低血压、便秘、腹泻、咽喉肿痛等几十种病症。

2. 大敦穴

大敦穴为人体足厥阴肝经上的主要穴位之一，位于人体的足部，大脚趾靠第 2 趾一侧甲根边缘约 2 毫米处。此穴主治目眩、腹痛、肌肋痛、冷感症。此外，自古以来亦被视为镇静及恢复神智的要穴。

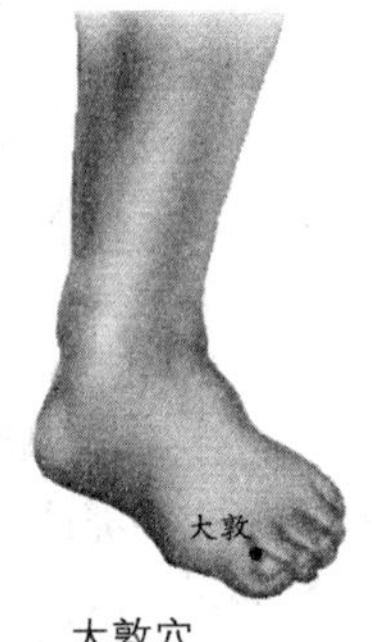

大敦穴

3. 太冲穴

太冲穴位于足背侧，第 1、2 趾跖骨连接部位中，以手指沿拇趾、次趾夹缝向上移压，压至能感觉到动脉映手，即是此穴。此穴位为人体足厥阴肝经上的重要穴位之一，主治肝脏疾病、牙痛、眼病、消化系统疾病、呼吸系统疾病、生殖系统疾病等。

4. 太白穴

太白穴位于足内侧缘，当第 1 跖骨小头后下方凹陷处。此穴位为人体足太阴脾经上的重要穴位之一，主治胃痛、腹胀、吐泻、痢疾等。

5. 太溪穴

太溪穴位于足内侧，内踝后方与脚跟骨筋腱之间的凹陷处。此穴位为人体足少阴肾经上的主要穴位之一，主治肾脏疾病、牙痛、喉咙肿痛、气喘、支气管炎、手脚冰凉、女性生理不顺、关节炎、精力不济、手脚无力、风湿痛等。

6. 申脉穴

申脉穴位于人体的足外侧部位，脚外踝中央下端 1 厘米的凹处。此穴位为人体足太阳膀胱经上的重要穴位之一，主治头痛、眩晕、足痿、足外翻、体寒等。

申脉

申脉穴

7. 丘墟穴

丘墟穴位于足外踝的前下方，当趾长伸肌腱的外侧凹陷处。此穴为人体足少阳胆经上的主要穴位，经常按摩可以使人头脑清晰、情绪稳定、能承受不幸等心理压力。

8. 昆仑穴

昆仑穴位于脚踝外侧，在外踝顶点与脚跟连线的中点。此穴位为人体足太阳膀胱经上的主要穴位之一，主治头痛、腰痛、高血压、眼疾、怕冷症、腹气上逆、肠结石、下痢等。

9. 足临泣

足临泣穴位于足背外侧，第 4 趾、小趾跖骨夹缝中。此穴位为人体足少阳胆经上的主要穴位之一，主治胆经型头痛、腰痛、肌肉痉挛、眼疾、胆囊炎、中风、神经官能症等。

10. 行间穴

行间穴位于人体的足背侧，大脚趾、2 趾合缝后方赤白肉分界处凹陷中，稍微靠大脚趾边缘。此穴位为人体足厥阴肝经上的主要穴位之一，主治宿醉不适、眼部疾病、腿抽筋、夜尿症、肝脏疾病、腹气上逆、肋间神经痛、月经过多、黏膜炎等。

11. 里内庭

里内庭位于脚底部，在第 2 趾根部，大脚趾弯曲时趾尖碰到处（约第 2 趾趾根下 3 厘米处）。主治食物中毒、荨麻疹等。

12. 下痢穴

下痢穴位于足背部位，脚趾和第 2 趾中间向里 2 厘米处。指压此穴，对于治疗下痢非常有效。

13. 第 2 厉兑穴

第 2 厉兑穴位于足部第 2 趾甲根边缘中央下方的 2 毫米处。此穴主治呃逆、呕吐、食欲不振等。

14. 第 3 厉兑穴

第 3 厉兑穴位于足部第 3 趾甲根边缘下方约 2 毫米处，稍微靠第 2 趾。指压此穴位，对于治疗胃灼热、嗳气很有效果。

足部按摩是我国传统医学的宝贵遗产，医学典籍记载，“人之有脚，犹树之有根；树枯根先竭，人老脚先衰”，所谓“足寒伤心”，因此获得健康的最佳途径要从“护脚”做起。

足底反射区及功能

人的双足合起来恰像人体的整体缩影，人体的各组织器官在双足都有其对应的解剖部位，即反射区。因此，当身体某些部位发生病变时，其在足部的对应部分也呈现症状。按摩刺激病变反射区，即能调节机能平衡，恢复器官功能，收到祛病健身之效。下面简要介绍足底反射区及所在位置：

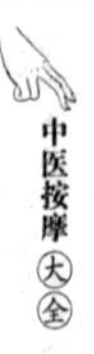

1. 肾上腺反射区

这个反射区位于双足足底第 2、3 跖骨之间，距跖骨头近心端一拇指宽处。

这个反射区主治心律不齐、晕厥、过敏性疾病、关节炎、肾上腺皮质功能不全、高血压、低血压、阳痿、下肢无力、哮喘等。

2. 腹腔神经丛反射区

腹腔神经丛反射区位于双足足底第 1~4 跖骨体处，分布在肾脏反射区附近的椭圆形区域。

这个反射区主治腹泻、腹胀、呃逆、胃肠痉挛、胸闷、焦虑、失眠等。

3. 肾反射区

肾反射区位于双足足底第 2、3 跖骨体之间，近跖骨底处，即肾上腺反射区下一横指处。

这个反射区主治肾炎、肾结石、肾功能不全、泌尿系统感染、高血压、头痛、阳痿、不孕不育、水肿等。

4. 输尿管反射区

输尿管反射区位于自双足足底肾反射区斜向内侧，至足舟骨内下方，呈弧形带状区。

这个反射区主治输尿管结石、前列腺炎、前列腺增生、排尿困难、输尿管狭窄等泌尿系统疾病。

5. 膀胱反射区

膀胱反射区位于双足内踝前下方，足舟骨下方稍突起处。

这个反射区主治泌尿系统结石、膀胱炎、前列腺增生、前列腺炎、尿潴留、醉酒等。

6. 额窦反射区

这个反射区位于双足 10 个足趾趾端。右侧额窦反射区在左足，左侧额窦反射区在右足。

这个反射区主治头痛、头晕、失眠、发热、中风、脑外伤综合征、脑震荡等脑部疾病，以及鼻、眼、耳、口腔等五官科疾病。

7. 垂体反射区

垂体反射区位于双足大趾腹中央部位。

这个反射区主治各种内分泌疾病（甲状腺、甲状旁腺、肾上腺、生殖腺、胰腺等功能失调），儿童生长迟缓、发育不良、遗尿，更年期综合征，肥胖症，儿童智力低下等。

8. 小脑、脑干反射区

小脑、脑干反射区位于双足大趾趾腹根部靠近第 2 趾的一侧。右半部小脑及脑干的反射区在左足，左半部小脑及脑干的反射区在右足。

这个反射区主治小脑疾病、脑震荡、高血压、头痛、失眠、眩晕、脊髓小脑性共济失调、儿童多动症、脑干损伤等。

9. 三叉神经反射区

三叉神经反射区位于双足大趾趾腹中部近第 2 趾的一侧。右侧三叉神经反射区在左足，左侧三叉神经反射区在右足。

这个反射区主治三叉神经痛、面神经麻痹、腮腺炎、牙龈炎、牙痛、偏头痛、失眠、眼耳鼻疾病。

10. 大脑（头）反射区

大脑反射区位于双足大趾的整个趾腹。左半大脑反射区在右足，右半大脑反射区在左足。

这个反射区主治脑卒中后遗症、高血压、低血压、眩晕、头痛、神经衰弱、失眠、脑外伤后遗症、脑瘫、听觉与视觉受损等。

11. 颈项反射区

颈项反射区位于双足大趾趾腹根部横纹处。右侧颈项反射区在左足，左侧颈项反射区在右足。

这个反射区主治颈项僵硬、颈椎病、落枕、颈部软组织损伤及高血压、头痛、头晕等。

12. 鼻反射区

鼻反射区位于双足大趾远节趾骨内侧，自大趾腹内侧缘延伸到趾甲根部呈“L”形。左鼻反射区在右足，右鼻反射区在左足。

这个反射区可以用来治疗鼻塞、流涕、各种鼻炎、鼻窦炎、上呼吸道感染等。

13. 眼反射区

眼反射区位于双足足底第 2、3 趾额窦反射区下方至中节趾骨的底面及两侧面。在趾根两侧与足底面的斜角处以及第 2、3 趾背侧趾间各有敏感点。右眼反射区在左足，左眼反射区在右足。

这个反射区可以用来治疗近视、远视、青光眼、白内障、角膜炎、结膜炎、眼底出血等眼部疾病。

14. 耳反射区

耳反射区位于双足足底第 4、5 趾额窦反射区下方至中节趾骨底面及内外侧面。各趾根部两侧及第 4、5 趾根间背侧有敏感点。右耳反射区在左足，左耳反射区在右足。

这个穴位主治中耳炎、耳鸣、耳聋、梅尼埃病、眩晕、平衡失调等。

15. 斜方肌反射区

斜方肌反射区位于双足足底的眼、耳反射区下约一拇指宽，甲状腺反射区与肩反射区之间的横条带状区域。

这个反射区主要用来治疗颈部及肩背部酸痛、落枕、上肢无力及麻痹等。

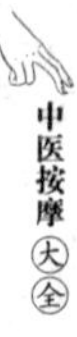

16. 甲状腺反射区

甲状腺反射区位于双足足底第1趾与第2趾蹼处沿第1跖骨头向内呈“L”形带状区。

这个反射区主要用来治疗甲状腺功能低下或亢进、甲状腺肿大、甲状腺结节、肥胖症、神经衰弱、心悸等。

17. 甲状旁腺反射区

甲状旁腺反射区位于双足足底内侧缘第1趾跖关节前方凹陷处。

这个反射区主要用来治疗缺钙引起的手足抽搐、麻痹或痉挛以及肌肉抽搐、筋骨酸痛、骨质疏松、白内障、过敏性疾病等。

18. 肺、支气管反射区

肺、支气管反射区位于双足斜方肌反射区下方一拇指宽处。支气管敏感带位于自肺反射区的中部向第3趾延伸。

这个反射区主治肺气肿、气管炎、哮喘、胸闷等呼吸系统疾病。

19. 心脏反射区

心脏位于左足底第4、5跖骨体间，在肺反射区后方（近足跟方向）。

这个反射区主治心律不齐、心前区疼痛、冠心病、动脉硬化、高脂血症、高血压、低血压、心肌炎等血液循环系统疾病。

20. 脾反射区

脾反射区位于左足底第4、5跖骨体间，心脏反射区下一拇指宽处。

这个反射区主治食欲不振、消化不良、儿童厌食、贫血、各种炎症、发热、牛皮癣、神经性皮炎等皮肤病、月经不调等；对放化疗患者，还有增强食欲、减轻副作用的功效。

21. 胃反射区

胃反射区位于双足足底第1趾跖关节后方约一横指宽处。

这个反射区主治急慢性胃炎、胃及十二指肠溃疡、胃痉挛、胃下垂、急性胃肠炎、恶心呕吐、厌食、反酸、胃灼热、消化不良、食欲不振等。

22. 十二指肠反射区

十二指肠反射区位于双足足底内侧缘第1跗跖关节前方，胰反射区后方。

这个反射区主治胃及十二指肠溃疡、腹胀、消化不良、食欲不振、糖尿病等。

23. 胰反射区

胰反射区位于双足足底第1跖骨体靠近跗跖关节处，胃反射区与十二指肠反射区之间。

这个反射区主治糖尿病、胰腺炎、消化不良等。

24. 肝反射区

肝反射区位于右足足底第4、5跖骨体间。

这个反射区主治肝炎、肝硬化、肝大、脂肪肝、胆石症、胁痛、口苦、食欲不振、消化不良、视力下降等。

25. 胆囊反射区

胆囊反射区位于右足足底第 4、5 跖骨体间靠近第 4 跖骨处，肝脏反射区的内下方。

这个反射区主治消化不良、胆结石、胆囊炎、肝炎、胃肠功能紊乱等。

26. 小肠反射区

小肠反射区位于双足足底中部凹陷区域，被升结肠、横结肠、降结肠、乙状结肠及直肠等反射区所包围。

这个反射区主治胃肠胀气、腹痛、腹泻、便秘、急慢性结肠炎、消化不良、溃疡性结肠炎等。

27. 盲肠、阑尾反射区

盲肠、阑尾反射区位于右足足底跟骨前缘，第 4、5 趾间的垂直线上。

这个反射区主治腹胀、消化不良、慢性阑尾炎、盲肠及阑尾手术后疼痛等。

28. 回盲瓣反射区

回盲瓣反射区位于右足足底跟骨前缘靠近外侧，盲肠及阑尾反射区的远心端。

这个反射区主治腹胀、腹痛、消化不良及各种手术后促进恢复肠蠕动等。

29. 升结肠反射区

升结肠反射区是从右足足底跟骨前缘沿骰骨外侧至第 5 跖骨底，即小肠反射

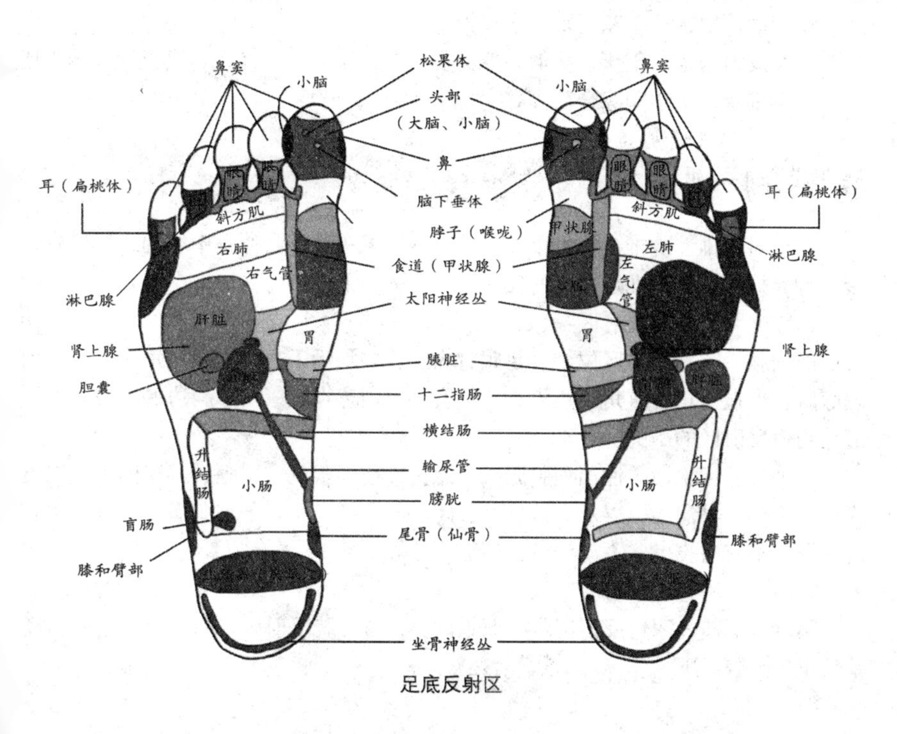

足底反射区

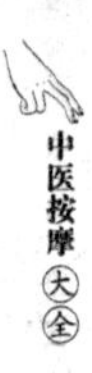

区外侧与足外侧平行的带状区。

这个反射区主治腹胀、腹痛、腹泻、便秘等消化系统疾病。

30. 横结肠反射区

横结肠反射区位于双足足底中部，横越足底呈横带状。

这个反射区主治腹胀、腹痛、腹泻、便秘等消化系统疾病。

31. 降结肠反射区

降结肠反射区位于左足足底第 5 跖骨沿骰骨外缘至跟骨前缘，与足外侧平行的竖条状区域。

这个反射区主治腹胀、腹痛、腹泻、便秘等消化系统疾病。

32. 乙状结肠、直肠反射区

乙状结肠、直肠反射区位于左足足底跟骨前缘，呈一横带状。

这个反射区主治腹泻、便秘、便血、痔疮、直肠脱垂、乙状结肠及直肠炎症、息肉等消化系统疾病。

33. 肛门反射区

肛门反射区位于左足足底跟骨前缘，乙状结肠及直肠反射区的末端。

这个反射区主治便秘、痔疮、肛瘘、肛裂、直肠脱垂等，还能促进痔疮术后的恢复。

34. 生殖腺（性腺）反射区

生殖腺反射区位于双足足跟中央处。

这个反射区主治阳痿、早泄、睾丸炎、月经不调、痛经、卵巢囊肿、子宫肌瘤、不孕不育、更年期综合征等。

寻找足内侧反射区

想要对颈椎、胸椎、腰椎以及子宫、前列腺等居于身体正中线的组织器官健康进行养护，就要找准足内侧的反射区。具体如下：

1. 前列腺、子宫反射区

前列腺、子宫反射区位于双足跟骨内侧，内踝后下方的近似三角形区域。前列腺敏感点在三角形直角顶点附近；子宫颈的敏感点在三角形斜边的上段，即尿道及阴道反射区的尽头。

这个反射区主治男性前列腺肥大、急慢性前列腺炎、尿频、排尿困难、尿道疼痛、阳痿、早泄等，以及女性痛经、闭经、月经失调、子宫肌瘤、子宫下垂、宫颈炎、子宫内膜炎、不孕、更年期综合征等。

2. 阴道、阴茎、尿道反射区

阴道、阴茎、尿道反射区位于双足内侧，自膀胱反射区斜向后上方延伸，经距骨止于内踝后下方。

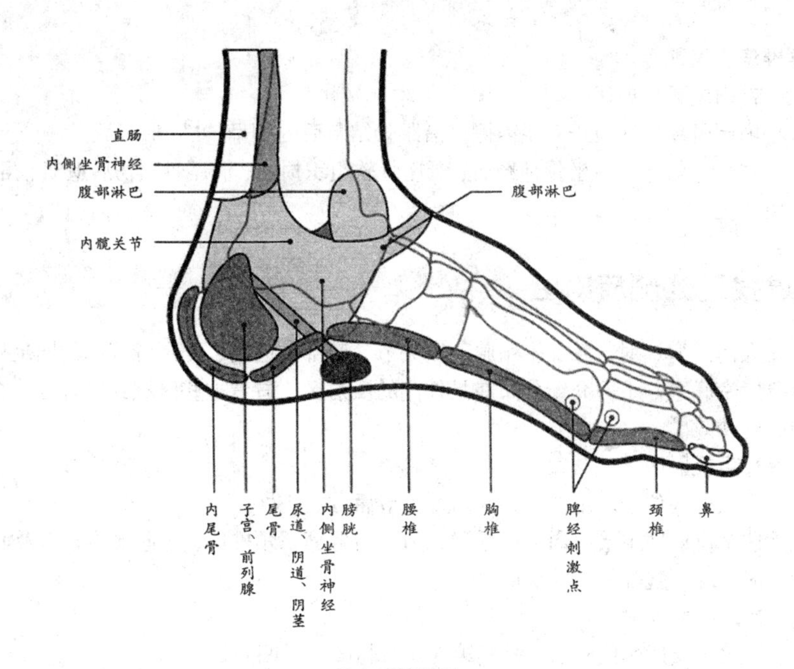

足内侧反射区

这个反射区主治阴道炎、排尿困难、尿路感染、生殖系统疾病等。

3. 颈椎反射区

颈椎反射区位于双足大趾根部内侧横纹尽头处的凹陷区域，内侧第 1 趾骨间关节前后处。

这个反射区主治颈项酸痛僵硬、落枕及颈椎病引起的头痛头晕、恶心呕吐、手麻等。

4. 胸椎反射区

胸椎反射区位于双足足弓内侧缘，第 1 跖骨头下方至内侧楔骨前。

这个反射区主治胸椎疾病、肩背酸痛、颈肩综合征、心脏病、胃病、肺部疾病等。

5. 腰椎反射区

腰椎反射区位于双足足弓内侧缘，内侧楔骨至足舟骨处，上接胸椎反射区，下连骶骨反射区。

这个反射区主治急性腰扭伤、腰背酸痛、腰椎间盘突出、腰椎骨质增生、坐骨神经痛、腰腿痛、腰肌劳损等。

6. 骶骨反射区

骶骨反射区位于双足足弓内侧缘，起于足舟骨后方经距骨下方到跟骨前缘。

这个反射区主治骶骨骨质增生、骶骨损伤、骶尾骨软组织损伤、坐骨神经痛、颈椎病、失眠等。

7. 内尾骨反射区

内尾骨反射区位于双足内侧，沿跟骨结节后内侧呈“L”形区域。

这个反射区主治坐骨神经痛、骶尾骨软组织损伤、骶尾骨损伤后遗症、痔疮、生殖系统疾病等。

寻找足外侧反射区

人体的肩、肘、膝、生殖腺、髋关节、腹部淋巴结、外尾骨等部位同足外侧有着紧密联系。下面介绍分布在足外侧的反射区，看看这些区域到底有着什么样的保健功效。

1. 肩反射区

肩反射区位于双足外侧第5跖趾关节后方凹陷处。

这个反射区主治肩周炎、手臂无力、肩背痛、颈椎病、上肢瘫痪，以及髋、膝、肘、踝、腕等关节的疾病。

2. 肘关节反射区

肘关节反射区位于双足外侧第5跖骨粗隆前后凹陷处。

这个反射区主治肘关节炎、网球肘、肘关节外伤、肘关节酸痛，以及髋、膝、肩、踝、腕等关节的疾病。

3. 膝关节反射区

膝关节反射区位于双足外侧跟骨前缘，骰骨、距骨下方形成的半圆形凹陷处。

这个反射区主治膝关节炎、膝关节骨质增生、膝关节软组织损伤、风湿性关

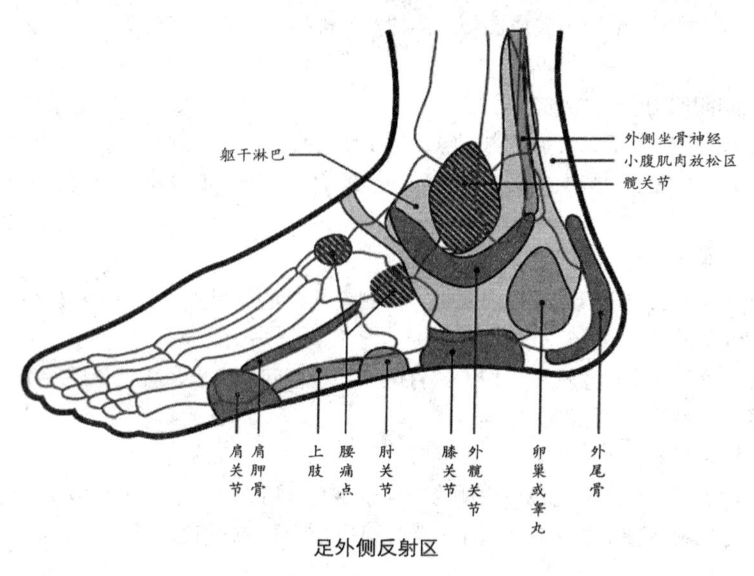

足外侧反射区

节炎、类风湿性关节炎、骨性关节炎以及髋、肘、肩、踝、腕等关节的疾病。

4. 生殖腺（性腺）反射区

生殖腺反射区位于双足外踝后方跟骨腱前方的三角形区域（与前列腺或子宫反射区位置相对），睾丸、卵巢的敏感点在三角形直角顶点附近。

这个反射区主治阳痿、早泄、睾丸炎、月经不调、痛经、闭经、卵巢囊肿、子宫肌瘤、白带异常、不孕不育、更年期综合征等。

5. 髋关节反射区

髋关节反射区位于双足内踝与外踝下缘，呈弧形区域。

这个反射区主治髋关节痛、股骨颈骨折引起的疼痛、坐骨神经痛、腰背痛、股骨头坏死、下肢瘫痪，以及膝、肘、肩、踝、腕等关节的疾病。

6. 腹部淋巴结反射区

腹部淋巴结位于双足外侧踝关节前，距骨和舟骨之间构成凹陷的部位即为腹部淋巴结反射区。

这个反射区主治各种炎症、发热、癌症、免疫力低下等。

7. 外尾骨反射区

外尾骨反射区位于双足跟骨外侧，沿跟骨结节后外侧呈“L”形区域。

这个反射区主治坐骨神经痛、骶尾骨软组织损伤、骶尾骨损伤后遗症、痔疮、生殖系统疾病。

寻找足背部反射区

足底部的反射区主要同身体内部的心、肺、肾等器官相关，足背部的反射区则与人体的胸（乳房）、肩胛骨、肋骨等在身体上相对比较靠外的组织器官联系密切。下面介绍都有哪些组织器官的反射区在足背部：

1. 胸部淋巴结（胸腺）反射区

胸部淋巴结反射区自双足足背第 1、2 跖骨之间延伸至第 1、2 趾蹼处。

这个反射区主治各种炎症、发热、再生障碍性贫血、免疫功能低下、胸部肿瘤、乳房肿瘤、子宫肌瘤等。

2. 内耳迷路反射区

内耳迷路反射区位于双足足背第 4、5 趾蹼至第 4、5 跖趾关节间。

这个反射区主治头晕、眼花、梅尼埃病、晕车、晕船、平衡障碍、耳鸣、耳聋、高血压、低血压等。

3. 胸（乳房）反射区

胸反射区位于双足足背第 2、3、4 趾蹼至第 2、3、4 跖骨底近似圆形的区域。

这个反射区主治乳腺炎、乳腺小叶增生、乳腺癌、乳腺术后康复、产后少乳、胸部软组织损伤、胸闷气急、胸膜炎等。

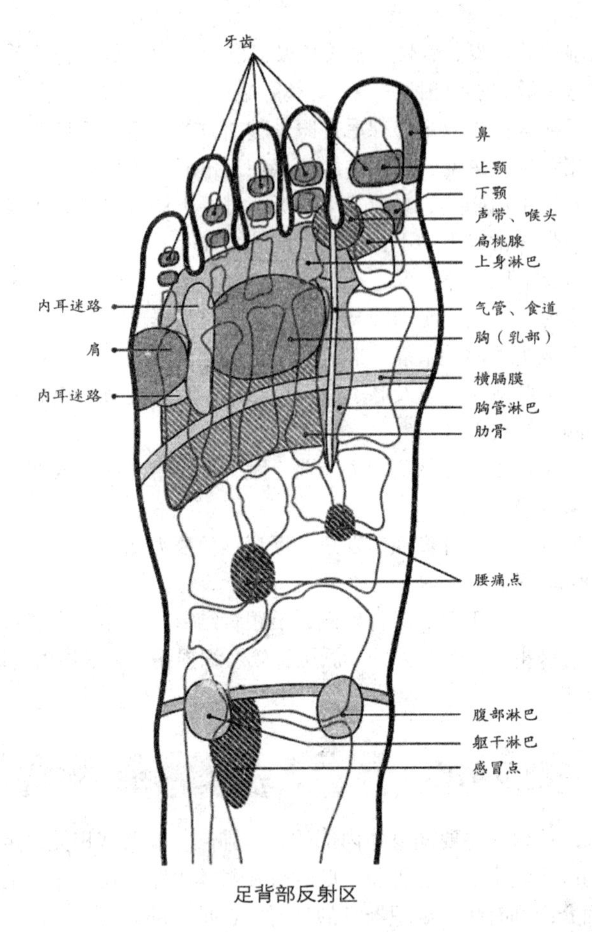

足背部反射区

4. 膈反射区

膈反射区位于双足足背第 1~5 跖骨底与楔骨、骰骨之间，横跨足背的带状区域。

这个反射区主治多种消化系统疾病、循环系统疾病、呼吸系统疾病，以及腹胀、呕吐、膈肌痉挛、哮喘等。

5. 扁桃体反射区

扁桃体反射区位于双足背大趾近节趾骨处，长伸肌的左右两侧。

这个反射区主治扁桃体炎、口腔疾病、上呼吸道感染、咽炎等。

6. 下颌反射区

下颌反射区位于双足背大趾骨间关节横纹后方的带状区域。

这个反射区主要用来治疗牙龈炎、牙痛、口腔溃疡、腮腺病变、味觉障碍、打鼾、颞下颌关节紊乱综合征等。

7. 上颌反射区

上颌反射区是位于双足背趾关节横纹前方的带状区域。

这个反射区主要用来治疗牙痛、牙龈炎、味觉障碍、口腔溃疡、打鼾等。

8. 喉、支气管反射区

喉、支气管反射区位于双足背第 1、2 跖骨头与跖骨底之间。

这个反射区主要用来治疗咽喉部及气管的各种炎症，各种原因引起的咳嗽、气喘、声音嘶哑、声带损伤，中风引起的失语，食管炎，食管静脉曲张等。

9. 肩胛骨反射区

肩胛骨反射区位于双足足背第 4、5 跖骨间延伸到骰骨处稍向两侧分开的带状区域。

这个反射区主要用来治疗肩背酸痛、肩周炎、肩关节活动受限、肩背软组织损伤、颈肩综合征、颈椎病等。

10. 肋骨反射区

内侧肋骨反射区位于足背内侧楔骨、中间楔骨与足舟骨之间；外侧肋骨反射区位于骰骨、足舟骨与距骨之间。

这两个反射区主要用来治疗肋软骨炎、肋骨骨折、胸闷、岔气、胸膜炎、肩周炎等。

足部反射区的按摩顺序

在进行足部反射区按摩的时候，遵循正确的按摩顺序，往往可以收到事半功倍的效果。

按摩足部反射区正确的操作顺序应该是：从左足开始，按照足底反射区→足内侧反射区→足外侧反射区→足背反射区的顺序进行按摩，然后以同样的顺序按摩右足全部的反射区，详细顺序如下：

1. 左脚足底

检查心脏→基本反射区（肾上腺→腹腔神经丛→肾脏→输尿管→膀胱→尿道）→大额窦→三叉神经→小脑→颈项→颈椎→鼻子→大脑→脑垂体→食道→甲状旁腺→甲状腺→小额窦→眼睛→耳朵→斜方肌→肺、支气管→心脏→脾→胃→胰→十二指肠→小肠→横结肠→降结肠→乙状结肠、直肠→肛门→性腺→失眠点。

2. 右脚足底

基本反射区（肾上腺→腹腔神经丛→肾脏→输尿管→膀胱→尿道）→大额窦→三叉神经→小脑→颈项→颈椎→鼻子→大脑→脑垂体→食道→甲状旁腺→甲状腺→小额窦→眼睛→耳朵→斜方肌→肺、支气管→肝脏→胆→胃→胰→十二指肠→小肠→盲肠→回盲瓣→升结肠→横结肠→肛门→性腺→失眠点。

3. 足内侧

颈椎→胸椎→腰椎→骶骨→内尾骨→前列腺、子宫→内肋骨→腹股沟→下身淋巴→髋关节→直肠、肛门→内侧坐骨神经。

4. 足外侧

肩关节→肘关节→膝关节→外尾骨→卵巢、睾丸→肩胛骨→外肋骨→上身淋巴→髋关节→下腹部→外侧坐骨神经。

5. 足背

上颌→下颌→扁桃体→喉、气管→胸部淋巴→内耳迷路→胸、乳房→内外肋骨→上、下身淋巴→解溪→基本反射区（肾上腺→腹腔神经丛→肾脏→输尿管→膀胱→尿道）。

按顺序做完足部的按摩治疗后，一般要进行短暂的休息，调整一下身体的状况，另外也让作用的效果能够更加深入。但是不要立即进入睡眠，即使是在睡前按摩，最好也要待上几分钟再进入睡眠，这样睡眠的质量也会有所提高。

足疗适应证和禁忌证

虽然足部自我按摩是一种简单有效又很少出现副作用的养生保健方法，但它也并非是治疗疾病的万灵丹，在应用的时候同样有一些适应证和禁忌证。

1. 适应证

足部按摩主要适应于功能性疾病，治疗的效果非常好，所以完全可以作为主要的治疗方法。其中，适合使用足疗来进行治疗的疾病主要有以下几类：

（1）内科中的消化系统疾病，如消化功能紊乱、消化道溃疡、失眠、高血压、糖尿病等。

（2）外科中的骨质增生、软组织损伤、前列腺炎等。

（3）女性月经失调、子宫肌瘤、更年期综合征等。

（4）儿童大脑发育迟缓、注意力不集中、反复性的呼吸道感染等常见疾病。

（5）神经系统疾病，如各种神经性疼痛以及神经官能症。

（6）过敏性疾病，如过敏性哮喘，过敏性皮炎、鼻炎等。

（7）局部炎症，如乳腺炎、气管炎、淋巴炎、上呼吸道感染、脉管炎、皮炎等各种炎症。

（8）药物过敏，或者不适于内服或注射药物进行治疗的疾病。

（9）应该通过手术进行治疗的疾病，短时间内无法施行手术时，可以采用足部按摩疗法进行补充代替。

2. 禁忌证

除去以上这些适应证之外，足部按摩疗法也有一定的局限性，所以在进行自我按摩前，一定要先判断自己是否患有按摩禁忌证，如果有的话，则要禁止按摩。

足部按摩疗法的禁忌证有以下几类：

（1）各种严重的出血性疾病，如吐血、呕血、咯血、便血、脑出血、胃出血、肠出血、子宫出血及其他内脏出血等。

（2）一些外科疾病，如严重外伤、烧伤、骨折、关节脱位、胃肠穿孔、急性阑尾炎等。

（3）意识不清或昏迷的病人和各种严重精神病患者也不适宜通过按摩来治病。

（4）各种急性传染性疾病，如肝炎、肺结核、流脑、乙脑、伤寒及各种性病患者不适合进行按摩治疗。

（5）急性心肌梗死及冠心病病情不稳定者。

（6）严重器官功能衰竭，如肾衰竭、心力衰竭和肝坏死等。

（7）各种急性中毒，如煤气中毒，药物、食物中毒，毒蛇、狂犬咬伤等。

（8）急性高热病证。

（9）空腹、暴饮暴食后及极度疲劳等。

（10）女性月经期和妊娠期。

足部按摩保健操

足部按摩有一定的讲究，首先要保证姿势正确。采取坐姿时，被按摩者（此指广义的家庭互助式按摩）坐在有扶手的椅子上，赤脚向前伸直，脚下放一个软垫子，按摩者坐在对面，稍偏右一些，这样方便按摩操作。采取卧姿时，被按摩者仰卧在床上，床高度以 65 厘米为宜，被按摩者赤脚放在床的一端，膝下放一个垫枕，头颈部也放一个垫枕，以利于按摩者观察被按摩者的面部反应，按摩者坐在椅子上进行操作。

足部按摩很讲究反射区操作的先后次序，依次序按摩才能达到最佳的治疗或保健效果。

为符合机体阴阳平衡原则，通常按照足底→足内侧→足外侧→足背的次序进行按摩。按摩时，要先按左脚，再按右脚。具体按摩次序如下：

（1）按摩左足底的肾、输尿管和膀胱等基本反射区，增强排泄功能，将有害物质及废物排出体外。

（2）刺激位于腹腔左侧的腹腔神经丛，使体内的神经系统处于相对平衡的良好状态，充分缓解全身的紧张状态，调动各个脏器的生理功能。

（3）按摩肾上腺反射区，以增强机体免疫力。

实施重点按摩时，通常要按照基本反射区（肾、输尿管、膀胱）→病变反射区→相关反射区→基本反射区的顺序依次进行。无论是治疗还是保健，每次按摩开始时和结束之际，都应对基本反射区按摩 3 遍。

在按摩时，关键是要找准敏感点，这样不需要用多大力量，被按摩处就会出现酸痛的感觉，这样才会有疗效；如果找不到敏感点而蛮干一通，只会白费力气。

日常生活中，为了消除足部疲劳，改善其血液循环，使步态自然轻盈，经常做做锻炼足部肌肉和关节的体操大有好处，对长时间站立和走动的人来说尤其有益。具体操作方法如下：

（1）双腿直立，脚尖并拢，双手扶椅背，徐徐提身用脚尖站立，保持1分钟，然后放下，身体重量先由脚掌外侧承受再过渡到全脚掌。

（2）取坐姿，用脚趾夹住某一物品，然后用力将该物品向两脚中间拨动，直至两脚相触。

（3）双膝微屈，两脚掌前部夹住放在地上的一书本，然后徐徐抬高身体，用脚尖站立，再徐徐复原。

（4）用脚趾从地板上夹起小球。

（5）用脚掌外侧着地走动。

（6）取坐姿，然后两脚掌紧紧相触。

（7）尽力分开脚趾。

（8）席地而坐，不要盘膝，以脚掌外侧着地。

以上动作宜反复做，次数因人而异。上班族在工作之余可以尝试上述方法放松脚部。此外，要养成良好的卫生习惯，晚上用温水泡脚，时间15~20分钟，脚缝之间要用手搓一搓，擦脚时要擦干水分，尤其是脚趾之间的水，勤换鞋袜和鞋垫。

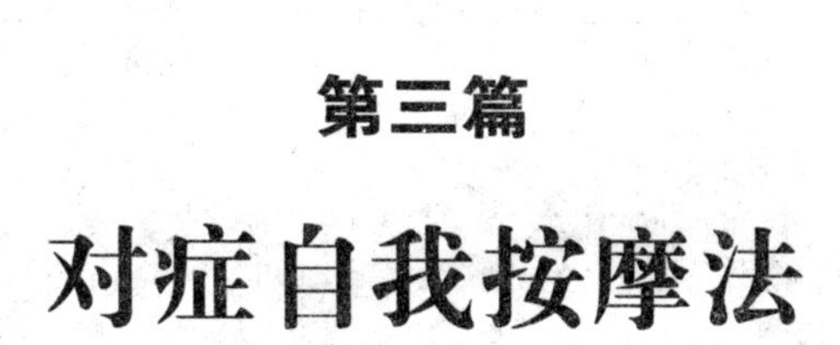

第三篇

对症自我按摩法

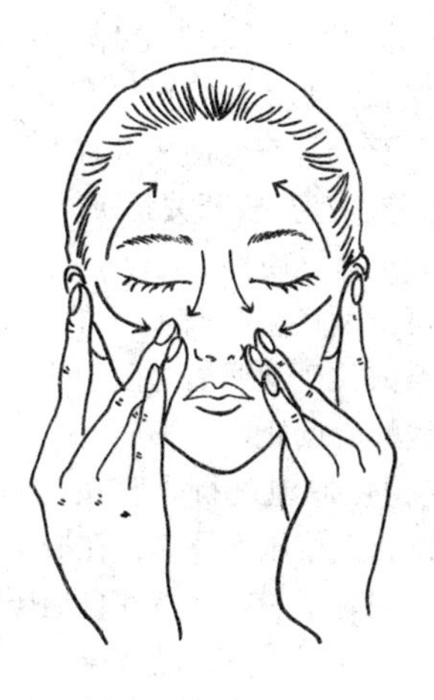

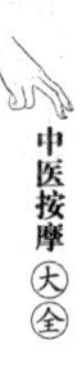

第一章 轻松改善亚健康状况

焦虑

焦虑指的是即将面临不良处境时的一种紧张情绪，表现为持续性精神紧张、口干、胸闷、心悸、出冷汗、厌食、便秘等。实践证明，按摩可以有效缓解焦虑。按摩天柱穴、百会穴，可使头部神经松弛，舒缓紧张带来的头晕、头痛；按摩关元穴、巨阙穴，可调理脾胃，改善厌食、便秘等症状。

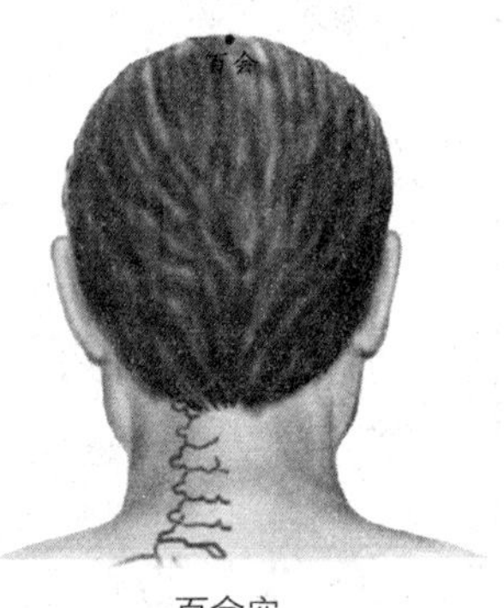

百会穴

天柱穴位于后头部发际的两条粗肌肉（斜方肌）正外侧的凹陷处；百会穴位于从两眉之间引至头部的中线与两耳尖连线的交点处。

用食指指尖对以上穴位慢慢地进行垂直按压，一次持续5秒钟左右。首先按压天柱穴，在按压的时候用双手的食指分别按压两侧的穴位，头向前倾，同时用左右食指各自加压。接下来按压百会穴，用双手的食指交叠按压穴位，然后张开手肘，进行按压。最后压揉天枢穴。天枢穴位于腹部，横平脐中，前正中线旁开2寸处。在按压的时候注意要采取仰卧位，将膝盖竖立起来，并用双手的手指相叠按压穴位，一边加压一边进行小幅度的揉搓。

关元穴位于脐下3寸处；巨阙穴位于上腹部前正中线上，当脐中上6寸处。在对这两个穴位进行按摩的时候，要采用拳头叩打的方式，坚持进行便可以收到效果。

除去以上所说的这些穴位之外，太冲穴也是一个用来缓解焦虑的不错的穴位。

太冲穴是肝经的原穴，原穴的含义有发源、原动力的意思，也就是说，肝脏所表现的个性和功能都能够自太冲穴中找到形质。在中医里面，有“肝为刚脏，不受怫郁”的说法，也就是说，肝脏的阳气很足，火气很大，不能被压抑。我们经常说“肝火旺”，其实肝火旺是一种上天的禀赋，通常肝火旺的人都有胆有识，精力充沛，能成大事，一旦生气也能很快地宣泄出来，不会伤到身体。有的人先天肝火不旺，气血不足，这样的人一旦生气，很容易被压抑，无力宣发，只能停滞在脏腑之间，形成浊气，结果自己变得精神涣散，注意力很难集中，久而久之便会引发抑郁。其实这都是肝部的毛病，可以通过刺激太冲穴来解决。

但是按摩太冲穴并不适合那些脾气火暴的人。有些人一有不痛快就马上发泄、吵闹，并且吵闹后觉得痛快，还能谈笑风生，这种人的火气已经发泄掉了，不用再揉太冲穴。这个穴位是为那些爱生闷气、有泪不轻弹但又不能释怀的人准备的。

在按揉太冲穴之前，可以先做几个深呼吸，扩扩胸，然后坐下来用拇指指腹按压脚上的太冲穴，缓缓加力，按住 1 分钟后再缓缓收力放开，如此反复指压太冲穴 3~5 次，便能够使脏腑之间的浊气逐渐排除，焦虑自然也就烟消云散了。

当焦虑患者在身心面临紧张及焦虑的戗害时，很重要的一点便是要保持正确的饮食，尽量避免可乐、油炸食物、糖、麦粉制品、洋芋等容易对身体造成刺激的食品。饮食中要保证 50%~75% 的新鲜蔬菜，避开咖啡因及酒精等对神经系统产生不良影响的东西。正确的饮食可强化身体，使免疫系统及神经系统状况达到最佳的状态。

头痛

头痛指的是头颅上半部的疼痛，是一种常见的自觉症状，见于各种急、慢性疾病。头部疾病和身体其他部位的疾病均可引起头痛。头痛可急可慢，可轻可重。头痛可以单独出现，也可以与其他症状相兼并见。头痛可由头部本身的疾病，比如说颅内病变、五官疾病或者急性感染、心血管系统疾病、精神神经系统疾病所引起。中医学认为，外感六淫、情志刺激、肝阳偏亢、气血阴精不足、跌打损伤、瘀血阻滞等，皆能引发头痛。

穴位和反射区按摩对于高血压病引发的头痛、血管神经性头痛、偏头痛、感冒头痛和一些原因不明的头痛均有一定的疗效。但是，当头痛伴有发热症状的时候，则应该考虑为传染病或其他感染性疾病所致。头痛较为剧烈，并伴有喷射性呕吐，应该考虑为颅内疾病。头痛伴有视力锐减，眼睛剧烈疼痛，则应该怀疑急性充血性青光眼。上述的这几种情况，均属头痛重症、危症，运用按摩手法一般取效甚微，需要另行诊治，切勿延误病情。

在进行自我按摩治疗之前，一定要选准反射区和穴位。

1. 反射区：包括肾、输尿管、膀胱、尿道、腹腔神经丛等 5 个基本反射区，前额、大脑、垂体、小脑、脑干、三叉神经、头颈淋巴结、肝、胆、胃、胰、十二指肠、小肠、颈项、颈椎、胸部淋巴结、上下身淋巴结等反射区。

2. 穴位：涌泉、足窍阴、至阴、太冲、足三里、列缺、合谷、曲池、后溪、神门等。

用食指关节刮压基本反射区各 1~2 分钟。用拇指按揉前额、大脑、垂体、小脑、脑干、三叉神经、头颈淋巴结反射区各 1 分钟。用拇指按揉颈项、颈椎反射区各 30 次。用拇指按揉胸部淋巴结、上下身淋巴结反射区各 1 分钟。重复刮压基本反射区各 1~2 分钟。拿捏或按揉列缺、合谷、曲池各 100 次；点按上述反射区和各穴 100~200 次；向掌心方向掐按头穴、颈肩穴各 300 次。感冒头痛按揉合谷、曲池至 300 次，头痛并有失眠、多梦等症者，加按揉神门、肝反射区各 200 次。前头痛者应加强按揉前额、胃、胰、十二指肠、小肠等反射区和足三里穴；偏头痛、三叉神经痛者重点加强按揉三叉神经反射区和足窍阴、太冲穴；头顶痛者应重点按揉前额、肝、胆、胸部淋巴结等反射区和太冲穴；后头痛者应重点按揉小脑、脑干、颈项、颈椎等反射区和至阴穴；全头痛者应重点按揉肾、大脑、前额等反射区和涌泉穴。

每天按摩 1 次，持续 3 个月为 1 个疗程。3 个月后如果头痛现象基本消失的话，便可以改为隔日 1 次，续做 1 个疗程，以对疗效进行巩固。如果症状仍旧没有明显改善的话，则应该积极查明原因，在进行药物治疗的基础上，继续运用按摩配合治疗，以加强疗效。头痛久病者，需要注意饮食清淡，起居有常，保持平稳心态，避免紧张、激烈或刺激的环境，禁烟酒及油腻生冷食品，忌过度疲劳。应做适当的体育锻炼，如慢跑、太极拳等，有助于增强体质，减轻头痛的发生和发展。

失眠

失眠症是中枢神经系统失调的一种反应。失眠可以表现为多种多样的情况，如难以入睡、早醒、睡眠中易醒、醒后难以再度入睡、睡眠质量下降（表现为多梦）、睡眠时间明显减少等。每周至少发生 3 次以上，并持续 1 个月或更多的时间，又并非脑器质性病变、躯体疾病或精神疾病症状的一部分，即可诊断为失眠症。一般情况下，人们都不会太把失眠当回事，不过经常性的或者长期的失眠会给人们的生活带来很大的压力。如果人长期失眠的话，脑细胞便无法得到充分的休息，情况严重者还有可能影响到寿命，因此如果患上了失眠，一定要想办法尽快改善。

失眠的主要原因是脑神经过于亢奋，这种亢奋是可以通过自我按摩得到缓解的。其中，通过足部按摩来治疗失眠会有极佳的效果，不妨试一试。

1. 按摩的反射区及穴位

（1）反射区：基本反射区（肾、输尿管、膀胱、尿道、腹腔神经丛），前额、大脑、小脑、脑干、肾上腺、甲状腺、甲状旁腺、生殖器、子宫（男性为前列腺）、心、肝、胆、脾、胃肠道（胃、胰、十二指肠、小肠、盲肠、升结肠、横结肠、降结肠、乙状结肠、直肠、肛门）、失眠点、脊椎（颈椎、胸椎、腰椎、骶骨、尾骨）、各淋巴结（头颈淋巴结、胸部淋巴结、上下身淋巴结）、膈等反射区。

（2）穴位：足三里、三阴交、涌泉、太溪、太冲等。

2. 按摩的程序与方法

（1）用食指关节刮压基本反射区 3~5 分钟，重点刮压肾、腹腔神经丛等反射区。

（2）用拇指腹按揉前额、大脑反射区各 2~3 分钟。

（3）用食指关节点按或按揉垂体、小脑、脑干、甲状旁腺、甲状腺等反射区各 30~50 次。

（4）用拇指腹推压胃肠道、子宫（男性为前列腺）、生殖器、脊椎、膈反射区各 30~50 次。

（5）用食指关节点按心、脾、肝、胆、各淋巴结反射区各 30~50 次。

（6）用食指关节按揉失眠点 2~3 分钟。

（7）用拇指点按三阴交、太溪、太冲、涌泉、足三里各 50 次。

（8）重复刮压 5 个基本反射区各 1~2 分钟。

失眠的人平日里要注意摄取具有养心安神、促进睡眠作用的食物，如：核桃、莲子、红枣、全小麦、蜂蜜、阿胶等。日常膳食应以清淡宜消化者为主，尽量避免食用辛辣、有刺激性的温燥食品，如浓茶、咖啡，忌食胡椒、葱、蒜、辣椒等。

抑郁

抑郁是一种常见的精神障碍，临床表现为情绪低落，思维缓慢，语言、动作减少和迟缓等。实践证明，用耳压疗法来治疗抑郁，不但奏效迅速，而且副作用很少。

首先要找出相应的穴位，并对其进行消毒，再将菜籽、绿豆或者药粒消毒，敷贴穴位，以胶布固定。按压时，要由轻到重，使局部产生酸、麻、胀、痛感为宜，每次按压 1~5 分钟。以下是治疗抑郁的 3 种比较常用的方法：

1. 王不留行籽耳压法

取穴：心点、肝点、肾点、神门点、枕点等穴。头痛者加用太阳点、额点；注意力不集中、健忘者用神经衰弱点、神经官能点。

操作方法：将王不留行籽置于胶布上，分贴于上述穴位上，每次贴一侧，隔 1~2 日换另外一侧，贴后用手进行按压，以有痛感为宜。每日按压 4~5 次，每次 5 分钟，7 次为 1 个疗程，间隔 5~7 日后可继续进行治疗。

2. 绿豆耳压法

取穴：选神门点、心点、肾点、神经衰弱点为主穴，配穴用枕点、皮质下点、脑干点、脑点。每次治疗时选用 2~3 个穴位，主配穴联合使用。

操作方法：选取优质绿豆，用剪刀将其断成两半，将其断面贴于胶布中心，再用大头针圆头从所选耳穴周围向中心点均匀按压，找出敏感点，将准备好的绿豆胶布对准耳穴贴好压紧，用手指揉按贴压的耳穴，以出现酸、麻、胀、痛感为

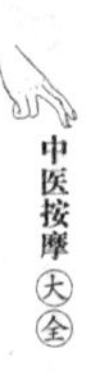

宜，每日自行按压 2~3 次，最好是在中午以及晚睡前进行按压，每次按压 2 分钟。一周更换 1 次，夏日每周更换 2 次，6 次为 1 个疗程。

伴有严重头痛的抑郁者，在运用这一疗法进行治疗的时候应该用力稍重些，而一些常年患病的人或者年老体弱者在运用这一手法的时候则要适度减轻力度。

3. 冰片耳压法

取穴：主穴选神门点、皮质下点、脑点、交感点、神经衰弱点、失眠点，配穴选心点、脾点、胰点、胆点、肝点、肾点、胃点、肺点等。

操作方法：用 4 毫米左右的冰片贴在 7 毫米方形胶布中心，贴压在所选穴位上，揉按约 1 分钟，每次选主穴 2~3 个，配穴 3~4 个，白天按 3 次，饭后各揉按 1 次，睡前半小时再揉按 1 次，每次持续 3~5 分钟。每 3 日更换 1 次冰片和胶布，4 次为 1 个疗程。顽固性失眠症患者，可在神门、脑等反射点的耳背对应点用王不留行籽贴敷加压。

需要注意的是，胶布的周围要严密封闭，以避免冰片挥发，从而影响治疗效果。

除去耳压疗法之外，还可以通过对以下几个穴位进行按摩，同样能够改善抑郁患者的病情。

1. 按摩膻中穴

按摩膻中穴，可以有效缓解抑郁所引发的胸闷、咳喘、吐逆、心悸等症状，可用中指对其进行按揉 50~100 次。当人生气郁闷的时候，往往会习惯性地拍打胸脯，虽然表面看起来是在拍打胸脯，实际上拍打的是膻中穴。膻中穴位于两个乳头连线的中间点，处于正中心的心窝处，是任脉的重要穴位。如果膻中穴不通畅的话，人就会变得郁闷，这对人的身体是非常不利的。按照西医的说法，膻中穴就是胸腺的位置，是人体的免疫系统，当人出生以后它就会慢慢退化，所以在平日里我们要经常按摩刺激这个穴位，以增强人体的免疫力，同时还可以令人的心情变得好起来，从而远离抑郁的困扰。

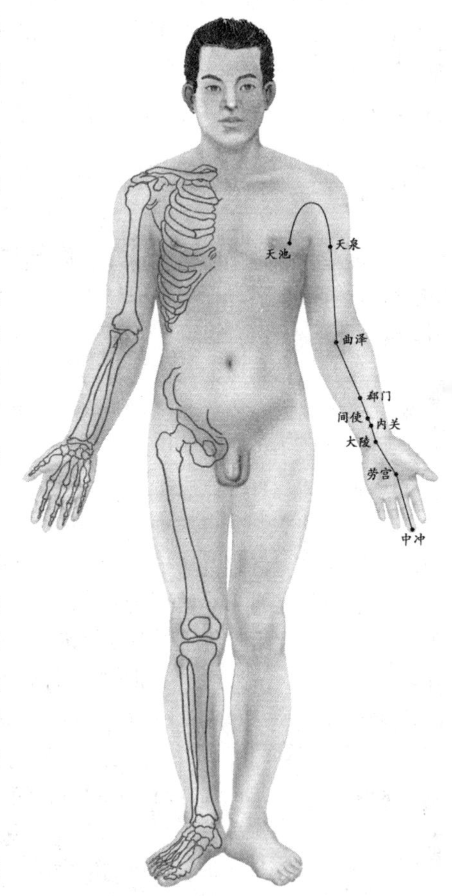

手厥阴心包经

2. 按压太阳穴

太阳穴位于眉梢与眼外眦之间向后 1 寸许的凹陷处。在太阳穴周围，有静脉血管通过。因此，用手指按压这个穴位，会对脑部血液循环产生影响。对于抑郁、头痛、头晕以及用脑过度所造成的神经性疲劳和三叉神经痛，通过按压太阳穴都能使症状有所缓解。

按压太阳穴时要两侧一起按，将两只手的十指分开，把两个大拇指顶到穴位上面，用指腹、关节都可以。顶住之后逐渐加大力量，以局部出现酸胀感为佳。当产生了这种感觉之后，就要将力量减轻，或者进行轻轻的揉动，过一会儿再逐渐加大力量。如此反复进行，每 10 次左右可以休息较长的一段时间，然后再从头开始。

3. 拨心包经

在腋窝下面有一根大筋，这便是心包经所在，用手掐住然后拨动它，每天晚上拨 10 次，这样坚持下去就可以排除郁闷和心包积液，增强心脏的活力，从而增强身体的代谢功能。

另外，对经常处于萎靡状态、有忧郁倾向的人，每天在上午接受日照半小时，每周到郊外呼吸一下新鲜空气，对缓解抑郁情绪也很有效。

耳鸣

耳鸣是一种在没有外界声、电刺激的条件之下，人耳主观感受到的声音。耳鸣是发生于听觉系统的一种错觉。有些人常感到耳朵里有一些特殊的声音，如嗡嗡、嘶嘶或尖锐的哨声等，但周围却找不到相应的声源，这种情况即为耳鸣。耳鸣使人心烦意乱，坐卧不安，严重者可影响正常的生活和工作。

中医认为，肾开窍于耳，肾的精气充足则听觉灵敏，如果精气不足，则会耳鸣。此外，过度疲劳、睡眠不足、情绪过度紧张时，也可能产生耳鸣。对于前者引起的耳鸣，在治疗的时候应该以补肾精、补元气为主，后者只需要将这些不良的生活方式戒除即可。

此外，如果平时的生活中坚持进行保健按摩，对于耳鸣的防治也会非常有效果。

具体按摩方法如下：

（1）先用食指和大拇指轻柔按摩听会穴（在耳屏的前下方与小豁口平齐，张嘴的凹窝处）5 分钟左右。

（2）将两掌搓热，用两掌心掩耳，将十指按在头后部，再将食指叠在中指上，敲击枕骨下方约 50 次，使耳内听到类似击鼓的声音。

（3）用搓热的两手掌心捂住两耳，手掌将耳朵完全封闭，然后再将两掌突然松开，这样重复捂耳 30 次。

（4）用食指和大拇指从上至下按捏耳郭，然后再从下至上按捏，这样反复按捏至双耳有发热感为止。

（5）伸掌，将大拇指、食指并拢，在两指间肌肉最高处取穴位便是合谷穴，对这个穴位按摩80次。

此外，民间还有以下几种保养耳朵的方法，经常做可以疏通经络，流通气血，平衡阴阳，调理脏腑，提高听力。

（1）提拉耳朵。现代医学认为，提拉耳朵能够刺激耳郭的末梢神经及微血管，使局部血液循环加快，并通过神经、体液的作用，对全身的生理活动起到一定的调节作用，同时还能改善神经内分泌功能。特别是耳与肾脏有着密切的关系，常提拉耳朵能够使“肾精以充”。

具体的方法是：将双手的食指放在耳屏内侧后，用食指、拇指提拉耳屏、耳垂，自内向外提拉，手法由轻到重，牵拉的力量以不感到疼痛为宜，每次进行3~5分钟。

（2）搓耳。握住双耳郭，先从前向后搓49次，再从后向前搓49次，以耳郭皮肤略有潮红、局部稍有烘热感为宜。每天早、晚各进行1次。搓过双耳后会有一种神志清爽、容光焕发的感觉。

（3）双手扫耳。用双手将耳朵由后向前扫，这时会听到“嚓嚓”的声音。每次扫20~30下，每天数次。

（4）搓弹双耳。双手轻捏两个耳垂，再将其搓摩至发红发热，然后揪住耳垂往下拉，再放手让耳垂重新弹回。每天进行2~3次，每次以20下为宜。

咖啡因和酒精会使耳鸣症状加重，所以要注意尽量少食或者不食。辛辣食物也要尽量避免，以免因助长内火，损伤津液而加重炎症，使耳鸣加剧。耳鸣患者要注意休息，以避免睡眠不足所引发的耳鸣。

耳鸣患者饮食宜注重营养，主食宜食用大米、小米、玉米、面粉、大豆和高粱米等，副食则应该注意增加牛肉、猪肉、鸭肉、鸡肉、牛奶、鱼类和豆制品的摄入。蔬菜宜多吃白菜、芹菜、扁豆、西红柿、黄瓜、茄子、黄豆芽、绿豆芽、竹笋等。瓜果宜食苹果、橘子、柿子、香蕉、西瓜等。同时一些能够滋补肾精的食物，如胡桃肉、桂圆肉、黑芝麻等也应该多吃。

头晕

头晕是指以头脑昏沉为主症的病症，临床表现为头脑昏乱、意识不清、眩晕、眼睑水肿沉重、记忆力减退、做事丢三落四等。有些人时常会发生头晕目眩或站立性头晕。轻者对日常生活并无妨碍，重者可能会引起耳鸣、听力减退、呕吐、头痛和肩部酸痛等，影响正常生活。

头晕可由情志不遂、忧郁恼怒太过、饮食不节、年老肾亏及气血虚弱引起。

中医学认为本病病因有阳气不足、阳气痹阻两个方面。

通过自我按摩的方法来治疗头晕的时候，可以取悬钟穴，再配以神庭和印堂两穴。

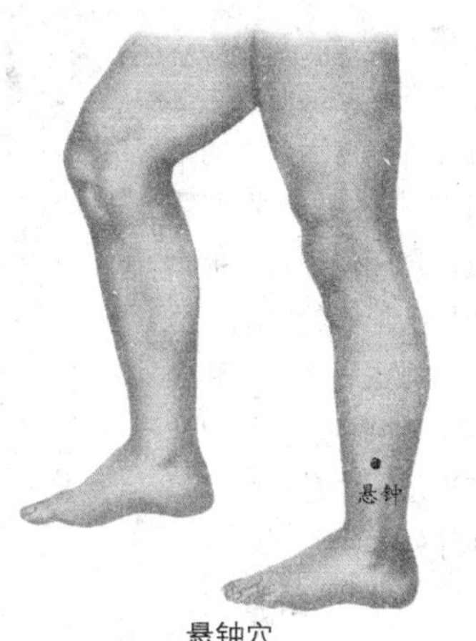

悬钟穴

神庭穴位于头部，当前发际正中直上 0.5 寸的地方。印堂穴位于额部，当两眉头的中间位置。悬钟穴在小腿的外侧，当外踝尖上 3 寸，腓骨的前缘。

找准这几个穴位之后，再通过揉法、点按法和拿法进行按摩。

具体操作方法为：轻揉前额，点按印堂、神庭穴。用手掌的大鱼际（手掌肌肉丰厚处）轻揉前额，持续 3~5 分钟；点按印堂、神庭穴，以透热为度，每穴大约操作 1 分钟。

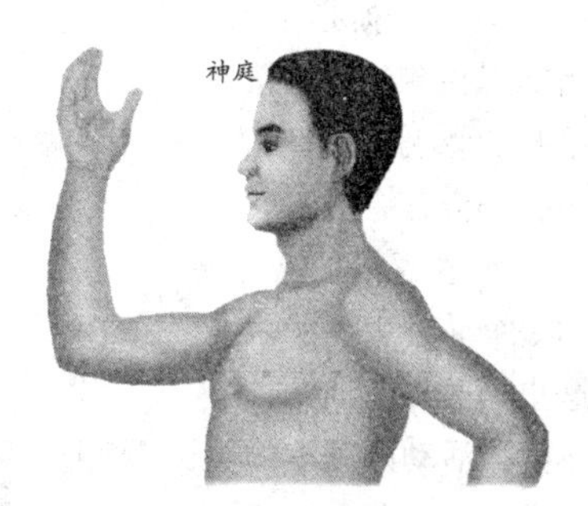

神庭穴

掌揉头部两侧。用手掌根部揉头部两侧，反复 10~15 次。

拿揉颈部两侧肌肉。用拇指和其余四指拿揉颈部两侧肌肉 3~5 分钟。

点按悬钟。用拇指指腹点按悬钟穴，用力要渗透，持续 1 分钟，结束治疗。

如果头晕是由颈椎病引起的，在推揉颈部肌肉的时候一定要注意控制力度，并且选用合适的手法，切忌盲目地乱推，以免造成颈椎小关节的错位。患有头晕症的病人一定要警惕发生中风的可能性。平日里，注意进行适当的运动能够对头晕起到治疗作用。

除此之外，还有另外一组穴位和按摩方法，同样可以缓解头晕的症状。

1. 对症的穴位

头部的百会，颈后的天柱，颈后的风池，头部的窍阴，腿部的足三里，手上的合谷。

2. 按摩疗法

慢慢按压头顶的百会 3~4 次。百会位于两耳通过头顶连成的直线以及由鼻子、眉宇画一直线到头顶的交叉点上。接着用拇指按压颈后的天柱。天柱位于发根，两条粗肌肉外侧的凹陷处。

天柱穴外侧的风池穴也要好好地按压。风池穴位于头部后发根凹陷处，后颈凹陷中央和耳后骨块连线的正中央。

患有头晕症的人，大多会在站立的时候引起头晕和耳鸣。因此，对治疗耳鸣有效的窍阴亦需按压。窍阴位于耳后拇指大的骨头上面的凹陷处。稍微用力指压足三里和合谷,可以使血液遍及全身。足三里位于胫骨外侧，膝下3寸处。

合谷位于手背面，拇指和食指分叉处，用另一只手的拇指沿着食指靠拇指侧的骨头按压，手指自然停止的地方，压起来会有痛感。

肾主藏精，这是肾的一个非常重要的功能。这里所说的精是维持人体生命活动的基本物质。肾藏精气有先天、后天之分，先天之精是从父母那里传承来的，是构成人体胚胎的原初物质；后天之精是出生后摄取的水谷精气及脏腑生理活动过程中所化生的精微物质，又称脏腑之精。先天之精是人体生长、发育的根本，后天之精是维持生命的物质基础，所以说，肾精是否充足与人的生老病死都有很密切的关系。

如果一个人的肾经

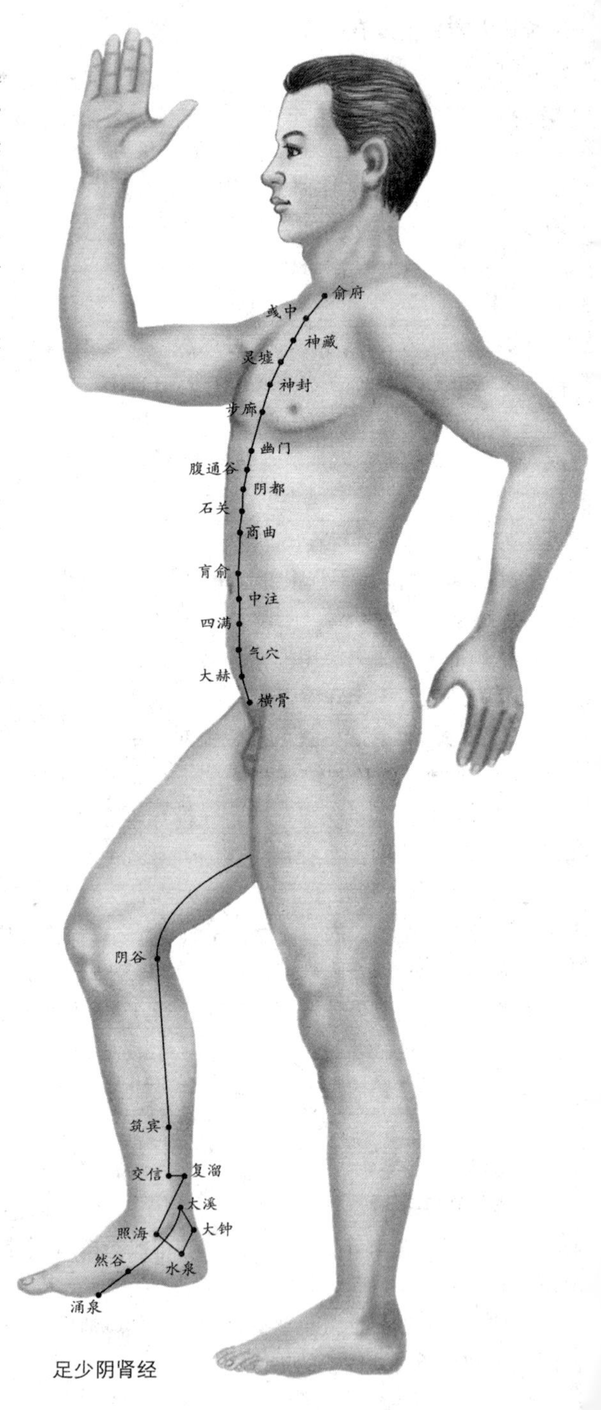

足少阴肾经

出现了问题，通常情况下，会表现出头晕、口干、舌热、咽喉肿痛、心烦、易受惊吓，及心胸痛，腰、脊、下肢无力或肌肉萎缩麻木，脚底热、痛等症状。

所以说，当出现头晕的问题时，我们是可以通过刺激肾经来缓解的。一种方法是沿着肾经的循行路线进行刺激，因为肾经联系着很多脏腑器官，通过刺激肾经就可以疏通很多经络的不平之气，还能调节安抚相连络的内脏器官。另一种方法是刺激肾经上的重点穴位，如涌泉穴、太溪穴等。

足少阴肾经起于足小趾下，斜走足心（涌泉），出于舟状骨粗隆下，沿内踝后，进入足跟，再向上行于腿肚内侧，出于腘窝内侧半腱肌肌腱与半膜肌肌腱之间，上经大腿内侧后缘，通向脊柱，属于肾脏，联络膀胱，出于前（中极，属任脉），沿腹中线旁开半寸、胸中线旁开两寸，到达锁骨下缘（俞府）。

肾经有 2 条支脉：

（1）肾脏直行支脉：向上通过肝和横膈，进入肺中，沿着喉咙，至舌根两侧。

（2）肺部支脉：从肺出来，联络心脏，流注胸中，与手厥阴心包经相接。

从肾经的循行路线可以看出，虽然肾经穴位不多，只有27个，但它与肾、膀胱、肝、肺、心脏等都有联系，是与人体脏腑器官联系最多的一条经脉。它的作用也就变得非同一般了。

太溪穴在内踝高点与跟腱之间的凹陷中，如果感觉腰酸膝软、头晕眼花，按按太溪穴，当时就会见效，比吃补肾的药还管用。太溪穴几乎对各种类型的头晕都有效，尤其是那种经常伴有咽喉干燥、肿痛的头晕患者，属于中医上讲的肾阴不足而引发的病症，更是可以多多按摩太溪穴。

心悸

一旦进入中老年时期，有些人便会出现心悸的症状。

心悸是一种自觉心脏跳动的不适感觉或心慌感。当心率加快时感觉心脏跳动不适，心率缓慢时则感搏动有力。心悸时心率可快、可慢也可有心律失常。

引起心悸的原因很多，大体可见于以下几类疾病：

（1）心血管疾病。常见于各种类型的心脏病，如心肌炎、心肌病、心包炎、心律失常及高血压等。

（2）非心血管疾病。常见于贫血、低血糖、大量失血、高热、甲状腺功能亢进症等疾病，以及胸腔积液、气胸、肺部炎症、肺不张、腹水、肠梗阻、肠胀气等，还可见于使用肾上腺素、异丙肾上腺素、氨茶碱、阿托品等药物后出现的心悸。

（3）神经因素。自主神经功能紊乱最为常见，神经衰弱、更年期综合征、惊恐或过度兴奋、剧烈运动后均可出现心悸。

中老年人适当地按按某些穴位，便可以有效地改善心悸的症状。

1. 对症的穴位

颈后的天柱，背部的厥阴俞、心俞，胸部的膻中，手臂的郄门，手部的阴郄。

2. 按摩手法

首先用拇指按压天柱穴。天柱位于后发际，两条粗肌肉外侧的凹陷处。

背部的厥阴俞对治疗全身血液循环不良很有效，如果配合刺激胸部的膻中，可以减轻心悸的现象。

厥阴俞位于两肩胛骨之间，第4胸椎棘突下方外侧1.5寸处。用拇指按压此处。

心俞位于厥阴俞正下方，第5胸椎棘突下方外侧1.5寸处。此处也用拇指加以按压。

胸部的膻中，位于左右乳头连成的直线与胸部中心线的交叉点上。膻中是消除心悸和胸部疼痛必须刺激的穴位，可用拇指以画圆的方式指压。

手部的穴位非常重要。郄门位于手臂正面中央，手腕和手肘的中间。用拇指持续按压3~5秒钟，休息1~2秒钟，再持续按压，反复做3~5次。

阴郄位于手腕正面，腕关节横纹小指侧往手臂0.5寸处。此处也用拇指指腹充分刺激。如果再由上而下，通过郄门按摩手臂的正面，效果会更佳。

手小指的指甲基部内侧和外侧，是缓解胸部疼痛和心悸的穴位，应该养成随时揉捏小指腹的习惯。

同时，心悸患者要注意调节情志，防止过度喜怒；进行适当的休息，禁止房事过频，同时还要少进食含动物脂肪多的饮食，少食咸、辣，忌酒、烟、浓茶、咖啡等；适当参加体育锻炼，如散步、太极拳、体操、气功等，注意预防感冒。轻症患者可以从事适当的体力活动，以自己不感觉劳累、不加重症状为度，避免进行剧烈活动。重症患者应该卧床休息，并且随时做好急救准备。

口腔炎

口腔炎是一种内科症状，大多是由于口腔黏膜发炎所引发的，发病的主要原因是缺乏B族维生素。有时候压力过大也会引发口腔炎，其他情况像细菌侵入口腔、罹患麻疹等感染性疾病，也有可能会引发口腔炎。

在平日里，养成经常刷牙、漱口等良好的口腔卫生习惯，随时保持口腔的清洁，能够有效地预防口腔炎症。针对那些由于B族维生素不足而引发的口腔炎，则可以通过多食粗粮来对B族维生素进行补充。至于因细菌或者病毒感染所引起的口腔炎，则一定要到医院去接受牙医的专业治疗。

如果口腔炎是由慢性压力所造成，可以通过经穴疗法来进行治疗。

通过经穴疗法治疗口腔炎共有两种方法。

第一种是按摩气舍、大迎和内庭3个穴位。

气舍穴位于喉结正下方的锁骨上端的凹陷处；内庭穴位于足背部第 2 趾和第 3 趾的分叉处；大迎穴位于头部侧面下颌骨的部位，嘴唇斜下、下颌骨的凹陷处。在对这个穴位进行取穴的时候，要从耳下的下颌角，朝向下颚尖端，使用手指腹沿着下颚的边缘进行触摸，如果感觉到了凹陷的点，说明你已经找到了穴位。

先按压气舍穴。在按压的时候双手食指各自按压住穴位，一面后仰颈部，一面进行指压。

接下来是大迎穴。在按压这个穴位的时候用双手食指各按压穴位，颈部向后仰时食指同时向上顶高。

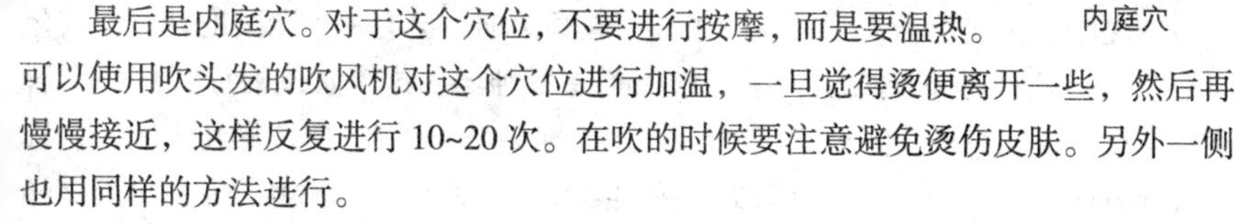

内庭穴

最后是内庭穴。对于这个穴位，不要进行按摩，而是要温热。可以使用吹头发的吹风机对这个穴位进行加温，一旦觉得烫便离开一些，然后再慢慢接近，这样反复进行 10~20 次。在吹的时候要注意避免烫伤皮肤。另外一侧也用同样的方法进行。

第二种方法是按压合谷穴或按揉承浆穴。

合谷穴位于拇指和食指相连的虎口部位，在靠近食指骨头的一侧。将拇指和食指并拢，凸起的肌肉的最高点处便是这个穴位。除去按压这个合谷穴之外，按揉位于下嘴唇下方的承浆穴也对口腔炎有一定的效果。

在日常生活当中，口腔炎患者要注意自己的饮食习惯，让合理的饮食习惯成为自己预防、治疗口腔炎症的得力助手。可以多吃一些优酪乳来补充 B 族维生素，特别是维生素 B2；多食一些黄瓜、苦瓜、西瓜、绿豆、猕猴桃和白菜等清热性蔬果；平常应该注意保持口腔的清洁，常用淡盐水漱口；生活起居有规律，保证充足的睡眠；坚持进行体育锻炼，避免过度疲劳；多饮水，保持大便通畅。要尽量避免食用如油炸、油煎及烘焙食物等燥热性食物和水果，如面包、饼干、坚果、榴莲、芒果、龙眼等；火锅也不要多吃，因为火锅会刺激口腔、食管与胃肠道的黏膜，使其充血和水肿，还容易诱发一些疾病；忌食辣椒、大蒜、咖喱、胡椒粉等刺激性食物，因为这类食物会加重发炎的概率。

牙痛

牙疼不是病，疼起来要人命。有时候，当遇见牙疼时最令人感到无奈的便是没有办法直接确定是哪一颗牙齿出现了问题，所以就更不知道应该如何进行处理了。想要分清楚具体是哪颗牙疼，最快的办法就是在手上沿着每根手指的内侧和外侧寻找痛点和感觉有沙粒的地方，这便是在手上寻找与病牙所对应的反射点的方法。

在左手大拇指靠近食指的一侧，也就是尺侧，第 2 指关节对应的是右侧第 1

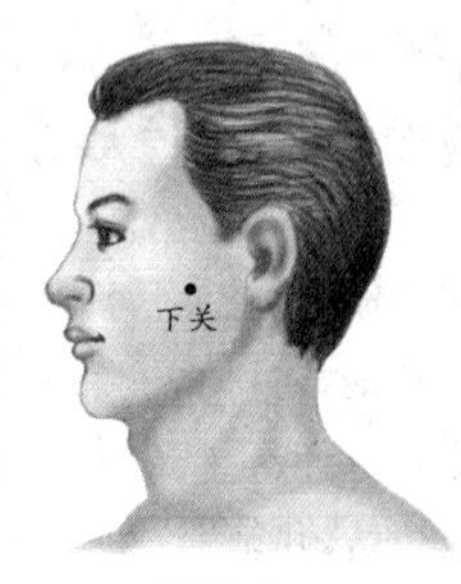

下关穴

颗大牙，靠上部对应的是上牙，靠下部对应的是下牙；左手食指靠近大拇指的一侧，也就是桡侧，第 2 指关节对应的是右侧第 2 颗牙，也分上下，尺侧则是第 3 颗牙，以此类推。两只手分别对应了人的 32 颗牙齿，并且左手对应的是右边的牙，右手对应的则是左边的牙。这样，在牙疼的时候自己就可以寻找一下是哪个牙齿的问题，坚持用拇指对反射区进行推按，几分钟以后，牙就不会疼了。

另外治牙疼的方法就是通过穴位按摩的方法。这些穴位都是经过长期总结寻找出来的特效穴，适用于各种牙疼。

首先是下关穴。当人张开口的时候，在耳朵前边会有一个凹陷的地方，咬牙时会突起，这就是下关穴了。下关穴附近是颞神经，这个穴位治疗牙疼特别管用。一般疼痛的时候在穴位附近找到一个痛点，按顺时针方向按揉几十圈，再按逆时针方向按揉几十圈，就会明显地感到疼痛被化解。长期牙疼的人，每天这样做 2~3 次，也是一种很好的保健方法。

另外一个重要的穴位就是合谷穴，也就是经常说的虎口的位置。牙疼的时候，手指用力对这个穴位进行按压就能够感到疼痛的缓解，并且可以感到合谷穴有酸胀的感觉。当然还有其他的穴位也适合用来治疗牙疼。

如果出现智齿的疼痛，也可通过按摩穴位的方法来缓解疼痛，除了上边说的下关和合谷两个穴位，颊车也是用来减轻疼痛的非常有用的穴位。颊车位于耳朵下方，下颌角的位置，做咬牙的动作时有肌肉隆起的地方就是颊车。颊车和下关都是用来治疗牙疼的非常好的穴位，尤其是对于智齿引发的疼痛。还有一个经验穴就是手三里，它在肘横纹的下方大约三横指的地方。

反复感冒

谁都得过感冒，轻者鼻子不通气、流鼻涕、头痛；重者怕冷、发烧、全身没劲。由于发病率高，有可能并发其他疾病，因此必须引起人们足够的重视。

大量的实践证明，长期坚持自我按摩可以预防感冒以及反复感冒。

具体按摩方法为：用左手中指在右手掌心即劳宫穴处用劲摩擦，直到自己觉得发烫，然后再把中指按在左边鼻翼的下方，即下迎香穴处，反复进行 3~4 次。然后再用右手中指在左手劳宫穴处摩擦发烫后，按在右边鼻翼的下方，反复进行 3~4 次。

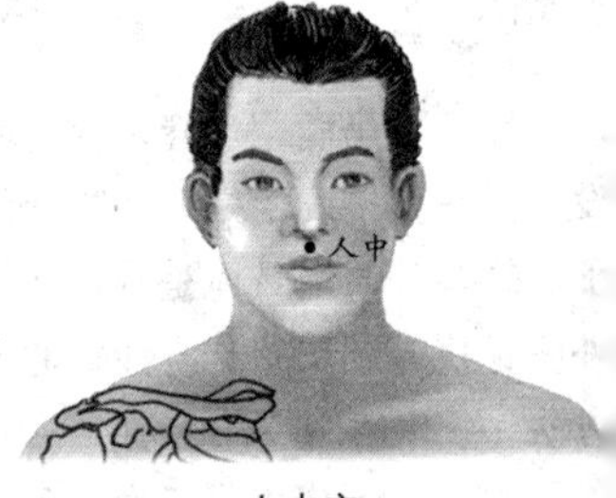

人中穴

如果是重感冒的话，使用上述方法治疗疗效会欠佳，这时可以通过按摩脚心涌泉穴来进行治疗，一般情况下，两三天即可治愈。

按摩脚心时可取坐式，左（右）脚置放在右（左）膝上，一手紧贴脚心，推力由轻渐重，持续按摩 2~3 分钟，两脚交替，重复进行 2~3 次。这不仅能够治疗感冒，还可以预防感冒，甚至能够增强记忆力，使头脑变得更加清晰。

还有两个穴位是专门用来预防感冒的，就是人中穴和风府穴。具体的按摩方法是：用大拇指和食指在二穴处各捏 30~50 下即可。按摩可以在以下两个时刻进行：一是每次脱衣前或起床穿衣前，二是从室内到室外前。人中穴又称水沟穴，位于鼻唇沟正中上 1/3 处，是一处常用的急救穴；风府穴则在后发际正中直上 1 寸，枕外隆凸直下，两侧斜方肌之间的凹陷处，为风寒入侵的门户，又是用来治疗感冒或伤寒的要穴。两穴均属督脉，督脉主一身之阳。

中医学所说的“阳气”就是指人体的正气，即现代医学所说的免疫力、抵抗力等。使用这个方法，可以扶助正气，抵御风寒，起到“正气存内，邪不可干”的作用。按摩这两个穴位，在局部可产生生物电，从而加速血液循环，增强人体的抵抗能力。另外，洗脸前按摩迎香穴 10 下也可以预防感冒。迎香穴位于鼻翼外缘中点旁，当鼻唇沟中。

口臭

口腔不清洁是引起口臭的一个重要原因。如刷牙马马虎虎、口里污物太多等，都可出现口臭。

牙病也会引发口臭，比如有龋齿疾病的人，牙齿会出现很多深浅不一的洞，食物残渣容易嵌进洞里腐烂发酵而产生异味；有的只剩下残余的牙根，牙齿周围常发炎化脓；有些戴假牙的人不注意假牙的清洁，嘴里也会出现气味。

再有就是饮食原因。有的人因为吃了葱、蒜、臭豆腐，带腥味的鱼、虾、蟹、羊肉等食品，可使嘴里发生异味。如能经常保持口腔的清洁，重视饭后漱口刷牙，注意假牙的洗刷等，这些口臭都可以减轻或避免。

某些疾病也会引发口臭。比如有人患有副鼻窦炎或萎缩性鼻炎，或患气管炎、肺病、胃病，都可能在呼吸、讲话时发出臭味。

代谢性疾病和肾脏疾病是引发口臭的另外两个诱因。如糖尿病患者可因脂肪代谢紊乱、酮体增多而在口腔内嗅到一种烂苹果味，还可出现口干、口渴、舌色变为深红、舌体肥厚等口腔症状。有肾脏疾病的人，口腔内也会出现一种特殊的气味。

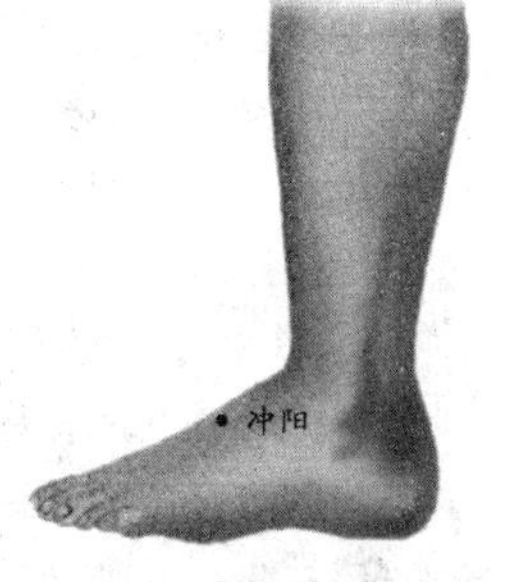

冲阳穴

另外，患有慢性疾病、长期卧床不起的老年人，由于缺乏口腔运动,致使口腔干燥,也容易发生口臭。

其实大多数口臭患者的口臭都是由于胃热引起的，胃热的人外貌上有一些共同的特征，那便是浓眉，头发较黑、粗、硬，上嘴唇往上翘，偏厚。这样的人一般饭量都很大，小便颜色比较黄。这种由胃热引发的口臭是可以通过自我按摩的方式得到改善的。最好的办法就是敲胃经，因为敲胃经可以驱胃火，一直敲到小便的颜色恢复为淡黄清澈就可以了。

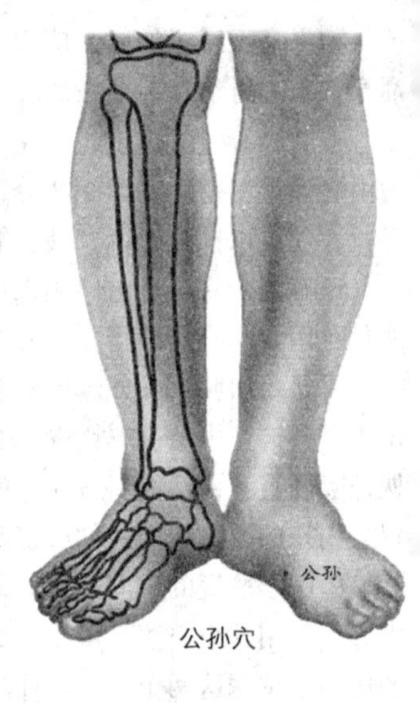

公孙穴

如果口臭还伴有口干、牙床肿痛、腹胀、大便干，则应该充分按揉足二趾趾面，并按揉足部内庭、冲阳、公孙穴各 1 分钟，再从小腿向足趾方向推足背及其两侧各 30 次。

视疲劳

现代办公族在工作的时候免不了要长时间面对着电脑屏幕，这样便非常容易出现眼部疲劳、眼睛干涩的情况，这个时候再多的滴眼液也解决不了什么问题。如果这种情况不能够加以改善的话，便很容易就会引起视力模糊、下降，甚至会使眼睛变得污浊黯淡，严重影响上班族的身心健康。

为了防止视疲劳，我们在平日里要注重对眼睛进行保护。具体的做法如下：

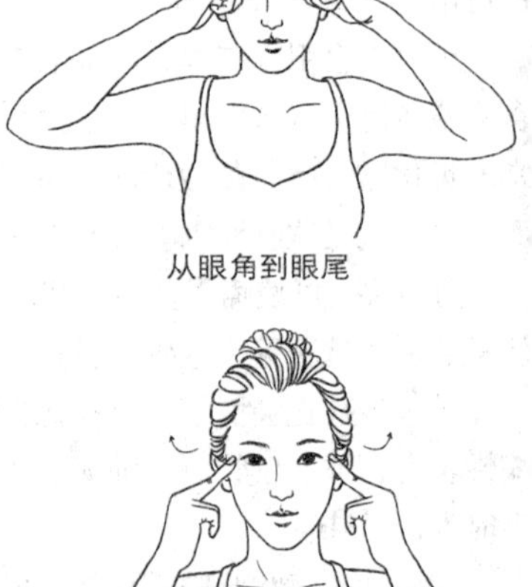
从眼角到眼尾

中指提拉

第一步：指压、按摩眼周。

（1）在眼睛上方，从眼角朝眼尾处缓缓移动手指。用大拇指的指腹按摩太阳穴处，每按一处便深呼吸 1 次。

（2）将中指放在眼尾处，朝外侧轻轻地进行提拉按摩。

（3）将手指放在眼睛下方，从眼尾向眼角处慢慢移动，用食指和中指（或者中指和无名指）的指腹按压眼睑。

第二步：按摩脸颊及眉头。

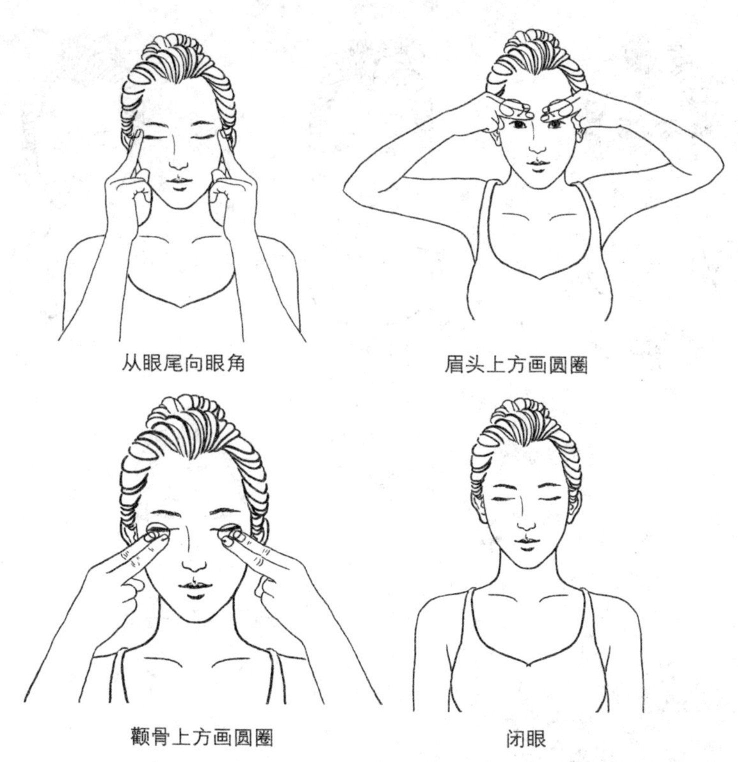

从眼尾向眼角　　眉头上方画圆圈

颧骨上方画圆圈　　闭眼

（1）在眉头上方附近以画圆圈的方式，稍微用力进行按摩。

（2）在颧骨上方处以画圈的方式进行按摩，这个步骤再加上一步眉头按摩，平均约按 3 分钟即可。

第三步：让眼睛做操。

（1）将双眼闭上，持续 2~3 秒。

（2）尽量睁大眼睛，持续 2~3 秒。

（3）眼球分别向左、右移动，各停 2~3 秒。

（4）眼睛向上看，保持 2~3 秒。

（5）眼睛向下看，保持 2~3 秒。

总之，眼部按摩对保护眼睛、增进视力、消除眼部疲劳具有很重要的意义，是简便、行之有效的方法，必须持之以恒。操作时注意力要集中，全身肌肉放松，呼吸要自然，选择穴位要正确，手法要缓慢，旋转幅度不宜过大，由轻到重，速度要均匀，以感到酸胀、略痛为宜。

另外，还可以每天坚持按摩内关、合谷和足三里各 120 下，每天做 2 次，这样也可以缓解眼部疲劳，使你更愉快地投入到工作中去。

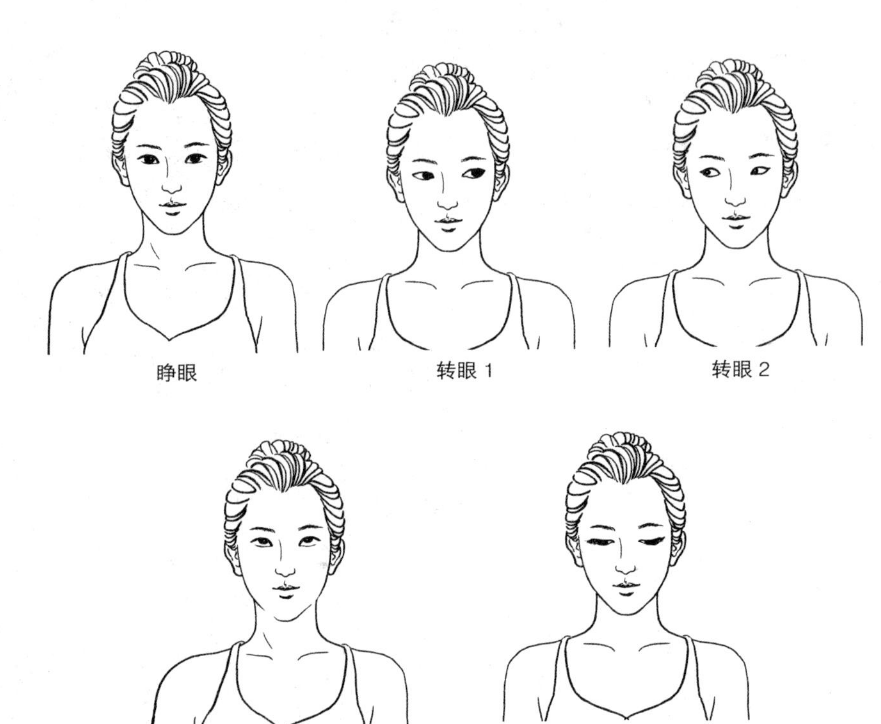

睁眼　转眼 1　转眼 2

向上看　向下看

身体困乏

现在，因为精神上疲劳、不安以及多欲等紧张情绪，而感觉疲劳的人愈来愈多。消除这样的紧张情绪，也可以利用穴位刺激法。

1. 对症的穴位

位于颈后的天柱穴，背部的身柱、肝俞，腰部的肾俞，腹部的中脘，腿部的足三里等。

2. 按摩方法

颈后的天柱位于发根两条粗肌肉（僧帽肌）外侧的凹陷处。用拇指或四指以画“9”的方式指压此处。长时间使用电脑或打字机，引起用眼过度性疲劳时，刺激天柱穴非常有效，但在对这个穴位进行刺激的时候，必须要特别仔细地进行。

背部的第 3 胸椎棘突下方的身柱穴，也需要用四指或者拇指用力进行按压。当颈部向前弯的时候，会有两块很大的骨头隆起，由下方固定不动的骨头算起第 3 块背骨，就是第 3 胸椎棘突。肝俞位于背部、第 9 胸椎棘突下方外侧 1.5 寸处。由于位置在背骨两侧，所以用要使用拇指进行按压。

肾俞位于第 2 腰椎棘突下外侧 1.5 寸处。此处也和肝俞一样用拇指对其进行按压。

腹部的中脘位于心窝和肚脐正中央，腹部中心线通过处。此处以仰躺姿势用食指和中指按压。乏力、食欲减退、下腹部摸起来没有力者，除以中脘为重点进行刺激外，还要每天坚持用手贴紧腹部，以肚脐为中心画“9”转动摩擦。足三里位于胫骨外侧，膝下 3 寸处。此处用拇指或四指以画“9”的方式指压。尤其是脚部觉得困乏时，除仔细刺激足三里外，还要好好指压足底，有助于消除疲劳，帮助入睡。

除去上面提到的穴位之外，头部也有一些穴位可以用来缓解身体困乏。当人们用脑过度、精神疲惫的时候，往往会不由自主地按揉前额，或是用拳头轻轻地敲打。其实，这就是刺激面部的两个重要穴位印堂穴和神庭穴。指压这两个穴位对消除头痛、头昏，恢复大脑的活力同样具有非常好的效果。按摩时将中指放在印堂穴上，用较强的力量点按 10 次，然后再分别顺时针、逆时针揉动 20~30 圈。神庭穴在印堂穴上面，发际正中直上半寸，按摩的时候一定要找准位置。

体质虚弱

体质虚弱指的是指机体免疫功能较差，容易感冒、下痢或呕吐，或经常生病的体质，大致可分为两种类型。

一种是瘦弱型，即吃得少，容易疲倦，气色不佳，是体质虚弱的类型。其皮肤和黏膜都很脆弱，稍微一刺激就立即产生反应，不是起斑疹就是发炎、化脓。

另一种是看起来很健康，实际上却经常生病的类型。这种人只是外表虚胖而已，皮肤抓起来没有弹性，肌肉发育并不好，食量虽然不小，但是却严重偏食。这种类型的患者也和瘦弱型患者一样，对刺激敏感，容易产生反应。

无论是何种类型，现代医学都没有所谓改善体质的特殊方法，唯有持之以恒地进行穴位刺激，改善虚弱症状，才能慢慢强健起来。

主穴选取脾俞穴、肺俞穴和足三里穴，配穴则取大椎穴。

用擦法、揉按法和推法进行操作。

脾俞穴在背部第 11 胸椎棘突下，左右旁开 1.5 寸处。

肺俞穴在背部第 3 胸椎棘突下，左右旁开 1.5 寸处。

足三里穴位于小腿外侧，犊鼻下 3 寸，距胫骨前缘一横指（中指）处。

大椎穴位于后背正中线上，第 7 颈椎棘突下的凹陷处。将头低下去，用手摸到颈部那个突出的骨头，在其下面的凹陷处就是大椎穴。

按摩步骤和手法：

1. 擦大椎穴

用拇指指腹在大椎穴位擦 100~300 次，频率稍快，以透热为度。

2. 揉按足三里、脾俞穴

用拇指或食指、中指指腹较有力地在此处揉按，肌肉较为丰厚者，揉按的力度可稍重以达到刺激穴位的目的。

3. 分推肺俞穴

用两手大拇指腹自肺俞穴沿肩胛骨后缘向下分推 30~50 次（此处指广义的家庭互助式按摩）。

在对这几个穴位进行按摩的时候，要注意掌握适度的力道，以穴处出现酸胀或者疼痛感为度，其中以出现酸胀感者为好。

按摩足三里有调节机体免疫力、增强抗病能力、扶正祛邪的作用，因此，体虚之人可经常按压此穴。除此之外，体虚的人还要每天进行适当的体育锻炼，这样能够增强身体的抵抗能力。

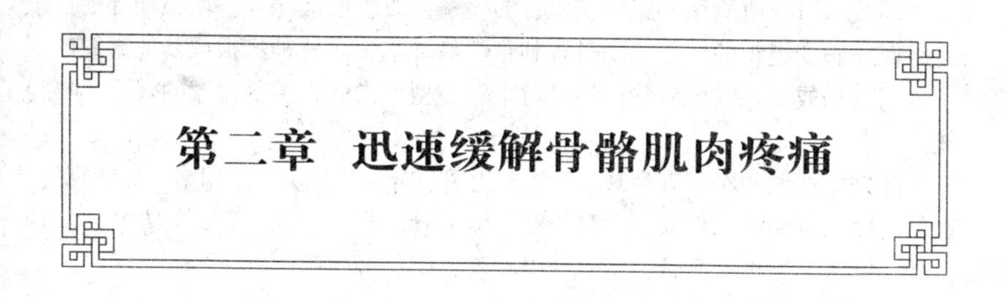

第二章 迅速缓解骨骼肌肉疼痛

颈椎病

颈椎病又称为颈椎综合征，是由于颈椎增生刺激或压迫颈神经根、颈部脊髓、椎动脉或交感神经而引起的综合征。根据压迫的不同部位和临床症状，颈椎病可以分为神经根型、脊髓型、椎动脉型、交感神经型和混合型五种类型。其中以神经根型最为多见，约占颈椎病的65%。其主要症状有颈项僵硬，活动受限，有一侧或两侧颈肩臂放射痛，并伴手指麻木、肢冷沉重、感觉迟钝等。

造成颈椎病的原因绝大多数是长时间伏案工作、学习，姿势不正确，导致颈部的气血流通不顺畅所引发。因为颈部是连接大脑唯一的通路，所以颈椎病对人体的影响是非常明显的。另外，当人心理压力过大的时候，压力会损坏人的心神，然后导致阳气不振，颈项不自然地就会向前倾，这就是颈椎病的最大成因。

其实有一种简便易行的治疗颈椎病的方法，只要多压一压脚上的4个点就可以。分别在脚的4、5趾后边和第3、4脚趾后边各取2个点，在脚踝与脚跟腱的中点内侧与外侧各取1个，这样就有了4个点，分别对应的是颈椎的各个部位，每次用手指按压住4个点，并保持5分钟以上。在按压的过程中，可能会觉得几个点上的感觉不一样，有的感觉强烈一些，有的感觉则很微弱。这就说明颈椎有些位置发生了病理性的改变，记住感觉最强的那个点，回过头来重新进行按压。

治疗颈椎病再配上耳穴的方法，效果便会显得非常神奇。治疗时虽然会有点疼，但揉过之后，便会很明显地感觉到整个脖子和后背都轻松了，头脑也清醒了许多。揉开颈部的筋节，可以缓解颈椎病的痛苦，但却不能够对其进行根治。

根据全息理论，手腕与颈项也是相对应的，所以还可以增加取手腕上的太渊、列缺等穴。但是太渊、列缺穴不适合进行按揉，最好采取拨动的手法，用拇指像拨琴弦那样拨动太渊、列缺穴，每天早、晚各1次就可以了。

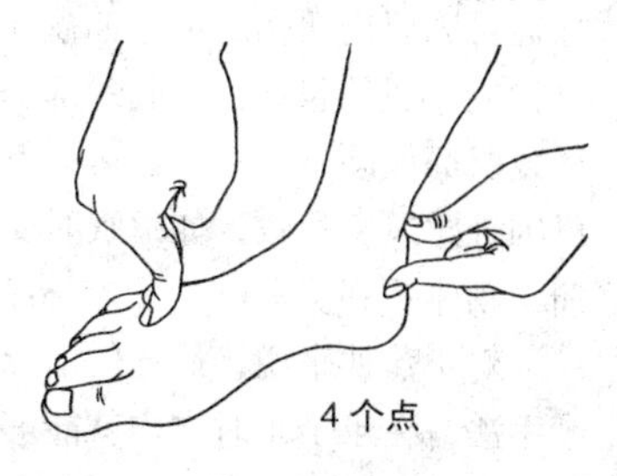

4个点

另外，手部按摩配合功能锻炼对于治疗颈椎病疗效也非常好，对神经根型颈椎病疗效尤佳。手部按摩可以解除患部肌肉和血管的痉挛，改善血液循环，增强局部的血液供给，促进病变组织的修复，同时有利于消除肿胀，缓解神经根或其他组织的压迫，从而减轻或消除临床症状。不过对于脊髓型颈椎病，手部按摩的效果却显得欠佳。

手部按摩选取的经穴有列缺、后溪、内关、合谷、外关、三阳络、外劳宫等，选取的反射区有颈椎、颈项、大脑、肾、输尿管、膀胱、肺、肩、斜方肌、头颈淋巴结、胸椎、腰椎、骶骨、尾骨、甲状腺、甲状旁腺等。

按揉或拿捏列缺、后溪、合谷各 100 次；点按颈椎、颈项、大脑、肾、输尿管、膀胱、肺、肩、斜方肌各 100~200 次。如果有时间的话，还可以加按内关、外关、三阳络、外劳宫等穴，以及头颈淋巴结、胸椎、腰椎、骶骨、尾骨、甲状腺、甲状旁腺反射区各 50~100 次。按摩上述穴位的同时轻轻地、慢慢地向各个方向转动头部，幅度由小渐大，这样效果会更好，每天按摩 2 次，10 天为 1 个疗程。

如果能够配合适当的颈部功能锻炼，如颈部的前屈、后伸、左前伸、右前伸及环转等运动，治疗效果会更好。每天早、晚各进行 1 次，每次 10 分钟。患者可以自行用双手拿捏颈肩部的肌肉，以消除酸痛和紧张。

颈椎病在刚开始出现的时候，仅仅是一个警告，督促人们要赶紧进行治疗调理。但是太多的人都没有感觉或者认为这并不是什么严重的病，就这样让人浑然不觉的，颈椎病潜伏在气血通向头部的交通要道上了，偷偷消耗着人体大量的能量，并且阻碍气血上行到大脑。

因此，一旦患上颈椎病，一定要注意，不宜低头过久，也要避免不正常的体位，如躺在床上看电视等，避免头顶或手持重物。睡枕不宜过高、过低、过硬，并要注意局部保暖。颈椎牵引和颈托对颈椎病的治疗有一定帮助，可以在医生的指导下运用。反复落枕，即为颈椎病的先兆，落枕的治疗与颈椎病的治疗大同小异，可以选择颈项、颈椎、肩、斜方肌等反射区和上述经穴进行反复按压，在按压时，患者应该缓缓转动颈项，这样效果会更好，每次进行 20 分钟左右，每天 1~2 次。

落枕

落枕又称为“失枕”，是一种常见病，好发于青壮年，以冬春季节多见。一方面可因肌肉扭伤所致，如夜间睡眠姿势不良，或睡眠时枕头不合适使头颈处于过伸或过屈的状态，引起颈部一侧肌肉紧张，时间较长即发生静力性损伤，从而导致肌筋僵硬不和，气血运行不畅，局部疼痛不适，动作明显受限等。另一方面可因外感风寒所致，如睡眠时受寒，使颈背部气血凝滞，筋络痹阻，以致僵硬疼痛，动作不利。

对于落枕来说，最佳的治疗方法那就是按摩。有一套专门用来治疗落枕的按摩手法，在半个小时之内就能够解除患者的痛楚。这套手法共分为 3 个步骤，操作起来非常简单，即使没有中医背景的人也能够应用自如，具体操作如下：

第一步：先用拇指指腹或大小鱼际在患侧的颈肩部作上下来回较大面积的推按摩擦，手法要轻，动作要柔和一些，必须使患侧肩颈部的皮肤潮红有热感。这样做的目的在于促进患部的血液循环，活跃经络气血。

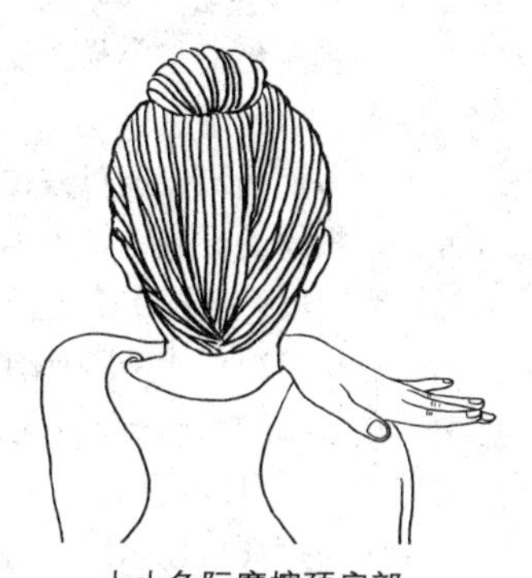

大小鱼际摩擦颈肩部

第二步：在患部寻找痛点。落枕患者，必然在患处有一个或多个痛点，痛点下面大多有筋结，是由风寒湿热瘀等因素痹阻经脉，肌肉痉挛收缩而导致的，筋结的形成，必然会产生痛点。找到痛点之后，便用手指对痛点下的筋结进行提拉弹拨、点揉推按，各种手法可交替进行，由轻渐重，再由重转轻，施行手法时间视病情轻重而定，务必使筋结变软松解、疼痛消失。

第三步为收功手法，可用掌背抽拍患侧肩颈背部，此法可与第一步的手法相结合，交替各做2~3次便可收功。

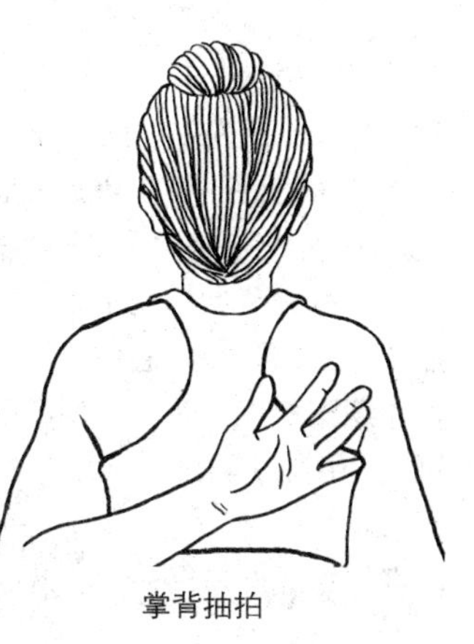

掌背抽拍

这套手法使用务必要及时，一旦发现落枕立即施行，效果极为神速。如果临证拖延，引出其他症状，效用就会降低，则需要配合其他的方法（如热敷），方能奏效。

另外，人体还有一个后溪穴可以用来治疗落枕。

古医书说“后溪专治督脉病”，就是说只要是督脉上的问题便可以找后溪穴来配合治疗，所以后溪穴就是专门为督脉提供“水源”的地方。

当出现了落枕的症状时，我们可以轻轻地按摩后溪穴，并在按摩的时候轻轻转动脖子，直到脖子可以自由转动的时候停下来就可以了。

后溪穴在手掌尺侧，微握拳，在第5掌指关节尺侧后方，第5掌骨小头后缘，赤白肉际处取穴，便是后溪穴。

采用揉法对本穴位进行按摩，用拇指与食指外侧捻住穴位，上下快速进行揉捻即可。每次施治的时间为2~3分钟，每天进行2~3次。

膝关节炎

膝关节疼痛的常见原因是膝关节的各种炎症，如骨性关节炎、风湿性关节炎、类风湿性关节炎等，都会引起膝关节的疼痛。除此之外，膝关节部位由于血液运行并不是很充足，很容易感受外界的邪气，比如受凉、受风、受潮等，都会损伤肌肉筋骨，引起疼痛。

膝关节疼痛可以通过穴位按摩进行治疗，首选的穴位是膝眼。膝眼穴在膝关节处，在按摩的时候，把大拇指和食指先圈成一个圈，就好像牛鼻子上的那个环一样，然后把手心放在膝盖上，同时用手指揉髌骨的两侧，会有很好的治疗效果。当然，这也可以作为一种保健的方法，在平时就经常进行按揉，不一定非要等到膝关节出了问题才施行。这是因为我们的膝关节工作负担很重，很容易出现退化，按揉膝眼，就可以增加关节的润滑，防止膝关节老化。

膝关节疼还可以求助于委中穴。委中穴在膝关节的背面，这里有个横着的皮肤皱褶，叫作腘横纹，腘横纹的中点就是委中穴所在。按摩的时候，把下肢伸直，用手指在这里来回摩擦，可以适当用力一些，直至局部出现热感为宜。

足三里这个穴位对膝关节疼痛也具有很好的治疗作用。按摩的时候可以用手指按揉 100 次左右，每天早、晚各进行 1 次，以局部产生酸麻胀痛的感觉为宜。

平时的话，要注意膝关节保暖，女性要少穿高跟鞋。要是膝关节已经有了退化，最好少登山，可以选择慢跑等其他运动方式，避免进一步损伤膝关节。

患有关节炎的老年人，应特别注意天气变化，因冬季气候寒冷可使关节疼痛症状加重。此时应避免关节过分活动或持重物，以免造成关节劳累再损伤。急性发作期剧烈疼痛时应限制活动，适量运动或卧床休息，局部热敷、按摩、理疗均可减轻症状，再加上通络片、活络片（丸）等药物治疗，一定会取得较好的效果。

腰椎间盘突出

腰椎间盘突出症是临床上比较常见的一种腰部疾病，也是骨伤科的常见病和多发病。腰椎间盘在腰椎的各个椎体之间都有分布，是腰椎关节的组成部分，对腰椎椎体起着支撑、连接和缓冲的作用，它的形状像个压扁的算盘珠，由髓核、软骨板、纤维环三部分组成。当由于外伤、退变等原因造成纤维环后凸或断裂，髓核脱出，就称为腰椎间盘突出。由于脊髓由椎间盘的后方经过，当突出的椎间盘压迫脊神经或马尾神经引起腰腿痛或大小便失禁，甚至引起瘫痪时，就称为腰椎间盘突出症。

腰椎间盘突出症在青壮年人群中常见，尤以体力劳动者或久坐久立工作者多发，发病率男女无明显差别。当出现以下症状时，可怀疑出现腰椎间盘突出：

（1）腰部以上在外伤后出现腰部疼痛或者单侧下肢疼痛。

（2）腰疼部位多位于下腰部偏一侧，腿疼多为一侧由臀部向远端的放射性疼，同时还伴有麻木感。

（3）腰或腿出现疼痛的症状，卧床休息之后大多可以缓解，在下床活动一段时间后又会出现疼痛。

临床上以第4、第5腰椎之间，第5腰椎和第1骶椎之间的椎间盘脱出最为多见，患者经常会感到腰部以及下肢出现麻木和疼痛的感觉。按摩腰背部的肾俞穴、大肠俞穴、小肠俞穴以及手背部的腰痛点，有助于通利关节，恢复腰部肌肉的弹性，改善腰部的僵紧状态；对腿部委中穴、阳陵泉穴的按摩，有助于改善患者腿脚麻木的症状。

肾俞穴位于第2腰椎和第3腰椎棘突之间，旁开1.5寸，左右各有一穴。

大肠俞穴位于第4、第5腰椎的棘突之间，旁开1.5寸，左右各有一穴。

小肠俞穴位于第1骶椎的棘突下方，旁开1.5寸，左右各有一穴。

委中穴位于膝后部皱纹的中央处。

屈膝时，膝盖下方骨突下1.5寸的凹陷处，即为阳陵泉穴。

腰痛点共有2个，并排分布于手背上。一个位于食指下方，第2、第3章骨之间，当腕桡侧；另一个在无名指下方，第4、5掌骨之间，当腕尺侧处。

具体按摩方法为：

（1）双手拇指分别按压两侧的肾俞穴20次。

（2）双手拇指分别按压两侧的大肠俞穴20次。

（3）双手拇指分别按压两侧的小肠俞穴20次。

（4）用拇指点按委中穴30次，力度以能忍受为度。

（5）用拇指点按阳陵泉穴30次，力度适中。

（6）疼痛发作时，用拇指揉按食指下方的腰痛点3分钟。

如果日常生活当中时刻保持注意，腰椎间盘突出是完全可以预防的。

（1）保持良好的生活习惯，防止腰腿受凉，防止过度劳累。

（2）站或坐姿势要正确。脊柱不正，会造成椎间盘受力不均匀，是造成椎间盘突出的隐伏根源。正确的姿势应该“站如松，坐如钟”，胸部挺起，腰部平直。同一姿势不应保持太久，适当进行原地活动或腰背部活动，可以解除腰背肌肉疲劳。

（3）锻炼时压腿弯腰的幅度不要太大，否则不但达不到预期目的，还会造成椎间盘突出。

（4）提重物时不要弯腰，应该先蹲下拿重物，然后慢慢起身，尽量做到不弯腰。

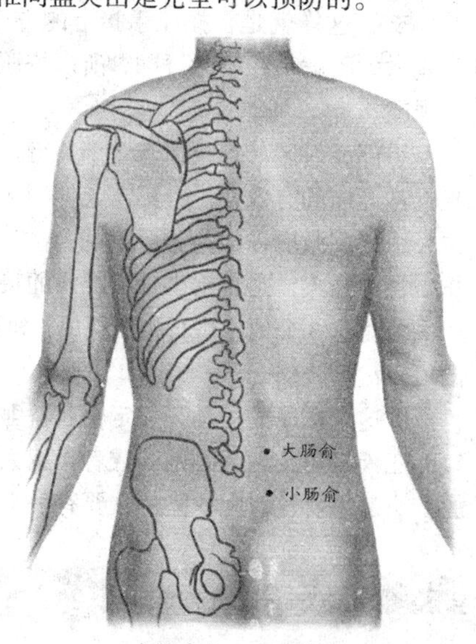

大肠俞穴、小肠俞穴

腰肌劳损

腰肌劳损的主要表现便是腰痛，通常在劳累时加重，休息时减轻；适当活动和经常改变体位的时候减轻，活动过度便又会加重。腰肌劳损患者一般不能够坚持弯腰工作，经常会被迫时时伸腰或者以拳头击腰部以缓解疼痛。腰肌劳损患者的腰部具有压痛点，这种压痛点大多是在骶棘肌处，髂骨脊后部，骶骨后骶棘肌止点处或者腰椎横突处。腰部外形及活动多无异常，也不会出现明显的腰肌痉挛，少数患者的腰部活动会稍微受到一些限制。

中医里讲，“腰为肾之府”，肾气的盛衰直接决定腰的灵活性、健康度。大多数人年轻的时候，肾气旺，腰椎一般没有问题，但一旦上了年纪，人体的气血和先天活力都在走下坡路了，就会出现不同程度的肾虚，腰的毛病也就花样百出了，轻则腰酸、腰痛、弯腰困难，重则腰椎间盘突出，更要命的是，腰老是容易闪着、扭着。

手部按摩对于腰椎是大有裨益的。其中，手背上有合谷、后溪等穴位，还有对应腰的反射区，手掌上则是内合谷、内后溪、腰点的反射区。这两组完全是里外对应的，所以组合起来使用，用一只手的拇指和食指去捏另一只手的内外两个穴。按捏的次序按照合谷与内合谷，后溪与内后溪，腰的反射区。按捏的时间可以适当长一些，力度以有酸痛感为宜。这样按捏过后，手会发红发热。最后，十指交叉，第2指关节相交，这样就是在按压手指上的整个头部的反射区了。因为刺激大脑就是在刺激脊髓，所以按压可以增强脑髓、脊髓和骨髓的活性，能健脑强腰。

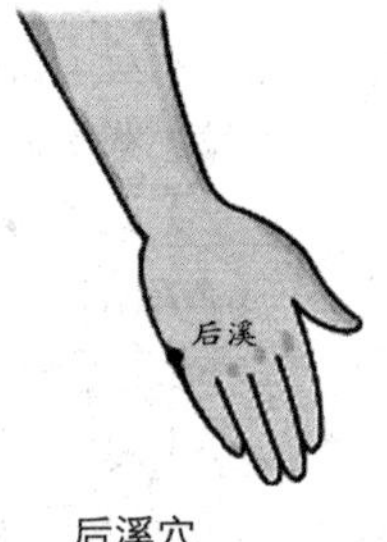

后溪穴

手部反射区治疗腰痛有3个关键。第一，偏于食指一侧的腰腿点，是腰痛和坐骨神经痛的有效穴位；第二，偏于无名指一侧的腰腿点，是专治闪腰的特效穴位，手疗刺激应以柔为宜；第三，位于小指与无名指交界处手臂侧有一个穴位叫作坐骨神经点，是专治坐骨神经痛的特效穴位。

多对这3个地方进行指压按摩，每次压1秒钟，松一下再压，反复进行多次，便可以治疗腰痛。

做这个按摩的运动，一定会获益匪浅。但很多腰痛的人老是以工作太忙为借口，三天打鱼，两天晒网，或者年纪大，总是记不住。所以无论进行哪一种保健的方法都需要长时间的坚持，要有一个持之以恒的精神。

小腿抽筋

小腿抽筋，俗称“转筋”，在医学上被称为腓肠肌痉挛，是痛性痉挛当中最为常见的一种。

腓肠肌痉挛一般情况下会持续数十秒至数分钟，是小腿肚突然发生抽搐疼痛的一种病症。严重时小腿肚剧烈疼痛，肌肉痉挛僵硬，活动受限，甚至不能行走。

过度劳累、寒冷均可以导致小腿抽筋。如长时间步行或者爬山，使踝关节经常处于背伸状态，腓肠肌总是呈牵拉紧张状态，再加上小腿受凉，就会出现腓肠肌疼痛和痉挛。此外，全身脱水失盐、缺钙、动脉硬化也可能引发腓肠肌的痉挛。

腿部抽筋同气血有关，选择能够影响到气血的穴位对其进行刺激，便能够有效地防止或缓解腿部抽筋的现象。因为这些穴位分布在腿部的肌肉腠理中间，会影响到深层次的气血，所以刺激这些穴位能够预防和治疗腿脚突然的抽筋。

承山穴便是用来治疗腿部抽筋的非常重要的穴位，“承山”的意思是随膀胱经水下行的脾土微粒在此处固化。承山穴在小腿后面正中，委中与昆仑之间。当伸直小腿或足跟上提时腓肠肌肌腹下出现尖角凹陷处。取俯卧位，下肢伸直，足趾挺而向上，其腓肠肌部出现“人”字陷纹，于其尖下取穴。或者直立，两手上举按着墙壁，足尖着地，在腓肠下部出现“人”字陷纹，当“人”字尖下取穴。

在对承山穴进行按摩的时候一定要注意用力适度，每次施治时间为3~4分钟，每天进行2~3次。

除去进行穴位按摩之外，药物浸泡也是小腿抽筋发作时的最佳解决办法。选用优质的藏红花、伸筋草、伸筋藤，用水稍微煮沸，然后把双腿放在热水上面用药气熏蒸腿部和双脚，等温度合适时直接浸泡双脚，尽量使温水到达小腿部。每天浸泡半个小时，只需要几天就能缓解反复抽筋。

另外就是进行局部的运动，因为肌肉的痉挛跟寒冷有一定的关系，进行局部的运动，无论是用手在腿脚上来回搓，还是做蹬腿的动作，都能提高局部的热量，让肌肉痉挛得到缓解。

从运动学的角度来看，肌肉的痉挛是以收缩为主，那就意味着突然抽筋的时候除了按揉肌肉，还要把小腿绷直，然后脚趾向上挑起，用手扳住脚趾用力向回扳。这样就拉伸了内部的肌肉，抽筋的现象也可得到缓解了。

足跟痛

有不少人都有足跟痛的毛病，足跟痛的人都很痛苦，一走路就会疼，站在那儿也会疼，早晨起来双脚没有接触到地面时还没有感觉，只要一站在地上立即会感到有说不出来的痛。对于足跟痛有些人通过X光片检查后可以知道在脚跟的部位出现了骨刺，也就是骨质增生。如果骨刺特别大的话还会在脚后跟的地方鼓出来一块。但是有些人做X光片也检查不出什么症状，这时就应该在肾上寻找原因了。

从中医的角度来看，肾虚会影响到身体的很多功能，使这些功能下降。“肾主骨生髓”，也就是说身体的骨质会从肾虚的时候就发生改变，当然足跟作为身体最下方的位置，负责支撑着整个身体的重量，又在每天无数次地与地面进行着摩擦，自然容易出现毛病。

如果一个人有足跟痛的症状，摸一下脚底对应肾和膀胱的反射区一定会出现酸痛的感觉，这些症状就是肾虚的表现，所以要想根治足跟痛就要纠正肾虚。如果足部出了问题就要找其他的地方来反射足底，这个地方就是双手，因为手就是人体对应足部的最好位置。再来看一看手掌上的位置，可以对应双脚足底的地方毫无疑问只有双手的大鱼际这个地方，所以只要一出现足跟痛就在手上大鱼际的地方寻找痛点，找到痛点后再上下左右分别进行按揉，这样足跟痛就会感到缓解，坚持做几天，早晨起来双脚不想着地的状况就会消失了。

平时对足底的保养要注意一下在足部内侧赤白肉际的地方，分别是脊柱的反射区，经常按摩这个地方，能帮助身体的骨质变强健，通过骨质的改变，肾脏也就得到补益，同时这些脊柱的反射区也会影响到脚后跟的位置，帮助减轻疼痛。

除了因为肾虚的原因，一些年轻人也会出现足跟痛，这是为什么呢？他们年轻力壮，身体无论哪个地方都是非常健康的。如果这个年龄出现了足跟痛，就要仔细地分析一下：这个年龄段的人是不会有肾虚的。但是他们非常好动，经常蹦蹦跳跳的，这就出现了对足跟造成的硬损伤，也就是通过强烈的震动，使骨骼受到直接的撞击，从而出现了疼痛。这样的情况不需要采取什么治疗方法，只要多休息，日后注意不要再出现类似的运动损伤就可以了。

网球肘

网球肘，即我们通常所说的肱骨外上髁炎，因网球运动员常患这个疾病而得名。这种病多发于长期进行旋转前臂，伸屈肘关节、腕关节动作的人。另外，这种疾病还多见于手工劳动者，像水工、钳工、水电工和手工编织人员等。多数发病人群都是中年人，男病人多于女病人，比例大约为3:1。一般右侧肢发病要多于左侧肢。大多数发病者都为慢性损伤，也有少数人是由于肘部受到撞击或者牵拉而引起的。

那么，应该怎样判断是否患上了网球肘呢？具体来说有以下3种表现：

（1）肘关节外侧出现持续性疼痛，严重的时候甚至可以影响到睡眠，局部可能会出现轻度的肿胀。疼痛可向前臂、腕部或上肢放射，患者经常会因为疼痛而导致手臂乏力，握力减弱，甚至还会出现持物落地的现象。

（2）在进行提、拉动作或者端重物的时候，患者的手臂疼痛感会加重。

（3）在端茶倒水、扫地、拧毛巾的时候，患者的肘关节外侧疼痛会加剧，休息后疼痛感便会明显减轻或者消失。

对于患者来说，网球肘是一种比较痛苦的疾病，一旦患上这种疾病，患者的正常生活便会受到很大的影响。这往往使患者感到十分的不便和懊恼。这时候，患者可以采用自我按摩的方式来缓解病痛、放松心情。

在按摩的时候，患者的肢体要完全放松，采用一指禅推法、揉法、擦法等舒筋活血类的手法。

（1）患者将自己的患肘放到桌子上，自己取坐姿，用另外一侧手的拇指在压痛点周围进行一指禅推法或者指揉法，重点放松肱骨外上髁及其周围肌肉，力量应该柔和，持续按摩 5~10 分钟。

（2）患者用拇指的指端用力弹拨肘部痛点 5~10 次，力量以被按摩处产生酸胀感，但能够忍耐为度。

（3）用健康一侧手的拇指指端按压住患侧上肢的肘髎、曲池、手三里、合谷这 4 个穴位后稍加压力进行按压，以穴位处感到酸胀为佳，然后再顺时针方向进行点揉，各进行 1 分钟。

（4）用健康一侧手的拇指指端按住肘部患处的最痛处（网球肘最疼痛的部位一般是肱骨外上髁处），以患处出现酸痛且能够忍受为佳。然后，顺时针方向进行按揉，大约持续 3 分钟。

（5）用拿法或者揉法让整个前臂的肌肉放松。

（6）将患肢完全放松，用健康一侧的手握住患侧的腕部，然后用健侧的手带动患侧的手进行左右旋转以及前后屈伸的动作，注意动作不宜过快，幅度可以大一些。

（7）用掌根或者大鱼际由上向下快速擦前臂的肌肉，大约半分钟，以肌肉出现温热感为宜。

（8）最后，在患处涂抹少量的按摩乳或红花油，用拇指的螺纹面着力，上下擦肘关节的外侧，以便药物能够被皮肤充分吸收。

网球肘患者在进行自我按摩的时候一定要注意，手法的力度要适度，应该避免过于粗暴，不可操之过急。并且手法操作的时间不宜过长，一般控制在 15 分钟左右最好。每日按摩 1 次或者隔日 1 次，在进行按摩治疗的同时配合锻炼会收到更好的治疗效果。

类风湿性关节炎

类风湿性关节炎是一种自身免疫性疾病，患者以 20~45 岁的青壮年为主，女性约为男性的 3 倍，儿童和老年患者则很少见。病变部位一般多在手指、手腕这些小关节部位，但是大关节也会受到影响。病变的关节部位会出现肿胀疼痛，全身也会有发热、贫血等表现，而且关节会不断遭到破坏，最后患者会出现关节畸形、关节功能丧失、生活不能自理的情况。类风湿性关节炎的患者十分痛苦，生活质量和生命质量都会受到严重的影响，因而很多人把它称为“不死的癌症”。

中医认为，类风湿性关节炎属于“痹证”，早在两千多年前的《黄帝内经》中就提出了“风寒湿三气杂至合而为痹也”，很明确地指出这个病是由于机体感受风寒湿邪气引起的。中医还讲“邪之所凑，其气必虚”，意思是说人之所以会得病，是由于人体的正气不足。看到了吧，中医很早就明确指出，外因和内因共同作用于人体，才导致了这个病的发生。

既然是感受风寒湿邪气引起的病，治疗时也要从这里着手。小腿外侧的丰隆穴是祛痰湿的一个很重要的穴位，闲来无事，可以用手握拳对这个穴位进行敲打，这样可以舒筋活血，促进腿部的血液循环。外关穴在手背部的腕横纹上2寸的地方，具有很好的祛风解表、通经活络的作用，可以帮助祛风止痛。中医上讲“不通则痛”，阿是穴就是疼痛的反应点，所以也可以在疼痛部位寻找阿是穴，对其进行按揉来疏通经络，帮助止痛。阳池穴可以帮助身体驱赶寒邪，按摩的时候最好慢慢地进行，时间宜长，力度要缓。

邪气赶走不等于疾病就没有了。外因通过内因起作用，所以强身壮骨是很重要的。这时可以选择的穴位有很多，比如说关元、足三里、涌泉、三阴交、阳陵泉等都可以，只要有强壮作用的穴位就行。

此外，也可以选择面部、手部、足部或者耳部的四肢、肝、脾、肾等部位的反射区进行按摩。尤其是手部按摩，可以增强机体的免疫功能，改善患部血液循环，消除局部炎症，从而减轻症状。选取的经穴有合谷、八邪、内关、外关、阳溪、外劳宫等，选取的反射区有垂体、肾、输尿管、膀胱、肺、甲状旁腺、脊椎各反射区及各淋巴结反射区等。

按揉上述经穴各50次，点按或推按上述反射区各100次，每天按摩1次，1个月为1个疗程。治疗本病要有恒心，要坚持长期运用手部按摩。当然，由于本病是一个全身性疾病，因此在全手按摩的基础上，再重点按摩上述穴位，疗效会更好。捻按指间关节对预防手部病变、关节变形有好处。患部热敷可以改善局部血液循环，有利于消除局部肿胀，缓解疼痛。

本病是较顽固的慢性疾病，早期治疗干预以及适度地锻炼，预后尚好，一般能恢复或基本恢复病变关节的活动功能。晚期骨性僵直后则预后较差，一般只能基本控制病情的发展或减轻局部症状，而病变关节的功能很难恢复。患者进行适当的体育锻炼是极为重要的，但不宜过度疲劳，平时注意保暖，不宜食用寒性食物。

对于疼痛比较明显的患者还可以选择中药泡脚的方法，用桂枝、伸筋草、乌头、红花等药物加水煮沸后晾温后泡脚，每次泡20~30分钟，方法简单而且有效。如果泡脚后适当按摩涌泉、昆仑等脚上的穴位，效果就更好了。

需要提醒一点的是，类风湿性关节炎的患者，尤其是晚期的患者，经常会伴有骨质疏松，所以按摩时用力不要太大，以免造成骨折。

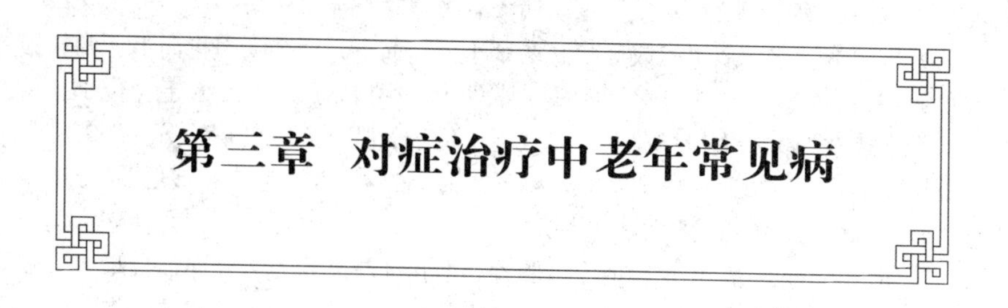

第三章 对症治疗中老年常见病

糖尿病

糖尿病是一种有遗传倾向的、内分泌失调的慢性代谢性疾病，主要表现为血糖升高，临床上主要出现多饮、多尿、多食和体重减轻的症状。本病相当于中医“消渴”病。

糖尿病的致病因素有很多种，首先是遗传因素。遗传学研究表明，糖尿病发病率在血统亲属中与非血统亲属中有显著差异，前者较后者高出 5 倍。在糖尿病 1 型的病因中遗传因素的重要性为 50%，而在糖尿病 2 型中其重要性达 90% 以上，因此引起糖尿病 2 型的遗传因素明显高于糖尿病 1 型。

其次还有精神因素。近十年来，中外学者确认了精神因素在糖尿病发生、发展中的作用，认为伴随着精神的紧张、情绪的激动及各种应激状态，会引起升高血糖激素的大量分泌，如生长激素、去甲肾上腺素、胰升糖素及肾上腺皮质激素等。

肥胖因素也是一个很常见的致病因素。目前认为肥胖是糖尿病的一个重要诱因，有 60%~80% 的成年糖尿病患者在发病前均为肥胖者，肥胖的程度与糖尿病的发病率呈正比。有基础研究材料表明：随着年龄增长，体力活动逐渐减少时，人体肌肉与脂肪的比例也在改变。自 25~75 岁，肌肉组织逐渐减少，由占体重的 47% 减少到 36%，而脂肪由 20% 增加到 36%，此系老年人，特别是肥胖多脂肪的老年人中糖尿病明显增多的主要原因之一。

糖尿病是继恶性肿瘤、心血管病之后又一危害人类健康的重大疾病，它治疗时间长，并发症多，对身体危害极大。目前，全世界各个国家的糖尿病患病率都在明显上升，在我国，这一问题尤为严重。如何让困扰人们的糖尿病得到及时和行之有效的治疗是人们所关注的问题。药物降糖和饮食降糖虽有一定的作用，但受到药量、种类的限制，而且多数降糖药有不同程度的毒副作用。因此，人们很自然地倾向于非药物疗法，而自己可以操作的自我按摩疗法，则越来越被人们所认可。

通过自我按摩可达到调整阴阳、调和气血、疏通经络、益肾补虚、清泻三焦燥热、滋阴健脾等功效，对预防糖尿病大有裨益。具体手法是：

1. 抱腹颤动法：双手抱成球状，两个小拇指向下，两个大拇指向上，两掌根向里放在大横穴上（位于肚脐两侧一横掌处）；小拇指放在关元穴上（位于肚脐下4个手指宽处）；大拇指放在中脘穴上（位于肚脐上方一横掌处）。手掌微微往下压，然后上下快速地颤动，每分钟至少做150次。此手法应在饭后30分钟，或者睡前30分钟做，一般做3 ~ 5分钟。

2. 叩击左侧肋部法：轻轻地叩击肋骨和上腹部左侧约为2分钟，右侧不做。

3. 按摩三阴交法：三阴交穴位于脚腕内踝上3寸处，用拇指按揉，左右侧分别做2~3分钟。

泡脚和泡腿配合按摩效果会更好，可以增加按摩的作用。以上疗法每天做1~2次，只要长期坚持就能有效防治糖尿病。

除去以上所说的按摩方法外，手部按摩也是治疗糖尿病的有效方法。手部按摩对糖尿病的治疗主要是调节中枢神经系统的功能，通过神经、体液调节机制，激发各内分泌腺功能的活性，特别是胰岛分泌功能的活性，使其分泌功能得到较好的恢复或完全恢复。运用手部按摩治疗的糖尿病患者多数是轻型或中型的，重型的较少，疗效都较为满意，需坚持长期治疗。原来服用降糖药的绝不可以贸然停药，可逐步减少药量。停用胰岛素应十分慎重，要根据病情好转的情况逐步减少至停止。

按摩之前要注意选取下面这些穴位和反射区：

经穴和经外奇穴：曲泽、间使、内关、合谷、曲池、中泉等。

反射区：胰腺、胃、十二指肠、大肠、小肠、垂体、肾、输尿管、膀胱、甲状腺、腹腔神经丛等。

反射点：脾胃穴、心肺穴、肾穴等。

具体的按摩方法为：

推按或点揉胰腺、胃、十二指肠、大肠、小肠、垂体、肾、输尿管、膀胱、甲状腺、腹腔神经丛各300次；按揉内关、脾胃穴、肾穴各100~300次；其余各穴备用，如有时间可每穴按揉30~50次。每天按摩1次，持续3个月为1个疗程。3个月后如血糖基本恢复正常，手部按摩可改为隔天1次；如无明显改善，休息3天后，继续第2疗程。胰岛素注射可根据好转情况，在医生指导下逐渐减量。

糖尿病患者应控制饮食，少食含糖食品，多食动物胰脏；积极治疗并发症；进行适量的锻炼，如简化太极拳、内养功等。

高血压

高血压病是当今世界引人注目的流行病，而且越是工业发达的国家患病率越高。高血压病与生活方式密切相关，喜欢吃咸的人、饮酒多的人、精神长期紧张和性子急的人容易得高血压。高血压病人的调养十分重要，用药治疗的同时，尤须辅以生活、环境、精神等方面的治疗。

高血压是以体循环动脉血压高于正常范围为主要临床表现的。它的发病主要原因与高级神经活动障碍有关。高血压病的早期症状为头晕、头痛、心悸、失眠、紧张、烦躁、疲乏等。以后可逐渐累及心、脑、肾器官，严重时可并发高血压性心脏病、肾衰竭、脑卒中等病变，所以这种病也被人们称为“无声的杀手”。

高血压多发生于脑力劳动者中，因为脑力劳动者长期精神紧张，又缺乏体育锻炼。高血压所带来的并发疾病是不容忽视的，如脑出血、脑梗死、心脏病等。

在中医看来，人之所以会出现高血压，是跟人体元气虚弱和脏腑功能衰退密切相关的，这也提醒人们应该注意休息，进行适当的体育活动。

高血压一般分肝阳上亢和肝肾阴虚两种证型。肝阳上亢的人经常脸色发红，脾气也相对比较暴躁，特别容易着急，这种人血压的波动比较大。肝肾阴虚的人经常会觉得口渴、腰酸腿软、头晕耳鸣等，一般血压波动不大。

高血压多由肝肾两脏功能失调引起，按揉太冲、太溪和曲池 3 个穴位，疏肝平气，能改善病症。

太冲穴可以疏肝理气，平肝降逆，不让肝气升发太过；肾经上的太溪穴补肾阴就是给“肝木”浇水；大肠经上的曲池穴可以扑灭火气，降压效果最好。如果坚持每天按揉这 3 个穴位 3~5 分钟，每次不低于 200 下，2 个月就会有效果。

手疗治疗高血压要因地制宜，辨证论治，以降压为唯一目标，方法是刺激手背上血压反应区，必须按步骤进行。

（1）早期高血压降压穴位是血压反应区下端小指侧的阴谷穴。

（2）血压升高到 180 毫米汞柱时，降压穴位反应区升至阳谷穴。

（3）血压升高达 200 毫米汞柱时，降压穴位继续上行至落零五穴（为经外奇穴，位于掌背第 2、3 掌指关节之间，距指缝 1.5 寸处）。

具体方法：将牙签 10 个为一组捆扎起来分别刺激相应的穴位。

除去按摩穴位之外，还有一种方法就是敲经络。

除了敲小腿内侧的肝经和肾经外，还可捏颈后肌肉，手向后伸就能捏到。多数经络可以直接或间接地与颈项发生关系，有数十个重要的腧穴分布在颈部，形成了一个相对独立的人体全息区，所以捏这里也可达到降低血压的目的。

另外，用中药泡脚也是比较简易有效的降压方法：取钩藤 30 克剪碎，放到盆里煮，不要开大火，10 分钟以后端下，稍微凉一点的时候加一点冰片，然后把双脚放进去，泡 20 分钟。长期坚持，就会有明显的降血压作用。

在饮食上，高血压患者一定要戒掉一切寒凉的食物，多吃补肾补肝的食品。平时保持心情舒畅、豁达，也能让心经、心包经畅通，有助于血压的控制。

总之，高血压是需要从日常生活入手精心进行调养的病，患者本人一定要注意防治结合。

高脂血症

高脂血症也就是经常说的胆固醇、甘油三酯、脂蛋白这三项指数都比较高，现在高脂血症已经和高血压一样，成为需重点预防的中老年人常见病。衡量一个人的身体是否健康需同时关注血压和血脂。

一般血脂高的人都会手掌发红，而且掌心有星星点点的白色脂肪点。最突出的是双手的大鱼际非常饱满，明显比小鱼际高出很多。这是因为血脂高的人体内的脂肪代谢有问题，所以有些人也会说高脂血症是富贵人才会得的病。

说到富贵病就让人一下子联想到糖尿病，好像富贵病都一定治不好。其实高脂血症并不能算真正的富贵病，也不是不能治好的。脂肪如果堆积在身体的某个地方，就会形成很厚的赘肉；脂肪如果堆积在血液中，就形成了高脂血症。实际血脂就好像是身体中多余的垃圾，与饮食的过剩是有一定的关系的。既然知道是饮食过剩导致的，那就要想办法把它代谢掉。

想要降血脂，促进身体内部的代谢就要知道一个很重要的穴位，那就是丰隆。看到这个名字就会知道，丰隆穴就是管理人体哪些地方出现了堆积现象的穴位。它就像一个电梯管理员，如果身体的某种物质出现了过盛，它就会促进身体把多余的排泄出去。如果身体出现了不足，它也会促进身体多做一些补充。因为现代人生活的物质充沛，所以丰隆穴已经更多地被用在减肥的方面，肥胖也是一种脂肪堆积的疾病。当然血脂的升高丰隆也能很好地控制。

定位丰隆就要知道和它关系特别密切的一个穴位——条口。条口穴与丰隆穴离得非常近，又是同一条经脉上的穴位，所以刺激按摩丰隆可以一起按摩条口，这两个穴位就像好朋友一样，可以起到补充的作用。条口穴就在内膝眼和内踝尖的连线中点，而向外一横指的地方就是丰隆穴。用拳头直接在条口和丰隆的穴位处进行敲打，两个穴位都会受到刺激，降血脂就在这里完成了。

因为血脂是通过饮食导致偏高的，当然也可以通过饮食把血脂降下来。一个对降血脂非常有效的食物就是洋葱，它能够促使血脂分解代谢，也能在一定程度上加快血液的运行，所以高脂血症患者平日可以多吃一些洋葱。

另外，高脂血症患者在日常生活当中也是需要一些忌口的，下面这些东西要少吃，其他的食物就不作限制了。

（1）忌食含脂肪高的食物，如肥猪肉、肥羊肉、肥鸡、肥鸭、肥鹅；忌食含胆固醇高的食物，如猪皮、猪蹄、带皮蹄膀、肝脏、脑髓、鱼子、蟹黄、蛋黄等。

（2）忌食精制糖，如白砂糖、绵白糖、冰糖等，宜选用含灰分高的红糖、糖蜜、玉米糖、蜂蜜等。

（3）严格忌食富含油脂类成分的黄油、奶油、乳酪等添加类食品。

（4）忌暴饮暴食，食物宜清淡。

（5）忌酒。饮酒可使血中的高密度脂蛋白升高，忌酒有加强防治高胆固醇血症的作用。饮葡萄酒较合适，但必须严格限制摄入量。如有高血压、糖尿病与肝胆疾病则宜戒酒，饮酒对甘油三酯升高者不利，酒精除供给较高的热量外，还使甘油三酯在体内合成增加。因此，权衡利弊，对防治心血管疾病而言，专家们多力主限酒或戒酒。

冠心病

冠心病是中老年人的一种常见病，对人的伤害也比较大。因为患者的心脏随时随地都有可能会出现故障。一般的人都会这样认为，心脏的疾病很难治，而且中医的方法更加没效果。其实这种看法要纠正，千万不要认为中医是慢功夫，根本解决不了心脏的问题。

人体的其他器官和组织都可以适当休息，唯独心跳和呼吸是不能停止的。呼吸当然简单了，只要能维持气流的通畅，在体内很好地交换氧气就行了。但是心脏就不同了，即便是一时一刻也不能休息，否则身体供血一差，任何地方都不能好好工作了。

所以如果心脏出了问题，一定要及时调整。有很多年轻的人愿意过夜生活，而且会玩的很晚，这其实这就是对心脏的伤害。忙了一天本来在夜晚的时候应该减轻一下心脏的工作量了，但是负担反而更加重了，长时间下去心脏病就会随之而来。

在人体的两乳头中点的位置，有一个穴位叫作膻中。它对冠心病是有非常好的作用的。人体的胸部就像一个大房子，在这个房子里面最核心的“主人”就是心脏，而房子就是对心脏的保护。如果房子出现了漏洞，心脏就会出现疾病。膻中穴就是控制这个房子的开关。

膻中穴是脏腑之气汇集的地方，所以膻中又被称为气会。心脏出现了毛病，按压膻中穴，立刻就能调兵遣将，让身体所有的气都来保护心脏。

具体按摩膻中穴的方法有很多，最好就是坐下来，用拇指轻轻地按揉，这样膻中穴就会收到信号，来解决心脏出现的问题。

足部的反射区和耳朵上的反射点，都是能保护心脏的卫士。如果有了冠心病，经常按摩一下反射区的相应部位，就能天天做保健。但是要注意，心脏是身体的核心，所以在选反射区的时候，可以以心脏为中心，把身体其他的地方都按摩到。心脏出现了问题，一般都和过度劳心有关系，所以按摩切记不能用大力，只需要轻轻地按揉就能收到效果，即便是肌肤的感觉不强也可以。

此外，按摩内关穴对症状的缓解和消除也有一定的作用。

具体操作方法：以一手拇指指腹紧按另一前臂内侧的内关穴位（手腕横纹上3指处，两筋间），先向下按，再做按揉，两手交替进行。对心动过速者，手法由轻渐重，同时可配合震颤及轻揉；对心动过缓者，可用强刺激手法。平时则可按住穴位，左右旋转各10次，然后紧压1分钟。

按压内关对减轻胸闷、心前区不适和调整心律有帮助，摸胸和拍心对于消除胸闷、胸痛有一定效果。

另外，做两腿下蹲运动，每次5~10分钟，可以调动全身经脉。增加腹式呼吸的次数，可降低交感神经兴奋性，减少收缩血管物质的产生，对改善冠状动脉的血液供应和促进侧支循环有非常重要的作用。

当突发心律不齐时，拇指、食指同时从手掌的正、反两面按住劳宫穴，用力向下压，左右手交替进行各60~80次，心律会很快恢复正常。

冠心病的患者除对上述方法的掌握外，平时还应该多注意饮食，保持清淡适中的饮食结构是最好的。

心衰

“心衰”是“心功能衰竭”的简称，也叫作“心功能不全”。大家都知道，心脏是人体的发动机，如果这里出了问题，那后果一般会比较严重，甚至还会导致死亡。

在人的手腕上有一个穴位叫作太渊。“渊”字给人的感觉就是很深的地方，其实太渊就是身体气血深藏的位置。它是肺经的原穴，这个“原”有源泉的意思，因为太渊穴的位置就是手腕脉搏跳动的位置，也就是医生把脉的地方。正因为它的位置特殊，也就具有了一个很重要的作用——调节心脏。

太渊穴就在腕口脉搏的地方，没有比太渊更能反映心脏功能强弱的地方了，当然反过来能够调节心脏最好的位置就是太渊穴。

老年人一般都起得很早，天还没有亮就醒了，一般在这个时间也是最好的感受心脏功能的时间。将右手搭在左手上，在手腕的位置自己感觉心脏的跳动节律，如果有不规律的情况发生，太渊穴就是最佳的解决方案，直接在床上按摩一段时间，等到心率平稳了，再起床进行日常活动。

心衰到了很严重的时候，即便是去医院大多数情况也是束手无策，所以还是平时对心脏做一些保健的活动，平时在足部的反射区多按压一下心脏的反射区，在手上多按大鱼际。

膻中穴就是人体两乳头的中点，也就是俗话所说的心口窝的地方。它是人体气的枢纽，对心脏的鼓动力量是非常强的。按摩膻中也是预防心衰的一个不错的方法。

只要能把这些方法都充分利用起来，让心脏每天能够有足够的动力运转，让气血运行得更加通畅，这样就可以预防心衰。

肩周炎

肩周炎是以肩关节疼痛和活动不便为主要症状的常见病症，也是一种中老年

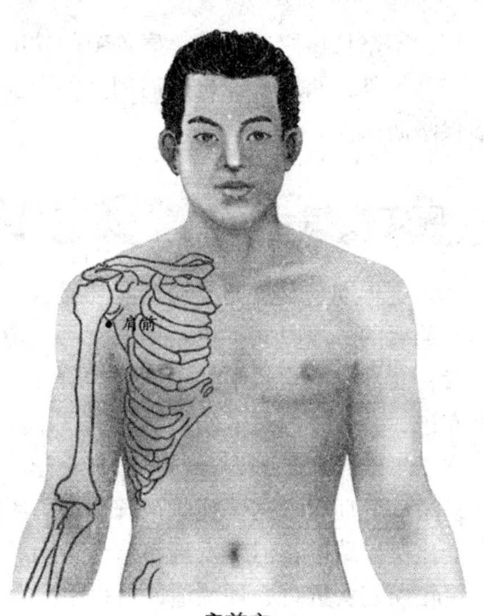

肩前穴

的常见病，好发年龄为50岁左右，因此俗称“五十肩”。如果不幸得了肩周炎，一旦劳累，或者遇到天气变化，患者就会感觉肩背部酸、重、闷，有时感觉像有人把手按在自己的肩头一样，十分沉重，更有严重者甚至到了双臂都无法举过头顶的程度。如得不到有效的治疗，会严重影响到肩关节的功能活动，妨碍日常生活。

肩部周围的穴位都可以用来按摩治疗肩周炎，这中间肩前穴是最有用的。当肩周炎发作时，疼痛的位置便是肩前穴所在的位置，刺激这个穴位可以有效地缓解疼痛。还有一些老年人由于年纪比较大，全身的骨骼发生了一定的退化，导致手臂和双腿活动出现了障碍，在这种情况下，选择肩前穴也可以帮助手臂和双腿恢复运动功能。现代研究发现，肩前穴的作用并不是仅仅局限在肩部，对四肢都有作用。平时自己找到肩前穴，每天进行按压，让穴位得到刺激，就可以达到治病健身的效果。

肩前穴位于肩部，当腋前褶皱顶端与肩髃穴连线的中点。取穴时采取正坐的姿势，双臂自然下垂，在腋前的褶皱顶端取穴即是。每天以柔和、适中的力度对这个穴位进行3~5分钟按摩，每日按摩2~3次即可。按摩这个穴位可以有效地缓解肩臂疼痛和手臂不能上举的病症。

除肩前穴外，还有一些穴位也可以用来治疗肩周炎。用食指和拇指按住印堂穴，旋转揉动，每次1分钟，每日3次。然后配合按摩手三里，用左手拇指指腹按住右手手三里穴，揉动1分钟，换手重复做，每日3次。还可以点压肩背上的阿是穴（即肩背部按压疼痛之处），用力深压，并向前后左右揉动1分钟，每日2次。

自我功能锻炼对于肩周炎的治疗也是必不可少的。具体的锻炼方法如下：

（1）抡拳。怎么疼就怎么抡，不要怕疼。如果因为怕疼而不活动，时间长了便会造成关节粘连，治疗起来会更加痛苦。

（2）耸肩。双手叉腰，上下前后缩头耸肩，每次15下。

（3）揪耳郭。两手交叉揪住耳郭，连揪15下。

（4）举手。十指相挟，手心向上，举过头顶，上下前后摇动30下。

（5）展翅。双臂平抬成飞翔势，上下扇动30下。

加强体育锻炼是预防和治疗肩周炎的有效方法，但贵在坚持。如果不坚持锻炼，不坚持做康复治疗，肩关节的功能就难以恢复正常。

另外，胳膊着凉也是肩周炎的诱发因素，为了预防肩周炎，应该重视肩部的保暖防寒。

更年期综合征

更年期是女性卵巢功能从旺盛状态逐渐衰退的一个过渡时期，包括绝经和绝经前后的一段时间。更年期妇女可出现一系列生理和心理方面的变化。在这个阶段，女性雌激素水平处于下降的阶段。更年期妇女由于卵巢功能减退，垂体功能亢进，会分泌出过多的促性腺激素，从而引起自主神经功能紊乱，会出现月经变化、生殖器官萎缩、骨质疏松、心悸、失眠、乏力、抑郁、多虑、情绪不稳定、易激动等症状，这些症状被统称为更年期综合征。更年期综合征虽然是由于生理变化所导致的，但是发病率却与个人经历和心理负担有着直接的关系。因此，对更年期妇女进行心理调适便显得十分重要了。

多数妇女能够平稳地度过更年期，但也有少数妇女由于更年期生理与心理变化较大，被一系列症状所困扰，影响身心健康。因此每个到了更年期的妇女都要注意加强自我保健，以保证顺利地度过人生转折的这一时期。自我保健的最佳方法便是穴位按摩。

此病在中医归为“经断前后诸症”，病因是妇女将届经断之年，肾气、经脉逐渐衰竭，导致阴虚火旺、脾虚失摄、湿毒郁结，从而出现一系列脏腑功能紊乱的证候，所以按摩时应该采取疏肝理气、滋养肝脾的方法。

选取百会穴、中脘穴和涌泉穴这几个特效穴位进行按摩。

方法 1：百会穴

功效特点：醒脑安神，增强记忆力。

按摩方法：坐直上身，将中指指腹放在头顶百会穴上，顺时针按摩 30 秒钟，适当用力，每天早、晚各 1 次。

特别提示：此按摩对消除更年期综合征引起的烦闷非常有效。

方法 2：中脘穴

功效特点：疏肝和胃。

按摩方法：仰卧在床上或者沙发上，右手半握成拳，将拇指伸直，放在中脘穴上，顺时针按揉 1~2 分钟，适当用力，每天早、晚各 1 次。

特别提示：此按摩对止痛止吐非常有效。

方法 3：涌泉穴

功效特点：醒脑开窍，补肾聪耳。

按摩方法：坐在床上或者沙发上，将左下肢放在右下肢膝上，然后用右手掌按在涌泉穴上，顺时针按摩 30 秒钟，力度适中，以足心发热为宜。操作完毕后按摩另一侧涌泉穴，每天早、晚各 1 次。

特别提示：按摩涌泉穴对神经衰弱、倦怠感、失眠、高血压、焦躁、糖尿病、过敏性鼻炎、怕冷症、肾脏病等都有一定的治疗效果。

除此之外，还可以经常对三阴交穴进行按摩。

三阴交位于内踝上 3 寸处，胫骨后缘。女性对于这个穴位应该予以高度重视，对它经常刺激，可以治疗一些常见的妇科病症。

罹患更年期综合征的女性要注意劳逸结合，在保证充足睡眠的情况下适当进行体育锻炼，如练气功、打太极拳等。在心情方面，要保持豁达、乐观的情绪，不要过分焦虑。如果患者情绪不能稳定，可参加一些文娱活动，以调节生活情趣。在饮食方面，应该限制高脂肪和糖类食物，多吃些富含蛋白质的食物以及蔬菜瓜果，如莲子、红枣、冬笋等。对于更年期有头昏、失眠、情绪不稳定等症状的女性，要选择富含 B 族维生素的食物，如粗粮（小米、麦片）、豆类和瘦肉、牛奶。牛奶中含有色氨酸，有镇静安眠功效；绿叶菜、水果含有丰富的 B 族维生素。这些食品对维持神经系统的功能、促进消化有一定的作用。此外，要少吃盐（以普通盐量减半为宜），避免摄入刺激性食品，如酒、咖啡、浓茶、胡椒等。

脑血栓

脑血栓是在脑动脉壁病变的基础上形成血栓，引起脑组织急性缺血而发生坏死，是急性缺血性脑血管病中常见的类型。

脑血栓形成与以下 3 个方面的因素有关：

（1）血管病变

最常见的血管病变是动脉粥样硬化，其次是高血压病伴发的脑小动脉硬化。其他还有血管发育异常，如先天性动脉瘤和脑血管畸形；脉管炎，如感染性风湿热、结核病、钩端螺旋体病、梅毒等所致的动脉内膜炎；一些非感染性的脉管炎，如血栓闭塞性脉管炎、结节性多动脉炎；动脉壁创伤，如损伤、手术、导管、穿刺等；少见的主动脉、颈动脉的夹层动脉瘤等。

（2）血液成分改变

血管病变处的内膜粗糙，使血液中的血小板易于附着、积聚以及释放更多的 5⁻ 羟色胺等化学物质。血液成分中脂蛋白、胆固醇、纤维蛋白原含量的增加可使血液黏度增加，致血流速度减慢。此外还有血液病如白血病、红细胞增多症和各种影响血凝固性增高的因素，均使脑血栓易于发生。

（3）血液动力学改变

脑血流量的调节受到多种因素的影响。血压的改变是影响脑局部血量的重要因素，当平均动脉压低于 71 毫米汞柱和高于 180 毫米汞柱时，由于血管本身存在的病变，管腔狭窄，自动调节功能失效，局部脑组织的供血即可发生障碍。

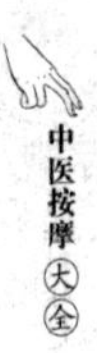

脑血栓形成通常都有先兆症状，一般在中风前1~2周出现。其先兆症状各式各样，常见的有以下几种：

（1）麻木

一侧脸部或手脚突然感到麻木、软弱无力、嘴歪舌麻、流口水等，这是一侧颈动脉系统供血不足，影响了对侧的大脑皮层——脊髓通道的畅通。

（2）眩晕

突然头晕眼花，摇晃不稳，甚至晕倒，看物体时旋转或恶心、呕吐等，这是由于椎–基底动脉供血不足影响了小脑平衡功能。

（3）失明

突然一只眼睛看不见东西，或视物不清或突然眼前昏黑一片，几分钟又恢复正常，这是由于大脑后动脉供血不足，影响了视觉中枢。

（4）遗忘

突然对近事丧失记忆或者出现个人习惯或判断能力改变，但照样可以进行日常生活。这是由于大脑中动脉或椎–基底动脉供血不足，影响了颞叶非听区与知觉和记忆有关的生理功能。

（5）说话不清

突然发生一时性说话困难、说话不清或说不出话来，或听不懂别人说的话。这是由于大脑中动脉供血不足影响了大脑皮层的语言中枢。

（6）嗜睡

无明显的原因，整天昏昏沉沉，可以暂时唤醒，回答问题亦不切题，但不久即又睡去。这是由于椎–基底动脉供血不足影响了脑干网状结构功能。

（7）性格和智力改变

患者一反常态，由乐观、热情变得孤僻、沉默寡言、智力减退，从而丧失了正常判断力和理解能力，这是由于大脑额叶供血不足造成的。

（8）频频打呵欠

打哈欠比以往明显增多，据统计，5~10天内打哈欠连续不断者，发生脑中风的可能性达80%。这是由于脑动脉粥样硬化加重，管腔越来越狭窄，血流缓慢，使脑内呼吸中枢缺血缺氧所致。

（9）肢体抽动

肢体不由自主地抽动，时发时止，发作时肢体某部位的肌肉突然出现跳动或抽动，停止时又如常人。这是由于侧脑内运动中枢供血不足所致。

中医认为，脑血栓是由气血瘀滞造成的。在人体元气的推动下，血液通畅地在血管流动，而一旦元气不足，没有足够的动力推动血液上升到脑部，就会致使血液凝固在脑部血管末梢，形成血栓。所以预防脑血栓，疏通血管是治标，固摄元气才是治本。

大量的实践证明，老年人每天晨起按摩以下穴位，对预防和治疗脑血栓大有好处：

1. 按压百会穴、肩井穴、厥阴俞穴、天宗穴各 30~50 次，力度适中，以有酸痛感为好。

2. 按揉曲鬓穴、阳陵泉穴、足三里穴各 30~50 次，力度稍重，以有酸痛感为好。

3. 掐揉内关穴、外关穴、合谷穴、曲池穴、手三里穴各 30~50 次，力度稍重。

4. 揉搓涌泉穴、足心各 100 次，以有气感为好。

平时还要注意对自己的情绪进行节制，尽量少生气。同时还要注重饮食，多吃性温平的食物，少吃寒凉的食物，因为寒凉食物会使体温降低，引发血管收缩。

血管硬化

随着年龄的增长，人体的血管不断发生退行性改变，因此，血管硬化不是病，而是人体慢慢变老的一种表现。血管发生退行性改变可导致血管脆性增强，致使血管破裂。如若血管腔隙狭窄，产生供血障碍，则有可能形成脑出血、脑梗死、冠心病、高血压等疾病。

一般情况下，老年人血管硬化的发生率比较高，很容易脑出血，也就是中风。现在，血管硬化趋向年轻化，很多人 40 多岁就中风了，生活苦不堪言。中医认为，血管老化是因为饮食内伤、劳累伤身、情绪不佳使身体内产生各种废物堆积在血管，同时如果人体血液总量不够，肝脏排毒能力降低，血液就会变得越来越脏，腐蚀血管，使血管变得又硬又脆，从而埋下隐患。

因此，从经络学的角度讲，只要对自身的经络进行精心的调养，老化的血管是可以恢复弹性的。敲肝经就是预防血管硬化的最好方法。因为肝主筋，血管是筋脉的一种，所以敲肝经软化血管的作用毋庸置疑。

具体操作方法：握拳沿着腿内侧线敲，每天敲肝经 15 分钟，特别是那些生活习惯不好的人，更要坚持，力度以感觉酸疼为好。

手部按摩对动脉硬化有较好的防治作用，主要通过刺激一些相关的穴位以调节血管的舒缩功能，减少甘油三酯、胆固醇等在体内的堆积，从而阻止动脉硬化的加重。

选取内关穴、劳宫穴、通里穴、郄门穴、合谷穴等穴位。

选取肾、输尿管、膀胱、肺、垂体、甲状腺、甲状旁腺、睾丸或卵巢、大脑、颈项、颈椎、腹腔神经丛、心脏等反射区，以及头穴、心肺穴、肾穴等反射点。

按揉或推按内关、劳宫等穴和肾、输尿管、膀胱、肺、心脏等反射区，以及头穴、心肺穴等反射点各 200~300 次。上述穴位根据不同类别选择 1~2 个配合使用，每穴按摩 50~100 次，每天按摩 1 次，长期坚持有利无害。

以手部按摩防治动脉硬化只是一个辅助疗法，患者还要养成良好的生活习惯：

（1）限制烟酒，减少对血管的损坏，帮助血管恢复弹性。

（2）定期测量血压，检查动脉和血脂状况，对于有高血压、高血脂倾向的

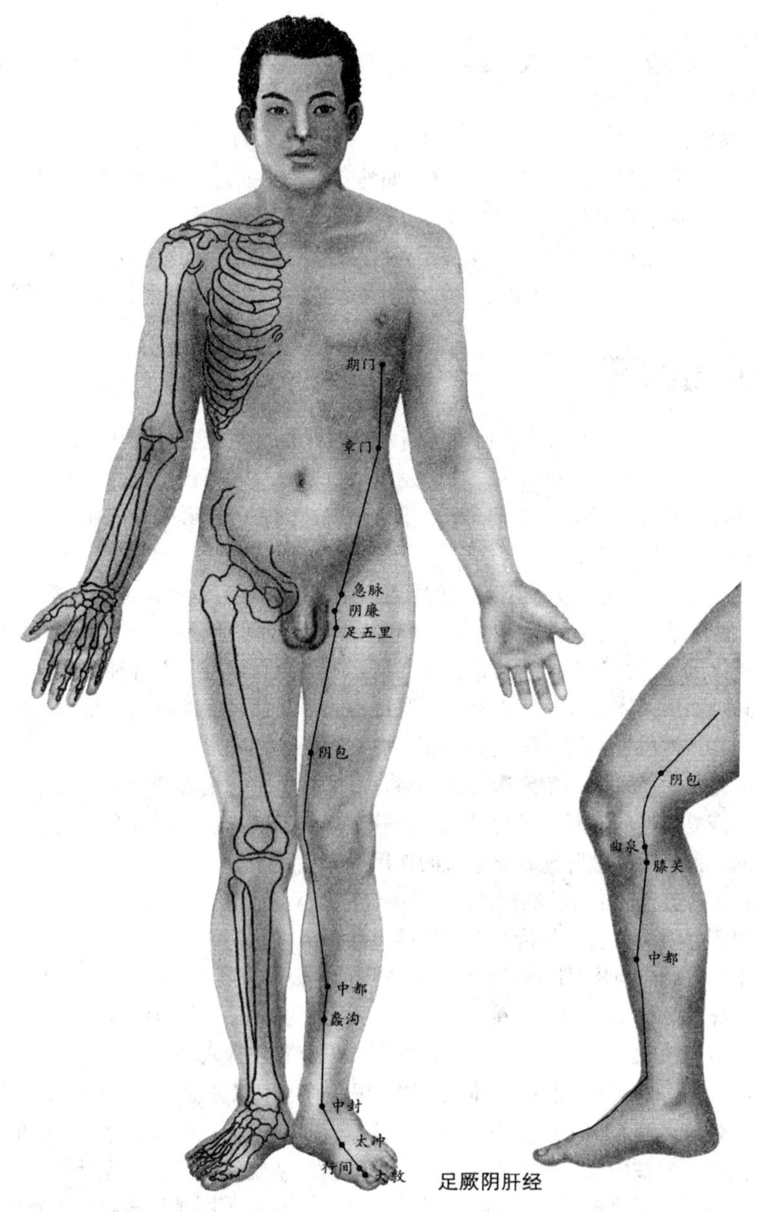

足厥阴肝经

人群，应给予相应的治疗。

（3）生命在于运动。经常锻炼，适当运动，如行走、跑步、做操、舞剑、练太极拳等，对改善血管状况，恢复血管弹性有很大帮助。

（4）保持心情舒畅，也是使血管健康的秘诀。

（5）饮食应以清淡为宜，即低脂、低盐的饮食，并且尽量多食用富含维生素C的食物，不可暴饮暴食。

（6）加强血管弹性检测，观察血管弹性变化，做好预防。

脑中风

脑中风，又称脑卒中，也称脑血管意外，是由于脑部血液循环发生急性障碍所导致的脑血管疾病。因为大脑血管破裂出血，或形成血栓以及血块等堵塞脑血管，造成部分脑组织缺血和损害，从而发生猝然昏倒，不省人事，或半身瘫痪、口眼㖞斜、言语不利等现象，严重者治疗不及时会导致死亡，是目前危害人类健康最主要的三大杀手之一。脑卒中多发于40岁以上的中老年人。此病发病急，病情重或变化快，危险性较大。

脑卒中发病既与年龄、性别、遗传因素等无法干预的高危险因素有关，又和吸烟、高脂血症、高血压、心脏病、糖尿病、暂时性脑缺血发作等可以干预的高危险因素有关。要摆脱这些可以干预的高危险因素，人们必须保持科学健康的生活方式，戒烟限酒、平衡膳食、加强体育锻炼、调节心理平衡，发现预警信号，及时就医，积极有效地降低脑血管病的危险因素，脑血管疾病就会远离我们。

要想预防脑卒中，应在日常生活中注意疏通经络，行气活血。这时候，自我按摩便又派上了用场。通过自我按摩能够有效地疏通堵塞的经络，实现行气活血的目的，进而控制或者消除脑卒中症状。

督脉上的哑门穴、百会穴和囟会穴；手少阳三焦经上的外关穴；足少阳胆经上的风池穴和肩井穴；手阳明大肠经上的手三里穴和合谷穴；手厥阴心包经上的内关穴；手太阴肺经上的天府穴和足太阳膀胱经上的天柱穴、委中穴、督俞穴、膀胱俞穴、大肠俞穴、三焦俞穴都是防治脑卒中的特效穴位。

患者取坐姿，用双手拇指指腹按揉头部的百会穴、囟会穴、印堂穴和太阳穴。用力要适中，每穴每次按揉3分钟。

患者仍取坐姿，用双手拿捏肩颈部的斜方肌和督俞穴、膀胱俞穴、大肠俞穴和三焦俞穴等，用力稍重，以按摩部位感到酸胀为度。

接下来仍旧取坐姿，用单手拇指指腹按揉肩颈部的肌肉和肩井穴、天柱穴、哑门穴、风池穴、廉泉穴等穴，用力适中，每穴每次按揉3分钟。再用单手拇指指腹捏揉上肢的肌肉和手三里穴、天府穴、外关穴、内关穴、合谷穴等穴，用力稍重。

患者取坐姿，单腿屈膝，用单手拇指指腹捏揉下肢的肌肉和足三里穴、委中穴、涌泉穴等穴位，用力稍重。

另外，每天坚持梳头也是一种最为简单易行的预防脑卒中的好办法。

脑卒中后遗症

脑卒中后遗症是对脑血管意外所引起机体病变的总称，包括脑血栓形成、脑出血和蛛网膜下腔出血等。除脑血栓形成发病较缓外，其余都发病急骤。患者如度过危险期，大多会留下不同程度的后遗症，如面瘫、单侧上下肢瘫痪无力、口眼㖞斜、周身感觉迟钝、言语不清、意识障碍等。

施行手部按摩等康复疗法，必须等急性期过后方可进行。

选取合谷穴、后溪穴、外关穴、内关穴、三间穴、大陵穴等穴位。

选取肾、输尿管、膀胱、肺、大脑、垂体、平衡器官、脾、胃、各淋巴结、小肠及大肠、肩关节、肘关节、膝关节、髋关节、脊柱、甲状腺等反射区。

选取头穴、颈肩穴、上肢穴、腿穴、足穴、腰腹穴等反射点。

具体按摩方法为：推按肾、输尿管、膀胱、肺等反射区各 300 次。其余选穴依类别分为两组，每次按摩时选用一组，交替使用，每穴按揉 30~50 次。每天按摩 1 次，持续 3 个月为 1 个疗程，多数患者需持续 3~4 个疗程，按压患侧时力量要大些。治疗中配合全身按摩和关节功能锻炼有利于瘫痪状态的改善。行动不便者，要定期翻身或按摩揉捏受压的部位，以防褥疮。好转之后，鼓励病人多做主动运动。语言障碍者应该锻炼讲话。加强护理，饮食以清淡富含营养为宜。要起居有常，情绪乐观，树立战胜疾病的信心。

晨起梳头同样也具有治疗脑卒中后遗症的作用。

《养生论》说："春三月，每朝梳头一二百下，寿自高。"说明春天勤梳头对养生具有特别重要的意义。春天是万物萌生、成长的季节，人体也在顺应自然的特点，阳气逐渐生发，表现为毛孔开放，循环系统功能增强，新陈代谢加速。此时，养生的要点就是要顺应天时，顺应生理，使肢体舒展，气血流畅。如每天梳理头发，只是"举手之劳"，却能宣行瘀滞、疏理气血、通达阳气。

一年之计在于春，一日之计在于晨。一天之中早晨为阳气生发之时，此时梳头有醒神开窍的功效，可以预防中风，促进脑卒中后遗症的康复。脑出血或脑血栓引起的瘫痪、肢体麻木、反应迟钝、记忆衰退、失语、嘴歪眼斜、大小便失禁等后遗症的患者，若能长期坚持梳头，对以上症状均可起到缓解和治疗的作用。

很多人都知道头部有很多穴位和经络，但是又无法掌握这些穴位的用法，不是找不到穴位，就是不敢进行治疗。一般来讲，头部的穴位虽然非常丰富，作用广泛，对于普通人来讲也可以选择额头的穴位来进行疾病的防治，尤其是一些严重的疾病，例如面瘫、脑卒中后遗症等，平时都可以在额头的穴位进行保健按摩。

天护穴在额中穴下，有清利头目、醒神开窍的作用，可以治疗前头痛、面瘫等头面五官疾病。

天护穴和额中穴这两个穴位之间仅有 0.5 寸的距离，如果用手按摩，很可能两个穴位都压到了，这样也没关系。按摩的时候，可以从眉间开始，用手指指腹一直向上推，推到发际处，这样额部前正中线上的几个穴位就都按摩到了，这样效果更好。

耳聋眼花

很多老年人上了年纪耳朵听力下降，看东西变得模糊，这样会直接影响到生活质量，平时的一些小事情都无法处理好，也容易心情烦躁。

中医认为，人体的肾脏随着年龄会逐渐出现亏虚的情况，如果不加以改善，就会出现衰老的迹象，包括听力、视力、行动方面的退化，所以说解决耳聋眼花的最根本方法就是解决肾虚的问题。

因为肾开窍于耳，眼睛也跟肾脏密切相关，所以在进行足部按摩时，应该对肾、输尿管和膀胱的反射区进行刺激，这样耳朵和眼睛功能也会强化。光按摩肾、输尿管和膀胱的反射区是不够用的，要适当加一些大脑、耳、眼的反射区的按摩，每天这样按摩就能调节身体的机能，帮助预防出现老年人的耳聋和眼花。

同时手上的一些反射区也可以用来治疗老花眼，即位于手掌上的心包区，食指上的商阳穴，小指上的少泽穴，还有老眼点和养老穴。

具体方法为：对每个反射区（或穴位）进行指压按揉，尤其应在养老穴和老眼点各做 10~15 次指压按揉，疗程为 1~3 个月。对这个反射区的刺激方法是多种多样的，如指压法、圆珠笔尖刺激法等。

人体的头部有很多穴位和视力、听力有关，按摩这些穴位可以直接让耳朵和眼睛都变得异常灵敏和清晰。首先找到百会穴。百会穴在头顶的位置，只需要将两个耳尖连接起来，在中心的位置就是百会穴。从百会穴开始向下方用手指梳理，沿头部分别做前侧、两侧和后方的梳理，用手指每隔一段距离就向下点按，这样就会在头部的穴位上产生作用。

在眼睛的周围分别有攒竹穴、鱼腰穴、丝竹空穴、瞳子髎穴、承泣穴、睛明穴。这 6 个穴位形成了眼周按摩的一个循环。每天从攒竹穴向睛明穴循环按压，并且在听宫穴、听会穴、耳和髎穴 3 个穴位按压。眼睛和耳朵就都按摩到了，预防眼花耳聋就在这简简单单的按压中完成了。而且可以在耳朵上采用耳穴压豆的方法来刺激肾的反射点，这样全身的气血都调动起来，视力和听力就不会过早地出现问题。

还有一些小方法也可以很好地帮助防止视力和听力的下降。首先，每天对眼睛做适当的放松，在长时间用眼之后能够做短暂的休息，并用手轻轻地按摩眼球；同时，用手指揉搓耳朵前后，让整个耳朵都感到发热。这样做可以让眼和耳局部的血液循环起来，神经和血管都得到放松，也就不会出现过度疲劳，产生不良的后果了。

骨质疏松

骨质疏松症是老年人的最大困扰。中医认为，骨质疏松症是肝肾不足的表现之一，所以按摩疗法从补益肝肾着手，是防治老年骨质疏松症常用方法之一。

选穴：肺俞穴、心俞穴、肝俞穴、脾俞穴、肾俞穴、关元穴、合谷穴、内关穴、曲池穴、肩井穴、风池穴、涌泉穴、太溪穴、太冲穴、足三里穴、上巨虚穴、下巨虚穴、三阴交穴等。

具体按摩方法为：

（1）掌摩关元穴 5~10 分钟。

（2）点按肺俞穴、心俞穴、肝俞穴、脾俞穴、肾俞穴各 50~100 次。

（3）拿捏关元穴、合谷穴、内关穴、曲池穴、肩井穴、风池穴、太溪穴、太冲穴、足三里穴、上巨虚穴、下巨虚穴、三阴交穴各 5~10 次。

（4）虚掌拍击全身 1~2 遍。

（5）缓慢伸屈活动各关节 3~5 次。

（6）擦涌泉穴 100~200 次。

坚持按摩每日 1 次，按摩手法不要过重。

研究表明，运动锻炼也是防治骨质疏松症的有效方法。适当的运动对骨骼系统有良好的刺激作用。一定的应力刺激所产生的生物电能帮助钙离子沉积于骨骼，防止骨质脱钙，促进骨的代谢。同时还可牵伸肌肉、韧带及关节囊，防止肌肉萎缩，可起到保护运动功能、减少骨折的作用。但是，病人在选择运动疗法时需要遵循一定的章法，具体讲应注意以下 3 点：

一是量力而行。骨质疏松症多发于老年人及绝经后妇女，病人多伴有全身退行性变化，表现为机体细胞、组织和器官的结构和功能不断减退，故首先应考虑正确选择运动项目。超负荷的运动量或不当的运动形式对病人往往是负担，可造成不良后果。这就要求病人结合自己的体质、病情及年龄等，选择相宜的锻炼形式。病情较轻、体质较好的可选择跑步、打乒乓球和羽毛球，也可借助某些健身器材如跑步机、划船机等进行锻炼。这种形式对骨质疏松症的治疗效果更显著。体质较差的可采取散步、慢跑、打太极拳、气功、体操等。通过有节奏的、持续的呼吸运动，可使人体获得更多的氧并加以充分地运用。同时对全身负重关节的持续刺激，较适合骨质疏松症的治疗和预防。运动量由小而大，循序渐进。经过一阶段的锻炼，再根据个人的条件和习惯缩短或延长时间，或适当加大运动强度和运动量。病情较重或体弱者，运动时间和量应酌情减少。

二是持之以恒。骨质疏松症运动疗法以天天进行最好，隔天或每周 3 次也能使身体达到相当健康的水准。但不可三天打鱼，两天晒网，否则，效果将不显著。风雨雪天或酷热天气可在室内小范围进行，以保持锻炼之连续性。一般情况较好的病人，可选择一些自己感兴趣的运动项目，这样较易做到持之以恒。

三是自我监控。病人在锻炼中要注意自我保护，学会自我监测，防止运动损伤或骨折的发生。进行自我监测时应对呼吸、脉搏、血压、休息、情绪、疼痛、疲劳、大小便等指标进行综合评价，不可仅以某项指标的好坏做出片面的结论，必要时应征询医生的意见。锻炼过程中，病人还应根据自己的体质、健康状况进行自我调节和控制，一般衡量运动量是否适合，常以脉搏数作为标准，步行活动后 5~10 分钟，脉搏数恢复正常为适度。

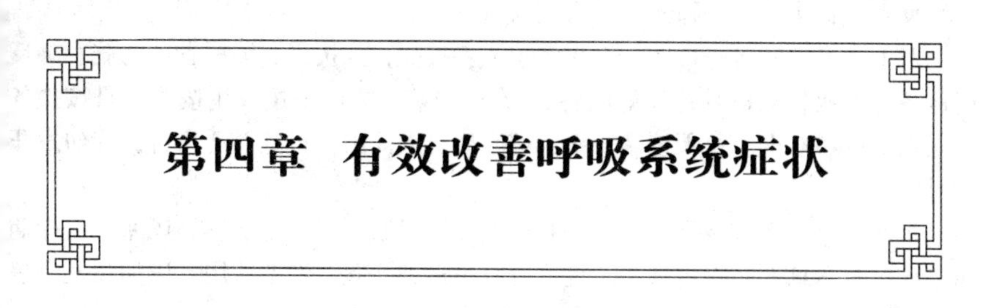

第四章 有效改善呼吸系统症状

感冒

感冒俗称伤风，一年四季均可发病，以冬春寒冷季节最为多见，是一种特别常见的呼吸系统疾病。一般多因受凉、过度疲劳、汗后着凉、气候突然变化等因素，再加上机体抵抗力下降，病毒或者细菌感染上呼吸道而引起。感冒一般起病较急，症状有轻有重，初期会出现鼻塞、流涕、咽痛、打喷嚏、怕冷，继而会出现头痛、发热、咳嗽、全身酸痛等症状。

感冒虽然算不上大病，但绝对不可轻视。它能够诱发肺炎、支气管炎、心肌炎等诸多疾病。因此，得了感冒应该积极地予以治疗。

除去一些常规药物疗法外，还可以采用按摩的方法治疗感冒。因为按摩不仅能够消除一些感冒的症状，同时还可以增强机体的免疫力，使机体抵抗疾病的能力得到提高。

在按摩前，一定要先选好穴位。用来治疗感冒的穴位主要有印堂穴、迎香穴、太阳穴、百会穴、风池穴、膻中穴、肺俞穴、风门穴、大椎穴、合谷穴和曲池穴。

如头痛为主症，则需按揉印堂、百会、太阳、风池、合谷各穴，以穴位出现热胀为度。如出现打喷嚏及关节酸痛、食欲减退等，可按压额部，由前至后指压头顶部督脉和膀胱经侧线 3~5 遍；如伴有咳嗽，则点按膻中穴、风门穴、肺俞穴；如有发热症状，则应按掐大椎穴、曲池穴，重手法点按合谷穴，并用小鱼际擦法在脊柱两侧操作数遍；如伴有鼻塞流涕，则可点按迎香穴，最后用拿法在颈部操作数次即可。

除去以上的穴位外，手也是用来治疗感冒的一个好部位。在手上有一系列的穴位、反射区和反射点，通过对这些部位进行按摩，不但能够增强人体免疫功能，而且还可以增强机体的各项生理功能，让机体发挥其自身的抗病能力，以达到防治感冒的目的。这是单纯药物疗法所不能实现的。

经穴：合谷穴、列缺穴、外关穴等。

反射区：肾、输尿管、膀胱、鼻、头颈淋巴结、肺与支气管、胸腺淋巴结、喉、脊柱等。

反射点：头穴、心肺穴、颈肩穴。

对上述经穴各自进行30~50次拿捏或者按揉；推按肾、输尿管、膀胱和肺反射区各100次，点按其他反射区各50次；向掌心方向掐按或用按摩工具按揉各反射点200~300次。每天按摩2次，按摩后以微汗出，自觉舒适为宜，切勿发汗太过。

每次按摩后都应该卧床休息，并盖上被子保温，避免再次感染风寒。治疗期间应该注意休息，多喝白开水。夏天可以用藿香、佩兰泡茶饮用，以加强发汗解表的作用；冬季可以煮生姜、大枣、红糖水，以助于祛寒解表。

患者平时还应该注意经常锻炼身体，以增强抗病邪的能力；还要注意保持室内空气流通；随着气候的改变要随时增减衣服，不要在出汗的时候吹风；饮食要清淡，多吃新鲜水果，不要食用辛辣食物。

咳嗽

咳嗽是秋冬季节的常见病症，也是人体的保护性反应，如吃饭时不小心米粒呛入喉管可通过剧烈的咳嗽将异物排出；患有气管炎、肺炎时，通过咳嗽、咳痰可以将肺部的细菌及组织破坏产物排出体外。咳嗽是人体清除呼吸道内的分泌物或异物的保护性呼吸反射动作，虽然有其有利的一面，但长期剧烈地咳嗽可导致呼吸道出血。在治疗咳嗽时，如果用药不当，不仅不能够止咳，反而会加重病情。

作为肺、气管和支气管等脏器病变的常见症状之一，咳嗽常见于急慢性气管炎、哮喘、肺气肿、肺炎等疾病中。咳嗽虽多由肺、气管和支气管疾病所引起，但其他脏腑病变也可累及肺、气管和支气管而发生咳嗽。咳嗽与肺、脾、肾三脏的关系最为密切。

手部按摩止咳化痰有较好的效果。治疗时以宣肺、健脾、补肾为主，并根据不同类型的咳嗽进行适当的手法加减。如果患者症状较为严重，并伴有其他脏器的明显病变，应考虑药物治疗为主，手部按摩可作为辅助疗法。

选取列缺、合谷、外关、内关等穴位以及肺、肾、脾、输尿管、膀胱、喉与气管、胸腺淋巴结、上身淋巴结、肾上腺、胸腔呼吸器官区等反射区和心肺穴、脾胃穴、肾穴等反射点。

拿捏上述经穴各50次，点按上述反射区各200次，掐按上述反射点各300次。每天按摩1~2次，5天为1个疗程。

注意：由感冒所致的咳嗽，按摩至咳嗽停止后，应再按摩2周以巩固疗效。慢性支气管炎、哮喘、肺气肿等肺系疾病和其他脏器所致的咳嗽，按摩作为辅助疗法要长期使用。

咳嗽患者四时起居要顺应气候，谨防受寒，调适饮食，戒绝烟酒，并适当参加体育锻炼，以增强体质，提高抗病能力。慢性咳嗽在缓解期间应注意补虚固本防止复发。气功锻炼对防治咳嗽也有帮助，可练习深呼吸，早、晚各 5 次，屏气时间不要过长。另“炼精法”配合练习，效果更好，即于早上未起床时，叩齿 27 遍，再以舌上下搅动口腔 3 遍，使津液满口，然后咽下。

俗话说：“三分治，七分养。”对咳嗽的治疗，应加强饮食调护，注意食补养肺。可以适当进食一些养阴生津之品，如百合、蜂蜜、梨、莲子、银耳、葡萄及各种新鲜蔬菜等柔润食物，少吃辛辣燥热之品。银耳大米粥、莲藕大米粥、山药大米粥、大枣银耳羹，调入适量白糖或冰糖可供选用。

绝大部分咳嗽是由于呼吸道疾病引起的，因此预防呼吸道疾病是防止咳嗽的关键。预防措施有：

（1）加强锻炼，多进行户外活动，提高机体抗病能力。

（2）气候转变时及时增减衣服，防止过冷或过热。

（3）经常开窗，流通新鲜空气。家人若患感冒，室内可用醋熏蒸消毒，防止病毒传播。

（4）及时接受预防注射，减少传染病发生。

（5）感冒流行期间可服中药预防。

哮喘

哮喘是一种慢性支气管疾病，病者的气管因为发炎而肿胀，呼吸管道变得狭窄，因而导致呼吸困难。

哮喘的高发人群一般是中老年人，每个哮喘患者的症状都不相同，即使同一个病人，也可因发作的程度不同而显现出不同的症状。其主要症状如下：

（1）有些哮喘患者不具有喘息症状，而单纯以反复发作的阵发性咳嗽为主要症状。

（2）哮喘往往会伴有过敏性鼻炎，过敏性鼻炎的发作往往是哮喘发作的先兆，症状包括较频繁地打喷嚏、流清涕、鼻痒和咽痒等，出现这些症状便提示病人哮喘有发作的可能，应该及时给予治疗。

（3）反复的、突然发作的喘息、胸闷、咳嗽和咳出白色黏痰。这些症状可随着使用止喘药或激素类药物而很快缓解，也可自行缓解。

（4）症状的发作多由接触过敏源，如吸入油漆、杀虫剂、烟雾或冷空气而引起。

哮喘的发病与气候的变化有着密切的关系。不同的季节，哮喘的发病率有较大的差异。哮喘症状发作多在气温骤变的时候，如每年的四五月份（春末）和九十月份（秋初），这个时候气温的变化幅度较大，哮喘的发病人数也明显增加。气温骤变对人体来说是一种刺激因素，它可影响到神经、内分泌以及免疫系统的功能。老年人对外界气温突变的适应能力较差，因此更容易发病。有资料表明，当日平均气温在21℃左右的时候，哮喘最容易发作。此气温正值季节交替，即春末夏初和夏末秋初时。不同类型的哮喘易发季节也有不同，花粉吸入型哮喘好发于春秋季，感染型哮喘多发于冬季，混合型哮喘在秋冬季和夏季均可发作。

空气湿度的变化对哮喘发病也有影响。湿度过高或过低对患者均不利，最适宜的相对湿度为60%~70%。一方面，湿度过高可影响人体体表水分的蒸发，为促进水分的排出，人体只能通过加快呼吸频率来代偿，结果加重了气道的负担，容易诱发哮喘。另一方面，湿度太高能促进细菌的繁殖，有利于尘螨的滋生，这些致病微生物侵入气道后也容易诱发哮喘。病毒或者细菌的感染会使哮喘的发作变得更加难以控制。相反，湿度过低时，可使呼吸道黏膜干燥，气道上皮细胞极易损伤，上皮表面的纤毛运动发生障碍，则会影响到气道的排痰排异功能，也可加重病情。

气压对哮喘的发作也有一定的影响。目前认为气压过低对哮喘患者不利。低气压可使各种过敏源如花粉、尘螨、动物纤毛、细菌、灰尘及工业性刺激物不易向高处飘逸扩散，而易于向低处散落被吸入呼吸道。气压骤然降低时还可使支气管黏膜上的细小血管扩张，气管分泌物增加，支气管管腔变得狭窄，易发生气管痉挛而诱发哮喘。

对于哮喘的治疗，有一个简便易行的方法，那便是对手部反射区进行刺激按摩。

（1）咳喘点是治疗哮喘病的特效部位，哮喘发作时，首先刺激此处。具体方法：用热灼法。用艾炷熏灼咳喘点，当患者手感到灼热时抬离一下，然后再进行下一次热灼。每次持续3~5分钟为1个疗程，反复熏灼，疗效显著。

（2）刺激呼吸区和肺穴。呼吸区位于手掌拇指丘外侧，刺激方式与刺激咳喘点稍有不同，只需对其进行轻柔按摩、指压。这两个反射区对于预防哮喘是非常有效的。

打鼾

打鼾又称打呼噜，是一种普遍存在的睡眠现象，同时也是健康的大敌。

打呼噜时大脑和血液会严重缺氧，这可能形成低氧血症，可诱发高血压、心律失常、心肌梗死、心绞痛等。中医认为打鼾多由肺气不宣、痰阻气道所引起，这多是因为脾肾的虚弱尤其是肺功能不良造成的，而肺气受损通常是肝火过旺造成的，所以穴位按摩应着重于清热疏肝、祛除肺火。

选取太冲穴、行间穴、合谷穴和迎香穴这几个治疗打鼾的特效穴位。

方法1：按揉太冲穴、行间穴。

功效特点：疏通肺经、肾经。

按摩方法：浴足后端坐，把右脚放在沙发上，用右手拇指的指端按压太冲穴和行间穴，力度要重，以局部出现疼痛感为宜，两个穴位各按压 20 下，然后用同样的方法按摩左脚，每天进行 1~2 次。

如果能够将按揉太冲穴、行间穴同体育锻炼结合起来，效果会更好。

方法 2：按揉合谷穴、迎香穴

功效特点：调节鼻腔的气血循环，交换大肠经与胃经的天部之气。

按摩方法：患者端坐，先用右手的拇指指端按压左手的合谷穴，向小指方向按压，以局部出现疼痛感为宜，按下后停留 3 秒钟再抬起来，休息 2 秒钟后再按下，如此反复进行 10~15 下，然后再用左手按摩右手的合谷穴，也向小指方向进行按压。接下来将双眼闭上，用双手的食指指腹同时顺时针按揉鼻子两侧的迎香穴，按揉 30 下为宜。

需要提示的是：体弱者和孕妇不可按摩合谷穴。睡觉前按摩合谷穴效果最佳。另外，睡觉时尽量选用高且柔软的枕头，并且在睡觉前一定要注意保持稳定的情绪，这样有助于保证高质量的睡眠。

鼻出血

鼻出血，中医称之为鼻衄，通常是指鼻腔、鼻窦或者鼻咽部的血管破裂而导致的鼻流血。这是一种非常常见的病症，轻者为鼻涕中带血或者点状滴血，同时可伴有头晕乏力、面色苍白、血压下降等症状。重者则会大量出血不易控制，甚至还会引起失血性休克。

鼻出血大多是因为鼻子受到外力击伤而引起的。另外，鼻腔的病变，周围环境的干燥、高热等，均有可能引发鼻腔出血。除此之外，如果既无外伤又无疾病，而突然间出血，可能是因为人处于紧张状态引发自律神经失调，此时再稍微受到一些刺激便极容易出血。

儿童的鼻出血大多是因为用手指用力挖鼻孔或者外力撞击等原因伤害到了鼻中隔部分的小血管所引发的。而成年人的鼻出血则有可能同高血压或者动脉硬化有关，因此成年人的鼻子如果突然发生了出血的现象时，则必须多加注意。

无论是哪种情况，只要是经常性流鼻血，最好还是去医院寻求诊治。

容易流鼻血的人，平日即可按压天柱、风池、百会、迎香等穴位，这样可以预防鼻流血。不管是由哪种原因所引发的流鼻血，穴位刺激都可以收到显著的效果。

首先患者应该端坐，略微低头向前弯，捏紧鼻子，如此保持 4~5 分钟的时间，鼻流血大都会止住。这样处置之后，再用拇指轻轻地按压天柱穴，然后再用同样的方法按压风池穴和百会穴效果会更好，接下来便仔细按压鼻唇沟处的迎香穴。

在按压穴位的时候，要使用拇指或者食指的指腹，以 3 千克左右的力量压迫穴位 5~6 秒钟，反复进行即可。

除以上穴位外，鼻根、耳屏和额头也是止鼻血的有效部位。

将拇指和食指放置于鼻根的两侧，向下向内进行按压，约按压 2 分钟；也可以用双手拇指同时按压位于耳道口前面的双耳屏，从而使耳屏紧贴耳道口、耳朵闭塞，持续 2 分钟即可；还可以通过拍打前额的方法来止鼻血，将四指并拢，蘸少许凉水，对前额部位进行拍击，动作要轻，持续约 1 分钟的时间即可止血。

平日容易流鼻血的人，还可以采用耳针法来进行预防，这种方法既简单实用又安全有效。只需将王不留行籽贴于天柱、风池、合谷 3 个穴位上，持续 3~4 天，然后隔 3~4 天再贴，如此反复进行即可。

在此还要提醒一点，流鼻血的时候切勿仰卧，否则，血液会堵塞喉咙造成窒息。

除去进行必要的治疗之外，对于鼻流血的人来说，日常的饮食保健也是非常重要的。流鼻血的人要选用清淡而又富含维生素、蛋白质、矿物质的食物，如荠菜、青菜、马兰头、莲藕、苹果、香蕉、雪梨、萝卜、花生以及苜蓿、白茅根、鲜芦根、绿豆等。忌食辛辣刺激、温热香燥的食物，同时也要忌烟酒。

过敏性鼻炎

过敏性鼻炎是一种鼻腔黏膜的变态反应性疾病，大多会反复发作，缠绵难愈。同时，还有可能引起多种并发症。中医称本病为鼻鼽。

中医认为，过敏性鼻炎多是因为肺虚气弱、病邪侵袭而导致营卫不和、腠理郁闭、上客鼻窍，或者因为接触了某些过敏源而引起的。

过敏性鼻炎患者大多由于鼻腔黏膜潮湿、水肿（多呈蓝灰色），致使鼻塞，妨碍吸气，并伴有流涕、打喷嚏、咳嗽等类似伤风感冒的症状。这些症状大多反复发作，经久不愈。

其实，过敏性鼻炎是可以通过自我按摩的方式来进行治疗的。

方法 1

取穴：风池穴、肺俞穴、迎香穴、素髎穴。

手法：以双手拇指强压双侧风池穴、肺俞穴、迎香穴，捏压素髎穴。每穴 1~3 分钟，逐渐加力，灵活施术，每日或隔日进行 1 次。

方法 2

取穴：一组为鼻通穴、合谷穴；二组为迎香穴、少商穴。

配穴：伴有前额头痛者配阳白穴、攒竹穴、上星穴、百会穴等；目眶痛者配鱼腰穴、睛明穴、印堂穴；偏头痛者配太阳穴、头维穴、率谷穴等；流黄涕者配风池穴、曲池穴。

手法：患者身体自然放松，用一手拇指偏峰按压穴位。先取耳部穴，然后取手上穴位，每穴施术 3 分钟左右，使局部出现酸、麻、胀感为宜。先轻按压之，逐渐加力，操作过程中适当加指颤动作，最后逐渐减压结束治疗。每日 1 次，1~5 次为 1 个疗程。

慢性鼻炎

慢性鼻炎主要是由于各种原因（如灰尘、过敏等）的刺激，使鼻黏膜慢性充血和肿胀所致。临床表现以鼻塞为主，为双侧交替性或间歇性发作，可伴有嗅觉减退、头晕、鼻涕多等症。

慢性鼻炎是鼻病中最常见的，如果是流清鼻涕，易喷嚏、鼻塞，是膀胱经和肾经的问题，治疗上要从祛风寒、清脾湿、补益肺肾入手；如果流浓鼻涕，吃饭无味，则是胃经和胆经的问题，治疗时应从清肝火、化痰浊、通肠利胆从手。

鼻子外与自然界相通，内与很多重要器官相连接，既是人体新陈代谢的重要器官之一，又能防止致病微生物、灰尘等侵入，所以一定要好好保养它。

保暖是保养鼻子的第一要务。鼻子是空气进入呼吸道的开口，具有呼吸、嗅味、助发音等功能。中医认为“鼻为肺之窍”，是人体内外空气交换的关口，是吸入清气、呼出浊气的必经之路。由于鼻子与外界相通，所以对外界环境的变化比较敏感，如天气变寒、保暖不够，就会出现鼻塞、流清涕等症状；天气炎热干燥，又会出现鼻干或流浊涕的症状。

慢性鼻炎在我国发病率极高，虽不至危及生命，但由于嗅觉减退，呼吸道不通畅，给生活带来极大的不便。目前，对本病无特殊疗法。按摩可预防和在某种程度上缓解本病。所以，我们可通过穴位按摩来保养鼻子。

按摩印堂穴：用拇指、食指和中指的指腹点按印堂穴 12 次，也可用两手中指一左一右交替按摩印堂穴。这可增强鼻黏膜上皮细胞的增生能力，并能刺激嗅觉细胞，使嗅觉灵敏，还能预防感冒和呼吸道疾病。

按摩迎香穴：以左右手中指或食指点按迎香穴若干次。因为在迎香穴部位有面部动、静脉及眶下动、静脉的分支，是面部神经和眼眶下神经的会合处。按摩此穴既有助于改善局部血液循环，防治鼻病，还能防治面部神经麻痹。

此外，将拇指和食指分别伸入左右鼻腔内，夹住鼻中隔软骨轻轻向下拉若干次，可增强鼻黏膜的抗病能力，预防感冒和鼻炎，又能使鼻腔湿润，保护鼻黏膜；在冬春季节，能有效减轻冷空气对肺部的刺激，减少咳嗽之类疾病的发生，增强耐寒能力。拉动鼻中隔软骨，还有利于防治萎缩性鼻炎。

咽喉肿痛

喉咙痛通常是由感冒、咳嗽引起的，疼起来连吞咽口水都感困难。喉咙痛也可能是喉头结核、喉头癌、白喉等疾病所引起。如经常有喉咙痛的现象，不论疼痛的程度如何，都需看专科医生。

感冒或扁桃腺炎引起的喉咙痛，以穴位刺激的方法治疗很有效果。另外，自律神经失调导致的喉咙痛也可以采用穴位刺激疗法。

1. 对症的穴位

前颈中央的天突穴，喉头斜下的水突穴，颈部两侧的天窗穴，颈后的风池穴，手部的合谷穴。

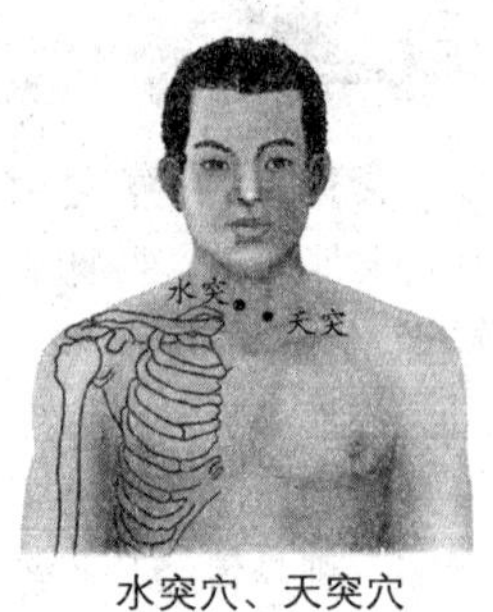

水突穴、天突穴

2. 对症按摩疗法

首先按压喉咙四周的穴位（仰躺着效果较佳），然后用食指或中指由上向下按压天突穴，对治疗扁桃腺肿大、喉咙堵塞非常有效。

水突穴位于喉头旁开1.5寸处，在胸锁乳突肌的边缘。声音沙哑时，按摩该穴位也非常有效。

颈部中央的天突穴，自耳后沿着此肌肉摸向锁骨方向喉头旁，能感觉到动脉搏动的凹陷处，即是天突穴。

指压喉咙四周，不可用力过猛，否则会导致呼吸困难，可以用食指或中指轻轻按压。

颈后的风池穴也是治疗感冒的特效穴位。对缓解因疼痛或咳嗽等引起的颈部紧张很有效。风池穴位于颈后发际中央凹陷处和耳后骨块的正中间。用拇指、食指及中指按压，以消除肌肉紧张。最后用力按压合谷穴。合谷穴位于手背，拇指和食指之间。沿食指骨头按压食指根部的拇指侧，即是合谷穴。合谷穴是一个止痛穴位，对喉咙周边的疼痛特别有效。合谷穴的刺激方式为：用食指放在手掌侧，拇指置于手背侧，指腹竖起，夹着用力按压。刚开始可能会感觉非常疼痛，这时要继续压至不觉得那么痛为止。

慢性咽炎

有些人因为上了年纪，逐渐出现声音沙哑的情况，咽炎也随之出现。其实大多数人的咽炎是因为咽喉受到过多的刺激而引起的，还有一部分人是因为工作原因造成的，例如教师等用嗓子比较多的人群。所以我们平时一定要注意保护好自己的嗓子。

首先要了解急性咽炎和慢性咽炎都有哪些表现。一般急性发作的咽炎会有咽部干灼的症状，吞咽的时候感觉加重，还可能会出现一些全身的表征，例如发热、不适、关节酸痛等。

慢性咽炎则会出现咽喉红肿、干咳无痰、声音嘶哑的症状，疼痛的感觉倒是不明显。很多女性还会感觉到咽部有异物，但是吞咽并不受影响，即使去医院检查也不会发现有什么异物。多数慢性咽炎患者都会感觉到咽部干痒和灼热。

治疗慢性咽炎需从以下几个方面入手：

首先是做足部反射区按摩。治疗咽炎可选择咽喉、气管、支气管、肺的反射区，具体做法是：用温水浸泡双脚，然后在反射区上推按10分钟左右。同时还可选择耳朵上的反射点加强刺激，在肺、鼻、咽喉的反射点上用王不留行籽进行贴压。双耳轮流进行，每天进行贴按。

治疗慢性咽炎也有很多偏方，含服乌梅肉便是其中的一种。因为乌梅是一味很好的治疗咽部不适的药材，将乌梅肉含在嘴里慢慢烊化，频频吞咽津液，这样不仅能够减轻烟酒和过度用嗓对咽喉造成的损伤，这也是一种非常好的预防慢性咽炎的方法。

慢性咽炎患者应忌食辛辣，还应该戒绝烟酒，保持大便的通畅；起居要有规律，并选择一些合适的运动锻炼身体，以增强体质，防止感冒；出门的时候还应该戴上口罩以避灰尘。

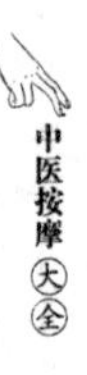

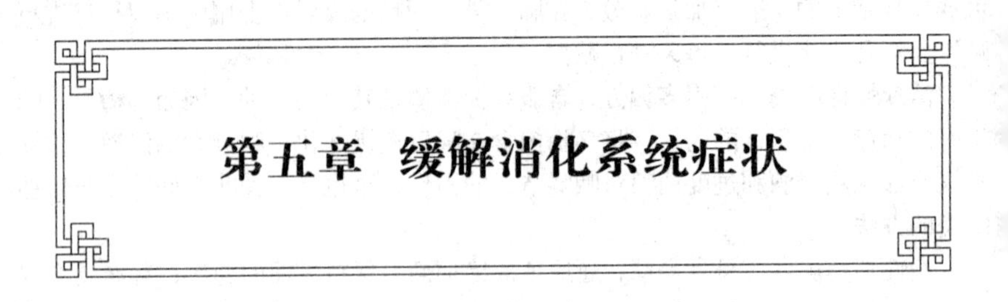

第五章　缓解消化系统症状

胃灼热

吃得不合适，消化系统出了问题，就会出现胃灼热、泛酸等消化不良的症状。这些都是非常常见的消化不良的症状，当最初出现这些症状的时候，绝大多数的人都不会太重视，殊不知消化系统的疾病就是在这些不重视中养成的，像胃溃疡、胃炎、十二指肠溃疡都是这样造成的，所以应当及早防治。

治疗胃灼热方法其实非常简单，这时就要用到反射区按摩的方法，最好的办法就是在耳朵的反射点选取食道点进行刺激。可以用磁珠的方法，单纯地刺激食道点。如果没有磁珠，可改用王不留行籽，在耳朵的食道、胃、贲门等反射点进行敷贴刺激。

通过刺激耳朵的反射点可以很好地减轻胃灼热的症状，然后在饮食上多加注意就不会再出现这种难受的情况了。

如果在胃灼热的同时还伴有泛酸症状，就意味着胃出了毛病。一般来说，经常出现泛酸的人患胃溃疡的概率比较大。如果胃的功能非常不好，就容易恶心、泛酸，这时候需要选取与胃相关的一些穴位进行治疗。首先，在身体的前面正中线的位置有3个穴位，分别是上脘穴、中脘穴、下脘穴，它们的位置在腹部的上边，胸骨的下方。双手自然并拢，用五指同时在这个区域触摸，如果感到有疙瘩或者很凉的地方，那就是消化不良、经常泛酸的表征。这时只要在这个区域中选择最疼的地方，用双手小鱼际反复按揉，先顺时针按揉，再逆时针按揉，做30~50遍后就会感到胃部不适得到缓解。

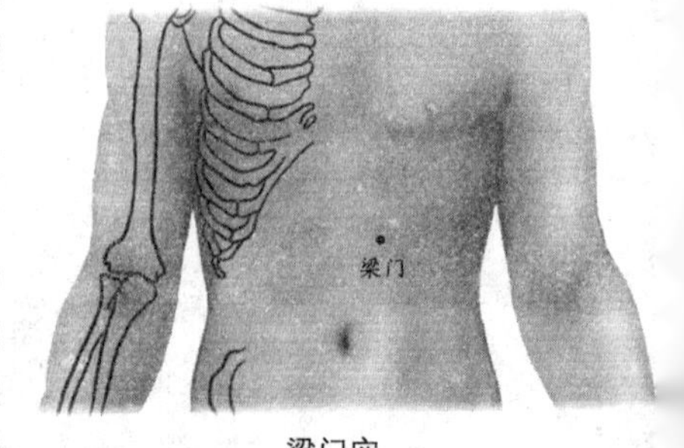

梁门穴

治疗泛酸的另外一个非常重要的穴位是梁门穴，这个穴位相当于身体的中央通路，其最大的作用就是治疗胃部的不适，当然泛酸也包括在其中。寻找梁门穴有一个非常简便的方法，在人体的乳头和脐中的位置作连线，连线上平行于中脘穴的地方就是梁门穴。刺激梁门穴可以修复胃部的黏膜，这样就使泛酸的症状减轻了。

除此之外，通过对手部反射区进行自我按摩，也可以有效缓解胃灼热的症状。

（1）健理三针区和胃肠功能有着密切关系，如果用圆珠笔芯或发夹刺激健理三针区，既可抑制胃肠功能，又可减少胃酸分泌。

（2）胸腹区和三焦经、肝经、心包经有关，对手部的三焦经穴、心穴、肝穴等穴位实施强刺激，则有助于抑制胃酸的分泌。

需要注意的是，只有经过强刺激才可抑制胃酸的分泌，轻轻地压揉手背，反而会促进胃酸的分泌。

打嗝

呃逆，俗称打嗝，是气逆上冲、喉间呃呃连声、声短而频、不能自制的一种症状。

打嗝这个并不能算作疾病的问题，也会经常给人们带来困扰。比如说，正在和别人说话的时候突然打起嗝，无疑是一件很让人尴尬的事情。

中医认为打嗝是由于胃气上逆惹的祸。一般来说，胃气上逆都是由于饮食不节、情志不畅、正气亏虚等原因引起的。现在不用分那么多种类型，只须记住：打嗝的时候用手指用力按压眉头的攒竹穴，两侧同时按压，而且要用力。这个方法有点疼，因为攒竹穴所在的位置正好是眶上孔的位置，按压这里人会本能地躲避。这个穴位是治疗打嗝的特效穴，在按这个穴位的时候只要坚持一会儿，打嗝很快就会止住。

如果实在觉得疼而不愿意按这个穴位的话，还有一个办法，那就是求助于耳朵上的膈反射区。膈肌痉挛是引起打嗝的原因所在，所以按摩膈在耳朵上的反射区——耳轮脚，效果同样也很不错，而且不疼，很容易被人接受。按摩的时候，顺着耳轮脚延伸的方向推按，适当用力，打嗝很快就会停止。

除此之外，还可以通过牵拉耳垂来止呃。操作的时候，用双手拇指和食指紧紧捏住左右耳垂，两手同时用力将耳垂向下牵拉，力度以耳垂根受到刺激为宜，动作要缓慢，以免拉伤耳垂。将此动作重复多次，就可以使打嗝停止。

按摩手部同样也可以治疗打嗝。先用拇指指腹推按手上的横膈膜反射区，推按时拇指要紧贴皮肤，用力要稳，速度宜缓慢而均匀。然后用拇指指腹重重按压内关穴 5~10 分钟。如果依旧打嗝不止，可以用牙签加强对内关穴的刺激，打嗝自然就会停止。

打嗝的时候，将右手拇指放置于天突穴处，然后由轻渐重、由重到轻地揉按该穴 1~2 分钟，也可以治疗打嗝。

至于老年人打嗝，在很多时候都是因为身体正气不足所致，具体表现为打嗝声音低、不连续等症状，这时就要注意扶助身体的正气。如果只是单纯地对某些穴位进行强刺激，效果未必好。

还需要注意的是，经常出现打嗝症状的人平时一定要少食生冷辛辣食物，保持情绪的平和。打嗝的时候，还可以通过专心做一些其他的工作来分散注意力。

食欲不振

每个人都希望吃得香，但是现代人越来越觉得吃到嘴中的食物没有味道，也经常会感到到了应该吃饭的时候却一点儿胃口也没有。简单地说，这些都是食欲不振的表现。

有没有一种方法可以迅速地改善食欲不振的情况，让人食欲大增呢？在回答这个问题之前，先让我们细致地分析食欲不振都是由哪些原因造成的。

首要因素就是因为现在的生活水平提高了，人们吃得好了，营养过剩的现象也就自然出现了。其次，现代人普遍都缺乏运动，经常地坐在一处一动也不动，这样就会使脾胃的功能一点一点地被蚕食，身体的精气也就逐渐地下降。

另外一种情况则是由于情绪引起的。有很多人因为遇到了极不愉快的事情，或者悲伤忧郁过度，使身体非常地压抑，这样脾胃的功能便受到了抑制，体内的阳气也就无法振奋起来。

综合以上这些情况就可以稀稀拉拉看出：现在的一些人食欲不振都是因为一些不利因素对身体的两方面造成了影响，一个是脾胃的功能，一个是体内的阳气。

针对这两方面的原因，有一个一箭双雕的解决方法，那就是进行穴位按摩。

患者仰躺在床上，用四指慢慢按压巨阙穴。巨阙穴位于心窝的中央，胸骨下端向下2寸处。然后再以同样的方式按压天枢穴。天枢穴位于肚脐外侧2寸处。食欲不振伴有便秘时，可以按摩大巨穴。大巨穴是治疗便秘的特效穴位，要对其进行充分的按压。大巨位于天枢穴下2寸，腹正中线旁开2寸处。

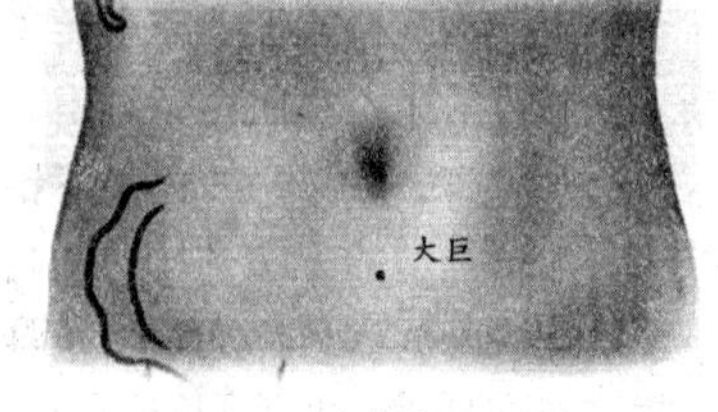

大巨穴

这3个穴位刚好在心窝、肚脐旁边、下腹部，由左向右转，通过对这3个位于胸腹部的穴位进行按摩，可以强化胃肠功能。

针对食欲不振的情况，无论是哪种原因引起的，都应该适当增加每天的活动量。这样一方面能促进一些多余热量的消耗，使饥饿感更强，另一方面可以使身体内气血津液的运行加快，从而改善代谢瘀滞的现象。

恶心、呕吐

胃部有毛病的话常会出现恶心、干呕等不适症状，尤其是在受寒之后，比如通常在每年的十月份，患者的胃部是最难受的。生活中有一些很传统的养胃方法，例如多喝稀粥，吃一些醪糟饭等。但是，如果每天都喝稀粥或者吃醪糟，恐怕很少有人能长期坚持下去。既然如此，可不可以通过其他的方法来改善一下胃的功能呢?

答案是，我们可以借助耳部的反射点来保养和治疗胃部疾病。因为对于胃病，在耳朵上会有特别明显的压痛点，尤其是在一开始进行刺激的时候，通常都会出现难以忍受的疼痛。这时选择胃、食道、贲门、幽门、十二指肠的反射点进行整体的刺激，尤其是在胃反射点，即便是非常疼痛，也要坚持一下，因为越疼痛表明胃病越严重。慢慢地耳朵热乎起来了，胃部也会随之感到温热和舒服，这就是刺激反射点改善胃部功能的好处。

由于大多数人对于贲门疼痛、胃部疼痛以及十二指肠疼痛难以区分，疼痛的时候只知道是胃部不舒服，并不知道确切的位置，所以在采用耳穴治疗的时候，一定要将整个消化系统的反射点都按压一遍，哪个地方疼痛剧烈就多进行刺激。千万不要误以为只是胃的问题，就只刺激胃的反射点，一旦出现偏差就很难找到问题出在哪里。

如果短时间的强刺激难以忍受，还可选择用王不留行籽在反射点处贴敷，这样就用长时间的弱刺激代替了短暂的强刺激，一般 3~5 天更换 1 次即可。

腹泻

腹泻，俗称拉肚子，是一种非常常见的临床症状，是指排便次数增多，大便稀溏，甚至泻出如水样的东西。腹泻超过 2 个月则称为慢性腹泻。

身体再好的人，经常腹泻也会对健康产生很大的影响。通常情况下，如果一天上厕所 3 次以上就算腹泻了。很多人都认为腹泻算不上什么大病，可能很快就好了，或者说有一点腹泻也是可以承受的。其实腹泻对身体的损伤不可小觑，严重者可以引起脱水。对老年人和儿童而言，腹泻更是会引起很多不良后果。

所以一旦出现腹泻的情况，首先就要找到引起腹泻的原因：到底是因为吃了不容易消化的东西还是着了凉？如果是因为这两个原因引起的腹泻，首先要避免再吃难以消化的食物，而且要注意胃部的保暖。其次就是在足底寻找治疗腹泻的反射区。患者取俯卧势，两个脚的脚后跟便会露出来，然后在脚跟中间靠近里面的位置，查找腹泻的反射区，用一个比较细又比较硬的东西充当探具，一下一下地点按足跟的区域，直到探出一个非常疼的地方，这个位置便是腹泻的反射区。一般情况下，在对这个位置按压 30~50 次后就会感觉到腹部没有以前那么难受了，腹泻症状也开始改善。这个地方便是人体的止泻点。一般来说，按压人体的止泻点会比任何药物都管用得多，它能够直接深入到达出问题的地方，在病灶内部起效，所以对这个位置多进行几次按压就可将腹泻止住。

除按压反射区的方法外，还有几个非常有效的方法可以缓解腹泻症状。一个是摩腹，从左下腹开始，逆时针进行缓慢地按摩，直到腹部感到暖暖的，再继续摩挲。按摩的时候要让手掌保持一定的柔软度，让其跟随着手腕不断地移动，这个时候力量便会慢慢地渗透进腹部的肌肤之中。然后再进行穴位按压，选取足三里穴、天枢穴、气海穴和关元穴。足三里穴是治疗腹泻十分有效的一个穴位，因为它的功能比较多，所以现在人们也把足三里穴作为一个养生保健的穴位。在罹患腹泻的时候，按压足三里穴能够让腹泻很快止住。关元穴有温阳的作用，受凉而引起的腹泻通过它来治疗最有效果。气海穴能够补气，对于老年人的习惯性腹泻，按摩气海穴具有比较好的效果。而天枢穴则是大肠经的总枢纽，无论是胃肠道出现了腹泻还是便秘，都可选用天枢穴进行治疗。

腹泻还可以通过手部按摩的方法来治疗调理。选取的经穴为三间穴、合谷穴、温溜穴等，选取的反射区则包括肾、输尿管、膀胱、肺、脾、胃、小肠及大肠各区、十二指肠、肝、胆、上身淋巴结、下身淋巴结等。

推按或点按上述反射区各100~300次；按揉三间穴、合谷穴、温溜穴各50次。每天按摩1~2次，10天为1个疗程，一般需要持续3~4个疗程。等大便完全成形以后，仍需巩固1~2个疗程，然后改为隔天进行1次，操作次数减半。

另外，腹泻患者平时还应注意自己的饮食习惯，尤其是到了夏季，吃凉的东西和生的东西会比较多，这时候就需要特别保护自己的胃肠，不要因为不注意而让不卫生的东西进入口中。俗话说，病从口入，最要当心的就是饮食卫生，否则就会反复地出现腹泻等症状。

需要注意的是，患者在腹泻期间应忌食含淀粉（山芋之类）和脂肪过多的食物，忌一切生冷刺激与不易消化的食品。患者还应注意保暖，不要过度疲劳，起居生活要有规律性。

便秘

便秘之类的病症通常是不被人们重视的，除非已经持续1周还没能正常排便，才会想起来看医生。平时，大多数便秘患者会买一些通便用的药物，例如牛黄解毒片、聚卡波非钙片之类的药物进行医治。其实，产生便秘的原因各有不同，只有对症下药，才能产生疗效。如果随意乱吃药，很可能会增加体内的毒素，在一病不好的情况下，再添一病。

有很多人形成了顽固性的便秘，常年大便不通，自己也感到非常的难受。究竟怎样才能够彻底地解决常年的老毛病，让身体内的毒素都排泄出去呢？

一个行之有效的方法就是推按手指相关的反射区。每天沿着食指的根部向食指中间的方向进行推按，可以帮助便秘患者改善便秘的情况，但是一般需要多次进行推按，并且坚持每天推按才会见效。患有便秘的人可以留意一下这个方法，平时双手食指经常相互推按一下。

另外一个治疗便秘的重要方法就是揉肚脐。肚脐是神阙穴的位置，神阙穴对于人体来说是相当重要的，它被认为隐含着许多先天的信息，所以在平时多揉一揉腹部，点一点神阙穴对身体十分有益。具体的方法是：在肚脐的上边盖一层薄布，用手指一上一下地进行点按，然后再轻微地揉动，绕着肚脐慢慢地揉动。随着点按和揉推，便秘状况就会逐渐改善。

另外，在腹部选择几个穴位进行点按也是有帮助的，例如天枢穴和中脘穴。天枢穴可以说是最好的“排便药”，在临床上是治疗消化系统疾病的常用要穴之一，它具有调中和胃、疏调脏腑、理气健脾的作用，所以适当地按摩这个穴位，就是解决便秘的最佳方法。

还有一个非常好的治疗便秘的办法，那就是给肠道“洗洗澡”，通过“洗澡”把体内的毒素都排出体外。给肠子“洗澡”只需在足底的反射区上做文章就可以了。因为双足足底有肠道的反射区，所以按照一定的顺序对这些反射区进行刮按，就等于在给肠道“洗澡”。每天晚上用热水泡脚后，先从右脚开始，从升结肠到横结肠，然后是左脚的横结肠，再到降结肠、乙状结肠，直至肛门，依次对这些反射区进行刮按，最后将脚趾蜷缩，再在小肠的反射区域进行从上到下的刮按即可。

这种有次序地刮按足部反射区的方法有利于加速肠道的蠕动，一些排不出去的宿便也就会被清理出去。即便没有便秘的人，这样做也可将肠道转弯处的垃圾清理出去。但是，需要注意的是，刮按的时候要遵守两个规则，一是力量要足够大，另外是顺序要正确。保证了这两方面才会使身体出现真正的改变，便秘问题也就能够轻轻松松地解决了。

便秘患者平时应该多吃富含纤维素的食品，特别是要养成良好的大便习惯，定时排便。如果便秘是其他疾病的并发症，一定要去医院积极治疗原发病症。

痔疮

痔疮是由肛管和直肠末端静脉丛曲张引起的，医学上分为内痔、外痔、内外混合痔。此病多见于久坐、经常便秘或妊娠者，以内痔、外痔或块状突出为主要症状，内痔患者便秘时会出现便血。痔疮患者平时除注意饮食起居有规律外，不妨做做自我按摩，这样可减轻痔疮带来的痛苦。

“十人九痔”这个说法可能有些过于夸大，但是痔疮的确是许多人都患有的一种常见病。患痔疮的人中有很大比例的病因都是便秘，所以痔疮的根源就在于习惯性便秘，当然坐久了也会使肛门局部的血液循环发生阻滞，从而把痔疮给“坐”出来。

痔疮容易复发的根本原因是因为没有解决肛门局部气血的循环，气血不通畅，再加上饮食、生活习惯的刺激，就导致痔疮一而再、再而三地发作，并且愈演愈烈。

按摩足部反射区是公认的对痔疮具有显著疗效的方法。在足底肛门反射区内重点寻找压痛点，因为患痔疮是肛门部位出现了问题，所以直接在这里找压痛点问题就很简单了。一般情况下，痔疮患者都能够在肛门反射区找到一个明显的疙瘩，或者发现明显有压痛感的地方。这时记住要对这个地方进行强化刺激，稍稍用力进行按揉，顺时针按揉后再逆时针按揉，直到疼痛减轻，或者疙瘩消失，痔疮的症状也就会减轻。

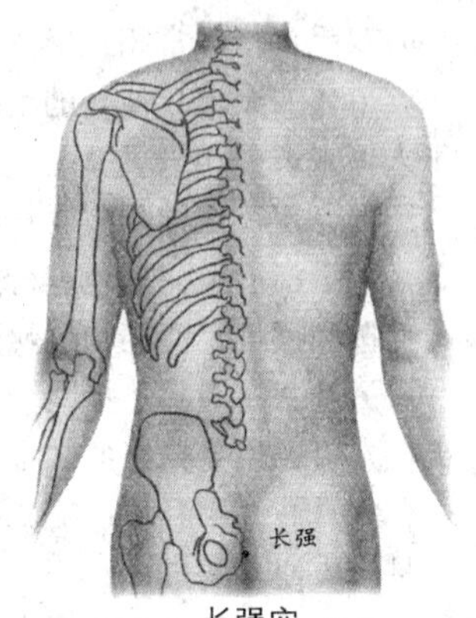

长强穴

除去足部反射区，针对痔疮还有一个非常重要的穴位——长强穴。长强穴是人体督脉上的第一个穴位。我们都知道，督脉从下至上穿行在背部中央，它统领着人体的阳气。长强穴就在后背的正下方，是尾骨与肛门之间的中点，也就是俗称的尾巴尖与肛门的连线中间位置。长强穴是督脉上的第一个穴位，整个脉络的阳气都是从这个穴位生发的。为什么刺激长强穴就可以治疗痔疮呢？这主要有两个重要的原因：一是因为长强穴对人体的阳气具有很强的推注作用，当人体的阳气振奋了，各个部位的体液和血液循环也就会加速，代谢提速了，导致痔疮的很多病因也就得到了根治。另外，因为长强穴是离肛门最近的一个穴位，刺激长强穴会迅速地刺激到肛门周围的组织，痔疮的疼痛就可以明显地减轻，甚至是消失。

每天晚上睡觉之前，趴在床上，先把双手搓热，然后用双手沿着腰椎向长强穴的方向进行推按，一边推一边搓，反复地推按 100 次以上，这样就会对长强穴以及肛门周围产生足够的作用，每天进行一刻钟，让长强穴感到温热，这样身体的气血升降也就逐渐地顺畅了，痔疮慢慢就会好起来。

无论采用哪种方法治疗痔疮，都需要良好的饮食和生活习惯进行配合，这就需要对那些不良的饮食习惯和生活习惯进行纠正。例如，不要吃过于辛辣的食物，养成一个按时排便的习惯等。这样对痔疮进行综合的调理，多管齐下，痔疮就再也不会成为难言之隐了。

慢性胃炎

胃黏膜处出现慢性炎症被称为慢性胃炎，这种病的病因未明，可能是由于营养缺乏，或长期食用刺激性食物引起，也可能是急性胃炎胃黏膜损伤的遗患。另外，口腔、鼻咽部慢性病灶的病菌或者毒素吞入胃内等因素也都可能引发慢性胃炎。慢性胃炎的临床表现为起病缓慢，反复发作，脘腹胀痛，食欲减退，恶心、呕吐、嗳气等。

慢性胃炎在中老年人中尤为常见，并且随着年龄的增长，其发病率也会随之增高。本病多由于长期饮用烈性酒、吸烟、吃辛辣食物，或者饮食失调、生活无规律、狼吞虎咽等，使粗糙食物损伤胃黏膜所致。慢性胃炎，轻者可能毫无症状，只是会在胃部有一点饱胀的感觉，偶尔还会打嗝，如果逐渐发展下去的话，便有可能出现腹痛、腹胀、食纳不香、恶心欲呕、泛酸水、疲乏无力、消瘦，甚至还会有消化道出血的现象出现。慢性胃炎如果久患不愈的话，还有可能发展成为溃疡或者癌变。

因此，如果出现了上面所说的这些症状，一定要去医院进行彻底的检查，千万不能够掉以轻心。一旦确诊为慢性胃炎，除去使用药物治疗之外，按摩也是一种极为有效的治疗方法。如果能够持之以恒地坚持按摩，仅用按摩疗法也有可能将慢性胃炎治愈。

具体有以下几种治疗方法：

（1）摩上腹：上腹是指肚脐以上的腹部。患者取仰卧位，以中脘穴为圆心，用掌根在腹部摩动大约 3 分钟。

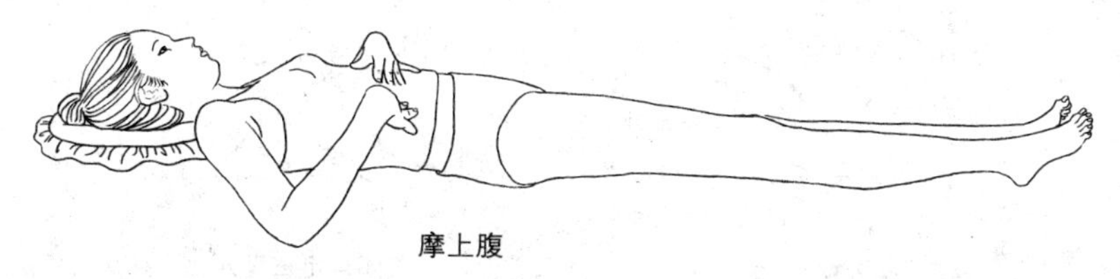

摩上腹

（2）提拿腹直肌：患者取仰卧位，两手分别从两旁夹住一侧的腹直肌，进行提拿，由上到下慢慢行进，一侧完毕后转为另外一侧，共持续 2 分钟。

（3）按揉曲池穴：患者取坐姿，曲肘，以一手的中指指腹在另外一只手的曲池穴上进行按揉，按揉 1 分钟后，再换另外一侧操作 1 分钟。

在手部还有一系列的穴位和反射区、反射点，通过对这些部位进行刺激，同样可以辅助治疗慢性胃炎，并且具有较好的疗效。手部按摩具有疏肝理气、健脾和胃等功效，可以加强药物的治疗效果，明显改善胃炎症状。

（4）揉天枢穴：患者取仰卧位，两手食指分别抵住腹部的天枢穴，开始稍

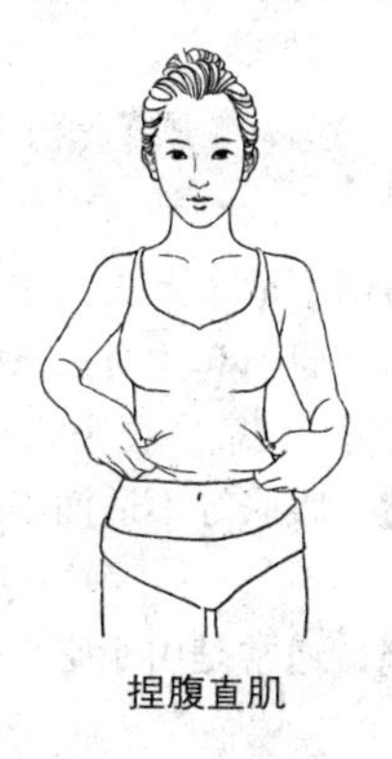

捏腹直肌

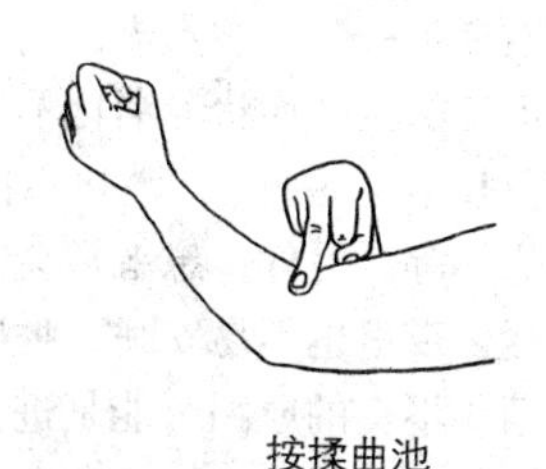

按揉曲池

微用力揉动，渐渐地加力，以自己能够忍受为度，大约进行 2 分钟。

（5）叩点足三里穴：患者取坐姿，拇指在外，握拳，用拇指的指间关节背敲击同侧的足三里穴位，每侧敲击 1 分钟，共敲击 2 分钟。

（6）选取内关、间使、大陵、劳宫、合谷、中魁等穴位。

选取足部胃、肝、脾、十二指肠、小肠、大肠、胃脾大肠区、肾、输尿管、膀胱、肺、胆囊、胰腺等反射区和耳部脾胃穴、肝胆穴、十二指肠穴、腰腹穴、肾穴等反射点。

按揉内关、合谷、中魁等穴各 100 次；推按胃、肝、脾、胃脾大肠区、肾、输尿管、膀胱、肺等反射区各 100~300 次；按揉脾胃穴等反射点各 300 次。其余

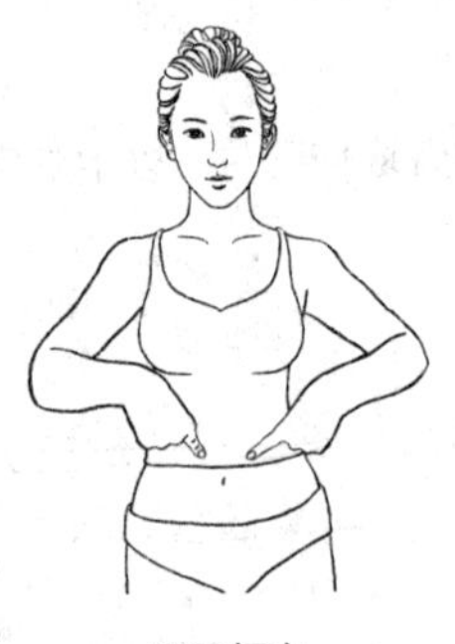
揉天枢穴

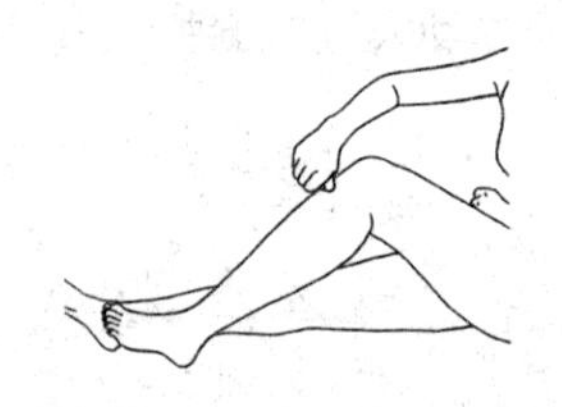
叩点足三里穴

选穴作为备用穴，可依类别选择 1~2 组配合使用，每穴按摩 50 次，每天按摩 1 次，每 2 周为 1 个疗程。

慢性胃炎患者在治疗的过程中宜少食多餐，进食容易消化并且无刺激性的食物，戒绝烟酒。

胃酸低且胃内菌量大者可日服抗菌药物，如庆大霉素、黄连素、痢特灵等。胃酸高者应服用制酸剂，如复方胃舒平、氢氧化铝凝胶等。

萎缩性胃炎伴重度不典型增生患者，则需要考虑接受手术，通过手术对病症进行治疗。

消化不良

消化不良是一个医学术语，用于描述进食后的腹部不适。上腹正中部位的疼痛是消化不良的典型症状。消化不良是一种由胃动力障碍引起的对摄入的营养物质消化和吸收不足的病症。消化不良患者常表现有腹泻、腹痛、腹胀、体重减轻、饱胀、胃灼热等。另外，患者常会因为胸闷、早饱感、腹胀等不适而不愿进食或尽量少进食，夜里也不易安睡，睡后常做噩梦等。

引起消化不良的原因可能是进食时没有充分咀嚼，通常是由于吃得过快（咀

嚼是消化过程中一个极为重要的步骤，不充分咀嚼将影响消化的进行，降低消化的效率），也可能是由于进食过多。消化系统在一定时间内可以消化的食物数量是有限的，吃得越多，消化系统越难于应付。进食的同时饮用大量的汤水会稀释胃酸、消化酶和胆汁等负责消化的分泌液，消化液被稀释后，消化的效率降低，干扰了消化的过程。夜间，消化系统处于休息状态，因此深夜进食也常会引起消化方面的问题。此外，胃、肠炎和精神不愉快、长期闷闷不乐或受到剧烈的精神刺激等均可引起消化不良。

一旦发生消化不良，未充分消化的食物精华便不能被吸收入血液，大部分都滞留于消化道，无法转运到机体的细胞以产生热量，这便造成了机体热量不足。生命所必需的维生素和微量元素均来源于饮食，因此食物消化和吸收的障碍很可能会导致多种营养成分的缺乏。这些营养成分的缺乏继而会造成影响深远的、长期的后果，患者易从普通的疲劳，发展到增加患冠心病和癌症等疾病的风险。如果消化系统的工作效率不足，未消化或部分消化的食物就会残留在消化道，发酵并产生气体，从而出现胀气、多屁和腹部不适。消化不良还常常会导致便秘和腹泻，有时还会出现腹泻与便秘交替发作的现象。

消化不良大致分为两种情况，一种是吃的不合适导致的短时间消化不良；另一种是长期的消化不良，吃什么都吸收不了。这两种情况看似是不一样的，但分析起来都是因为人体的小肠出现了问题，所以导致吃不下什么东西，吃进去的东西无法消化，大便溏泄，所以抓住这个最关键的点就很容易解决消化不良的问题。

在足部选择小肠和心脏的反射区，每天进行半个小时的刺激按摩，这样小肠的功能就可以得到恢复，消化不良的情况就得到调理了。一定有人会问，难道治疗消化不良就这么简单吗？其实，消化不良往往还伴有其他一些消化系统疾病，最关键就是慢慢调理，方法都很简单，关键就是需要时间，让受伤害的脏器逐步地恢复到正常的水平，这里面当然也包括饮食上的调养。

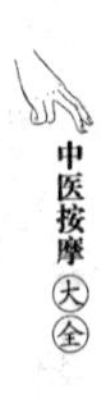

第六章　解除神经系统疾病的困扰

神经衰弱

神经衰弱症是一类以精神容易兴奋和脑力容易疲乏，常有情绪烦恼和心理症状的神经性障碍。神经衰弱是由于长期情绪紧张和精神压力，使大脑精神活动能力减弱所致，病情迁延，时重时轻。患者的性格特点往往表现为胆怯，自卑，敏感，多疑，依赖性强，缺乏自信，任性，急躁，自制力差。心理因素是导致神经衰弱的主要病因，如工作、学习负担过重，持续的精神过度紧张，考试压力大，学习目标超过实际能力，人际关系紧张，竞争激烈，亲属死亡和生活受挫等。心理因素致病与否，常取决于刺激的性质、强度和作用的时间，此外还与个人性格息息相关。

通过对患者的症状进行归纳，可以看出神经衰弱的具体症状有以下几个方面:

1. 衰弱症状

稍微一活动，甚至是在早上起床后尚未开始活动就感到脑力和体力非常疲乏；工作或阅读时注意力不容易持续集中；记忆力差；但从事自己感兴趣的活动时却显示出较好的精力。

2. 兴奋症状

有些患者表现得容易兴奋、容易激动；不能忍受通常的声、光刺激，还经常会因为一般的喧闹而烦恼或者发脾气。但是这类症状一般都不会严重到影响社会生活的程度。

3. 睡眠障碍

白天困倦欲睡，夜间则不容易入睡，多梦，易醒，需要经常服用安眠药才可以维持睡眠。

4. 其他躯体症状

最常见的有头昏、头痛、肌肉酸痛，夜间失眠后这些症状显得更为严重。

5. 继发性焦虑

神经衰弱是一种迁延性疾病，患者经常会因为上述症状长期不愈而感到焦虑，甚至产生继发的癔病或者抑郁症状。诱发因素明显而又能够及时获得治疗者，病程通常较短；个性或遗传因素较明显者病程会较长。不过不管病程多长，患者的病情一般都会维持在某一水平而不发生恶化。

除去一些常规的治疗方法之外，神经衰弱还可以通过按摩疗法进行治疗。

（1）点攒竹穴、揉前额、按百会穴：患者取坐姿或卧位，先用拇指抵住双侧攒竹穴，慢慢用手点按约1分钟，以局部出现酸胀感为宜；继而用大鱼际揉法，施于前额部，约2分钟；最后双手中指在百会穴处用力揉捻1分钟。

（2）按揉内关穴、神门穴：患者取坐姿，以一手拇指指腹按揉另一手的内关穴、神门穴各1分钟，然后再换另外一只手重复操作。

（3）五指拿头：张开五指，由前额部始，至后颈部，用力拿头，往返数十次。

（4）运腹：患者取坐姿，以食、中二指蘸清凉油或者酒精类，贴紧腹部皮肤，做弧形划动约4分钟，操作时指力应透到皮下。

（5）点揉气海穴、关元穴：患者取坐姿或者仰卧位，用拇指或者食指抵住气海穴、关元穴，缓慢揉动，每穴大约揉动1分钟。

（6）按揉三阴交穴：患者取坐姿，微弯腰，用双手拇指分别按住双三阴交穴，用力按揉约2分钟。

（7）滚涌泉穴：将圆球或小木棍放在脚心下，来回搓动，每脚约2分钟。

除去正常治疗之外，神经衰弱患者在日常生活当中还要注意随时对自己的心

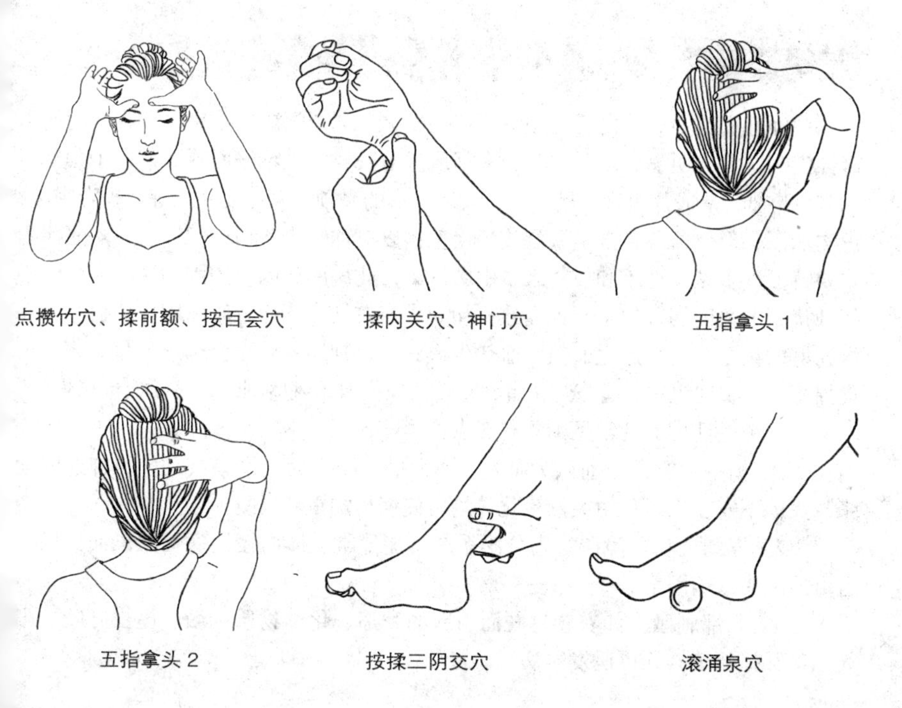

点攒竹穴、揉前额、按百会穴　　揉内关穴、神门穴　　五指拿头1

五指拿头2　　按揉三阴交穴　　滚涌泉穴

理进行调节，这样才能从根本上降低神经衰弱的发作频率。

神经衰弱患者具体应从以下几方面调整自己：

（1）正确认识自己：对自己的身体素质、知识才能、社会适应力等要有自知之明，尽量避免做一些力所不能及的事情，或避免从事不适合自己的体力和精力的活动。

（2）学会自我调节：加强自身修养，以适当的方式来宣泄自己内心的不快和抑郁，以解除心理压抑和精神紧张。家人及周围的人要努力为患者创造一个和谐的环境，使其生活得以轻松、愉快，减少思想负担，这样有利于早日治愈。

（3）张弛有度，缓解工作压力：对于工作过于紧张、过于繁忙，或者学生学习负担过重以及生活压力大的人，都有必要进行自我调节，合理安排好工作、学习和生活的节奏，做到有张有弛，劳逸结合，这样做还能提高工作效率。

（4）培养豁达开朗的性格：一个人的脾气、性格一旦形成，一朝一夕是很难改变的。但是，天下无难事，只怕有心人。只要你对培养良好的性格有心有意，良好的性格自然会对你有情有义。

（5）提倡顾全大局：凡事都要从大局出发，明事理、辨是非。在处理人际关系的时候，应该做到严于律己、宽以待人，彼此之间相互理解和体谅，这样能够有效地防止人际关系紧张。在处理其他的诸如家庭关系、同事关系、邻里关系或者上下级关系的时候，也应该这样。

神经性皮炎

神经性皮炎中医称之为“顽癣”“牛皮癣”“摄领疮”，是一种皮肤功能障碍性疾病，具有明显的皮肤损害，多因风湿蕴肤、经气不畅所致。好发于颈部、四肢、腰骶，常成片出现，呈三角形或多角形的平顶丘疹，皮肤增厚，皮脊突起，皮沟加深，形似苔藓，常呈淡红或淡褐色；以对称性皮肤粗糙肥厚、剧烈瘙痒为主要特征，多见于青年和成年人。中医认为，此病的病因以内因为主，多由于心绪烦扰，七情内伤，内生心火而致。初起皮疹较红，瘙痒较剧，因心主血脉，心火亢盛，伏于营血，产生血热，血热生风，风盛则燥，属于血热风燥型。病久，皮损肥厚，纹理粗重，呈苔藓化者，此因久病伤血，风盛则燥，属于血虚风燥型。

引发神经性皮炎的常见因素有 3 点：

（1）精神因素：目前认为是发生本病的主要诱因，情绪波动、精神过度紧张、焦虑不安、生活环境突然变化等均可使病情加重和反复。

（2）胃肠道功能障碍、内分泌系统功能异常、体内慢性病灶感染而致敏，也可能成为致病因素。

（3）局部刺激：如衣领过硬而引起的摩擦、化学物质刺激、昆虫叮咬、阳光照射、搔抓等，均可诱发本病。

因此，在治疗神经性皮炎时要注重宁心安神、润肺利湿、祛风止痒。

1. 宁心安神镇静法

以双手拇指推印堂穴，推眉弓，揉太阳穴，双掌揉按两颞部，拇指揉头部督脉、膀胱经、胆经路线，拇指揉压印堂穴、神庭穴、百会穴、络却穴、角孙穴、风池穴、风府穴，双手多指抓拿头顶及两颞部。

2. 疏经通络点穴法

以拇指揉按患者上肢肺经、大肠经、心经路线，拇指揉压中府穴、云门穴、曲池穴、尺泽穴、合谷穴、神门穴，拇指揉按下肢胃经、肝经路线，揉压风市、百虫窝、足三里、血海、太冲等穴。

3. 手部按摩

（1）拇指指腹按揉劳宫穴 3~5 分钟，以感觉胀痛为宜。按摩劳宫穴清心泻火，可调节情绪和精神状态，故对神经性皮炎有治疗作用。

（2）拇指按揉神门穴 1~3 分钟，以感觉酸胀为宜。此法可镇静安神、畅通经络，可用于调节神经性皮炎患者的情绪和精神状态。

（3）拇指、食指捏拿合谷穴 1~3 分钟，以感觉酸胀为宜。经常按摩此穴可清热除湿，对神经性皮炎有治疗作用。

（4）拇指按压手部肾上腺反射区 3~5 分钟。此法有清热除湿、镇静安神的功效，对神经性皮炎有治疗作用。

4. 足部按摩

（1）拇指按揉太冲穴 3~5 分钟，以感觉压痛为宜。太冲穴属足厥阴肝经，按摩此穴可清泻肝火、疏通肝郁，对神经性皮炎有治疗作用。

（2）拇指按揉三阴交穴 2~3 分钟，以有酸胀感为宜。此法有宁心安神、提高机体免疫力的功效，对神经性皮炎有辅助治疗作用。

（3）拇指指腹按揉足部大脑反射区 1~3 分钟。经常按摩此反射区可调节人体神经系统，有镇静安神的功效，对神经性皮炎有辅助治疗作用。

（4）拇指推按足部膀胱反射区 3~5 分钟，以透热为宜。经常按摩此反射区可补益肾气、清热除湿、镇静安神，对神经性皮炎有辅助治疗作用。

5. 耳部按摩

（1）拇指点掐耳部神门穴 1~3 分钟，以感觉酸胀为宜。经常按摩神门穴有调节人体神经系统的功效，对神经性皮炎有显著的治疗作用。

（2）食指按压耳部心反射点 1~3 分钟，以感觉酸胀为宜。经常按摩心反射点可宁心安神，对神经性皮炎有治疗作用。

在日常对神经性皮炎进行预防的时候要特别注意，生活无规律、睡眠不好、月经异常、消化不良、便秘等都可能导致或者加重病症，所以应注意在这些方面出现异常的时候，积极进行治疗养护。

由于神经性皮炎会受到多种因素的影响，所以一定要对下面这些容易导致病症发作或加重的因素熟记于心，并在日常生活当中引起注意。

（1）患者要放松心态，克服烦躁易怒、焦虑不安等不良的精神因素。神经衰弱症状明显者可给予安眠镇静类药物进行治疗或者接受心理疏导。

（2）尽量避免鱼虾海鲜、牛羊肉、辛辣刺激性食品，多吃水果和蔬菜，戒绝吸烟、饮酒。

（3）忌对患处进行搔抓或热水烫洗，避免患处出现抓伤，引起继发性感染。

（4）不要穿质地粗糙的内衣，尽量选择宽松、柔软材质的内衣，以免对皮肤造成刺激。

（5）应养成良好的卫生习惯，搞好个人卫生，不要使用肥皂等碱性洗涤用品洗澡。

（6）使用润肤产品，止痒兼修护皮肤。瘙痒剧烈者，可口服药物进行缓解。

（7）尽可能地避免使用含激素成分的药膏，以免形成激素依赖性皮炎。

眩晕

到目前为止，还没有人能说清楚眩晕的真正成因，但却有无数人深受其害。中医认为，眩晕是由于风、火、虚、瘀引起清窍失养，从而出现头晕、眼花症状的一类病症。眩即眼花，晕即头晕，两常同时并见，故统称为“眩晕”。当它发作的时候，患者或感觉头晕目眩，或感觉天旋地转，轻者闭一会儿眼睛就好了，重者如坐舟车，站立不稳，同时还伴有恶心、呕吐、出汗、面色苍白等症状。多数患者的病情时轻时重，兼见其他症状时可持续很长一段时间，多见于高血压、动脉硬化、贫血、神经官能症、耳源性眩晕等疾病的患者。

患有眩晕并且反复发作的患者，不宜从事高空或者水上作业。高血压患者如突发眩晕，则应该考虑为中风的先兆。

一旦出现了眩晕症状，一定要及时找医生查明原因，并积极治疗原发病。在对眩晕症状进行治疗的时候，还可以采用手部按摩作为辅助方法。

治疗眩晕的有效穴位主要集中在头部，包括睛明、印堂、太阳、听宫、翳风、风池、百会等穴位。

找到这几个穴位后，就可以按照以上的顺序进行按揉。需要注意的是，在按揉睛明穴的时候，最好连带着按揉眼睑；在按揉太阳穴的时候，最好连带着推抹一下前额，这样会收到更好的效果。

以上方法要反复进行，每次应坚持 10 分钟左右。

经过按揉之后，如果眩晕症状有所改善，就可以进行一些辅助治疗。对眩晕症有辅助疗效的穴位有合谷穴、内关穴、外关穴、足三里穴、三阴交穴等，对它们进行按压时，没有什么顺序要求，时间长短不限，只要手法轻柔就行。

除按摩治疗外，眩晕患者在日常生活当中要注意饮食起居，调摄寒温，避免过度疲倦；定期测量血压，戒烟酒，慎房事，保持情绪稳定，避免精神刺激。眩晕发作时，宜平卧闭目，保持环境安静；饮食以清淡易消化为宜，少食多餐。具体来说，要从以下 3 个方面进行调养：

1. 进行饮食调养

眩晕病人的饮食应该富有营养，并且新鲜清淡。要多食蛋类、瘦肉、青菜及水果。忌食肥甘辛辣之物，如肥肉、油炸物、酒类、辣椒等。营养丰富的食物，可以补充身体之虚，使气血旺盛，脑髓充实。对因贫血、白细胞减少症或慢性消耗性疾病所引起的眩晕症，尤应以营养调理为主。肥甘辛辣之品，能生痰助火，会使眩晕加重。因此，患高血压、脑动脉硬化症的病人应当谨慎食用肥甘辛辣之物。在眩晕的急性发作期间，应该适当控制水和盐的摄入量。现代医学认为，这样可以减轻内耳迷路和前庭神经核的水肿，从而使眩晕症状得到缓解或者减轻其发作。

2. 进行精神调养

眩晕病人的精神调养也是不容忽视的。忧郁、恼怒等精神刺激可致肝阳上亢或肝风内动，从而诱发眩晕。因此，眩晕病人应该胸怀宽广，精神乐观，保持心情舒畅和情绪稳定，这对预防眩晕发作和减轻其发作次数是十分重要的。

3. 注意休息起居

过度疲劳或睡眠不足是眩晕的诱发因素之一。不论眩晕发作时或者发作后都应该注意休息、在眩晕急性发作期间更应该卧床休息。如椎底动脉供血不足引起的眩晕，站立时症状会加重，卧床时症状便可减轻。卧床休息还能够防止因晕倒而造成的身体伤害。眩晕病人保证充足的睡眠是非常重要的。在获得充足的睡眠之后，其症状便可以减轻或者消失。再者，眩晕病人应该尽量避免头颈进行左右前后转动。如有内耳病变，可因头位的改变影响前庭系统的功能而诱发眩晕。颈椎病患者进行颈部转动或者仰俯时，可使椎动脉受压而影响脑部血液循环，脑供血不足便会诱发眩晕。声光的刺激也可能加重眩晕，所以居室内宜安静，光线要暗淡。

坐骨神经痛

坐骨神经病变沿坐骨神经通路（即腰、臀部、大腿后、小腿后外侧和足外侧）发生的疼痛症状群便是通常所说的坐骨神经痛。坐骨神经是支配下肢的主要神经干，所以坐骨神经痛又属于腰腿痛的范畴，有时候是由于腰椎突出压迫到坐骨神经所导致的。坐骨神经痛患者以男性青壮年多见，近些年来尤其常见于办公室工作人员和使用电脑时间过长的人群。

出现了坐骨神经痛症状的患者也不必太烦恼，因为这种病通过一些简单易行的按摩方法就可以得到有效的缓解，自己平时多做做按摩就可防治。

坐骨神经痛在人体各种神经痛中居于首位，是一种常见病。坐骨神经痛患者往往表现在右腿疼痛，从大腿外侧到脚部，疼得厉害的时候一秒钟都坐不下去。中医认为“不通则痛”，坐骨神经痛就是经络不通造成的。大腿外侧只有胆经一条经络，所以说，胆经不通是造成坐骨神经痛的原因。在治疗上，疏通胆经才是根本。

疏通胆经的方法很简单，那就是拍打。胆经在人体的侧面，拍打的时候从臂部开始一直往下就可以了，每天拍 300 下。

坐骨神经痛还是身体排除寒气时的症状之一。当肺排除寒气时，会使胆的功能受阻，当胆经受阻的情形严重时，就会造成胆经疼痛，也就是坐骨神经痛。由于疼痛是由肺热引起的，因此，按摩肺经可以疏解肺热，肺热消除了，胆经立即就不痛了。

当胆经发生疼痛时，按压肺经的尺泽穴会感觉非常痛，压住正确的穴位后，停留在穴位 1 分钟可以立即止住疼痛。为减少发病的概率，平时可以经常按摩尺泽穴。每日睡前用热毛巾或布包热盐热敷

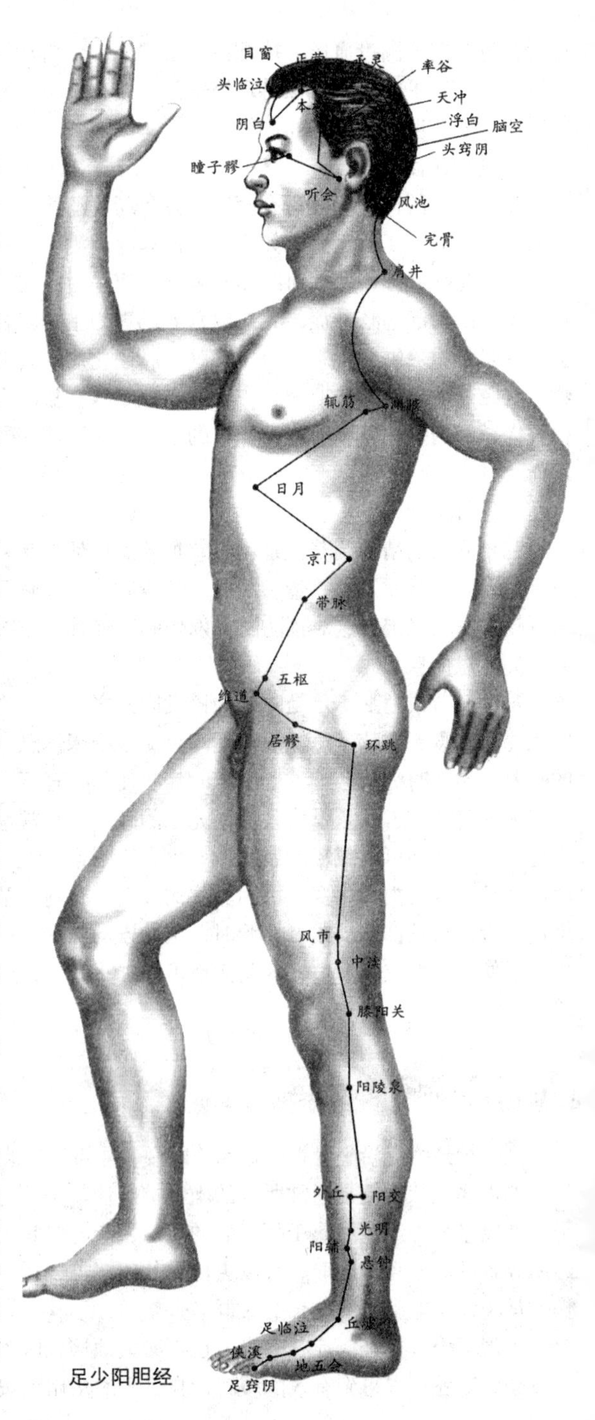

足少阳胆经

腰部或臀部，温度不可太高，以舒适为宜。

由于肺和胆的问题通常都不是短时间形成的，当发生胆经疼痛症状时，问题必定已经相当严重了。因此，不可能在短期内完全祛除疾病，必须先培养气血，气血达到相当充足的水平，人体才有能力逐渐祛除肺中的寒气。寒气祛除了，胆经功能才能逐渐恢复。

许多坐骨神经痛的患者都可以清楚地诉述发病与一次突然的腰部“扭伤”有关，如发生于拎举重物、扛抬重物、长时间的弯腰活动或摔跌之后。因此，当需要进行负重动作前，应该预先活动腰部，尽量避免腰部“扭伤”，平时多进行强化腰肌肌力的锻炼，并改善潮湿的居住环境，这样就可以降低本病的发病率。

已经发病的坐骨神经痛患者则更要注意自己的生活方式，努力为康复创造条件。首先要注意改变生活方式，平时应多做康复锻炼；生活中尽可能避免穿带跟的鞋，重心的稍许前移都会使疼痛症状加重，有条件的可选择负跟鞋；日常生活中应睡硬板床，取平卧位，保持脊柱的稳定，减少椎间盘承受的压力。运动后要注意保护腰部和右腿，内衣汗湿后要及时换洗，避免潮湿的衣服在身上焐干。出汗后也不宜立即洗澡，待落汗后再洗，以防受凉受风。

面神经麻痹

面神经麻痹，俗称“面瘫”“歪嘴巴”“歪歪嘴”“吊线风”，是以面部表情肌群运动功能障碍为主要特征的一种常见病，一般症状是口眼㖞斜，患者往往连最基本的抬眉、闭眼、鼓嘴等动作都无法完成。

这种病在发病之前往往没有什么征兆，多数病人都是在清晨洗脸、漱口时突然发现自己一侧面颊开始变得动作不灵，嘴巴也变得歪斜起来。病侧面部表情肌完全瘫痪者，前额皱纹消失，眼裂扩大，鼻唇沟平坦，口角下垂，露齿时口角向健侧偏歪。病侧不能做皱额、蹙眉、闭目、鼓气和噘嘴等动作。鼓腮和吹口哨时，因患侧口唇不能闭合而漏气。进食时，食物残渣常滞留于病侧的齿颊间隙内，并常有口水自该侧淌下。由于泪点随下睑内翻，使泪液不能正常引流而外溢。因面瘫可引起十分怪异的面容，所以常被人们称为“毁容病”，给患者的工作、生活带来极大的不便。

面神经麻痹患者可以适当地进行自我按摩，这样有助于缓解病情。

（1）擦面：取坐姿，以一手手掌贴紧病侧下颌部向上擦，到前额为止，反复操作约 2 分钟。

（2）推前额：用双手的第 2、3、4 指指腹贴紧前额正中央，用力向两边推去，反复操作约 1 分钟。

（3）掐攒竹穴：患者取坐姿，两手指分置于双攒竹穴的位置，用力揉掐，以自己能够忍受为度，持续大约 1 分钟。

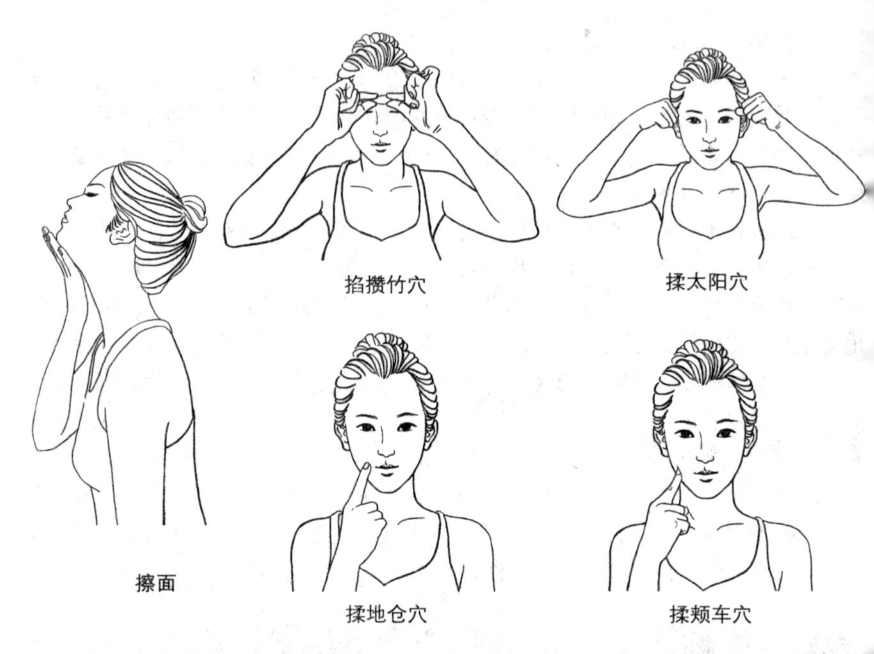

（4）揉太阳穴：患者取坐姿，双手拇指抵住太阳穴，用力揉捻，以局部感觉酸胀为宜，持续大约 1 分钟。

（5）揉地仓穴、颊车穴：患者取坐姿，用一手食指或中指指腹用力按揉患侧颊车穴、地仓穴，每穴 1 分钟。

（6）拿合谷穴：以一手拇、食两指相对捏紧另外一只手的合谷穴进行提拿，每侧操作约半分钟。

（7）摩百会穴：患者取坐姿，用一手手掌覆于头部，以手掌劳宫穴对准百会穴慢慢摩动，大约进行 1 分钟。

研究表明，面神经麻痹大多发生在体虚的人的身上，多在劳累或者出汗后受风寒引发，所以，在日常生活中一定要多加注意，做到防患于未然。在预防和护理上注意以下几点可有效减少面神经麻痹的发生，或提高治愈率。

1. 适当锻炼

早晨、傍晚较凉爽的时候根据自身的情况选择一些适宜的体育项目，如散步、做体操、打太极拳、跳舞等，长期坚持下去，会使体质循序渐进地得到提高，对风寒的抗御能力也会大大增强。少吃油腻滞胃、不易消化的食品，多吃新鲜蔬菜和水果，如桃、葡萄、苦瓜、茄子，以保证足够的维生素摄入。另外还要吃一些粗粮类食物，以保持机体足够的能量供给，增强抗病能力。

2. 远离风寒

空调、风扇是最常见的致病因素，因此不要图一时之快，让空调、风扇直吹或者久吹身体。再有，在乘车、户外乘凉、洗浴、饮酒后也应注意不要让风直吹头面部，尤其是年老体弱、病后及患有高血压、关节炎等慢性疾病的人，更应该多加注意。面神经麻痹的预防和治疗期间都应该注意休息，保证睡眠充足，少看电视、少用电脑，避免各种精神刺激和过度疲劳，以利疾病的康复。特别注意不要用冷水洗脸。

肋间神经痛

肋间神经痛指的是由胸部到侧腹或由背部到侧腹，在转身、大笑、深呼吸、打哈欠时均会产生强烈的疼痛，这种症状就是肋间神经痛。肋间神经是沿着胸部肋骨，由背后经过侧腹一直到胸前的神经。此类疼痛就是沿着这条神经，经胸部、腹部呈半环状的强烈疼痛。

有时候，肋间神经痛会分布成束带状，病因往往是肋间神经带状疱疹的后遗症，也可发生在无疱疹性肋间神经根的炎症之后。其他致痛原因有神经根受压、胸腔病变和上腹部内脏疾病的牵涉痛，以及下位肋骨前端活动度过大导致的肋端综合征。本病起病急、痛苦大，影响身体健康和正常工作，男女均可发病。

当患者在咳嗽、打喷嚏时，这种疼痛都会加重。疼痛剧烈时可放射至同侧的肩部或者背部，痛苦难忍。贫血、风湿病、肾炎、糖尿病、脊椎骨质增生、局部软组织病变等均可引起肋间神经痛。按摩大椎穴、肩井穴、曲池穴、内关穴等，有助于祛风活络、抗炎消肿，能有效地缓解疼痛。患者平日里可以按摩这些穴位为自己减轻痛苦。

患者在进行自我按摩的时候应取坐姿，将腰挺直，双脚平放与肩膀同宽，将左手掌心与右手背重叠，轻轻地放在小腹部位，双目微闭，调匀呼吸，全身放轻松，静坐 1~2 分钟。

将右手四指并拢，紧贴在大椎穴上，适当用力反复推擦，持续进行 1 分钟，直到局部被推擦至发热为止。

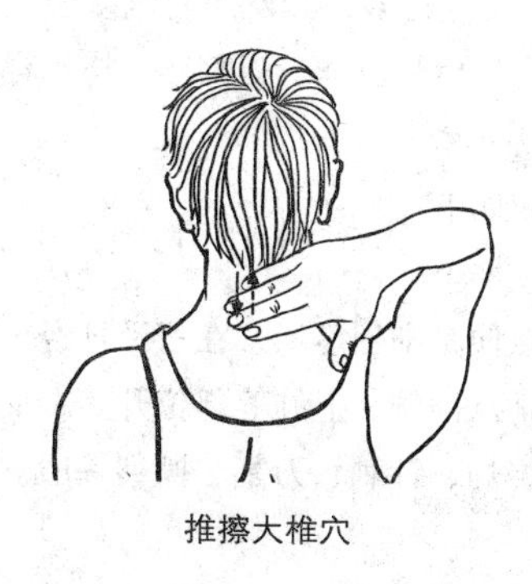

推擦大椎穴

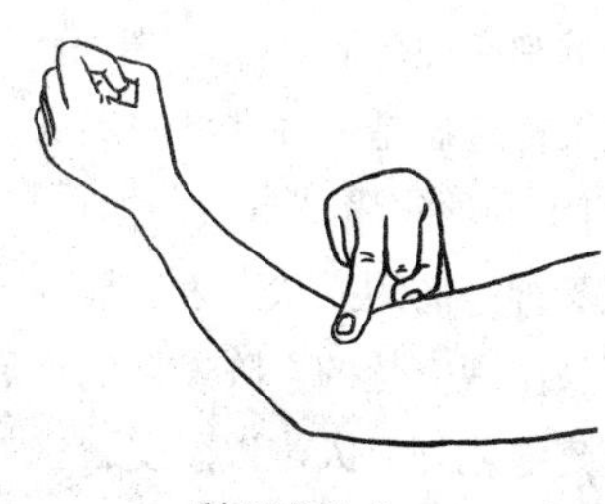

按揉曲池穴

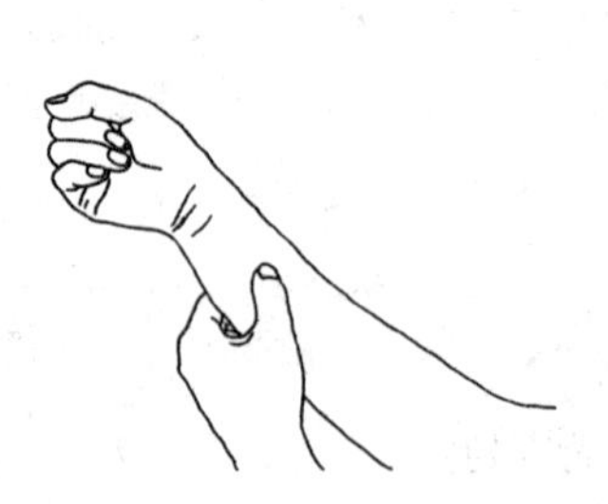

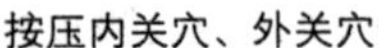

按压内关穴、外关穴

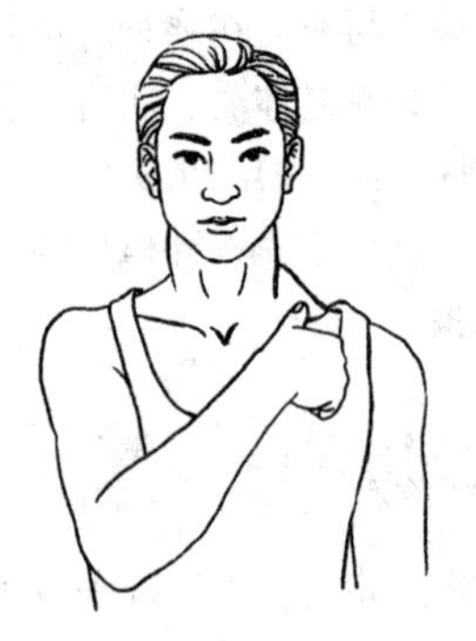

按揉缺盆穴

将一手拇指指腹放在对侧曲池穴上，其余四指附在肘后，适当用力进行 1 分钟按揉。两只手交替进行。

将另外一只手的中指和拇指的指腹按在对侧的外关穴和内关穴上，两个指头配合用力进行 1 分钟按压。两只手交替进行。

再将一只手半握拳，将拇指伸出，将拇指指腹按在对侧的缺盆穴上，适当用力进行 1 分钟按揉，以肩部出现酸胀感为宜。两侧交替进行按揉。

将双手手指张开呈爪状，将指尖附于同侧肋骨旁边的肋间处，适当用力从胸前正中线沿着肋间向两侧分别推 1 分钟。

将拇指指腹紧贴膻中穴上，适当用力进行顺时针按摩，持续 1 分钟，以局部发热为宜。

将双手分别放在胸壁剑突的同侧，沿着肋骨向两侧分别推 1 分钟。

为了避免患上肋间神经痛，在平日里，如果发现胸椎部位的疾病要及时进行治疗，以免继发为肋间神经痛。坐着办公的人员要注意姿势，避免腰肌劳累。

三叉神经痛

三叉神经痛患者多于 40 岁左右发病，以女性居多，其发病右侧多于左侧。患者通常会感到头面部三叉神经分布的区域内发生闪电样、刀割样、烧灼样等难以忍受的割裂性疼痛。

三叉神经痛是一种常见的疾病，具体症状如下：

（1）剧烈疼痛

三叉神经痛的症状中表现最为突出的一点便是剧烈疼痛，在三叉神经分布的某一区域出现突然的、阵发性的疼痛，疼痛常从面颊、上颌等部位开始，而后扩散。其疼痛剧烈令人难以忍受，犹如电击、烧灼、针刺、刀割、撕裂一般。疼痛短者持续数秒钟，长者可达 1~2 分钟。

（2）反复抽搐

由于突然出现剧痛，可反射性地引起同侧面部肌肉抽搐，同时还可表现出皮肤潮红、眼结膜充血、流泪或流涎，所以，三叉神经痛又被称为痛性抽搐。

（3）其他症状

在三叉神经痛发作的时候，患者常常会不由自主地吸气、咬牙，以手掌使劲按压、摩擦疼痛点，久而久之则会使局部面部皮肤变得粗糙，眉毛、胡须也有可能脱落，重者面部还可能出现口角向病侧方向歪斜的症状。在疼痛发作期，咀嚼、吞咽、刷牙、洗脸、转头，甚至微风拂面都可能成为诱发阵痛的因素，以致患者不敢出声、擦脸、进食，甚则连口水都不敢咽下。

三叉神经痛发作时，患者可以通过自我按摩来缓解不适。

除按摩三叉神经反射区之外，按摩翳风穴、下关穴，可以疏风清热、解痉止痛；按摩颧髎穴、颊车穴，可以消肿除烦、活血止痛；按摩阳白穴，可减轻三叉神经痛所带来的面部不适。

三叉神经反射区位于双足大趾趾腹中部近第 2 趾的一侧。右侧三叉神经反射区在左足，左侧三叉神经反射区在右足。

在对这个区域进行按摩的时候，应一手握足，另外一只手以拇指指腹施力，由足趾端向趾根方向按摩，力度以反射区产生酸痛为宜，需要连续按摩 3~5 次，方能缓解三叉神经痛。

翳风穴隶属手少阳三焦经。翳，指用羽毛做的华盖，为遮蔽之物。风，穴内之气为风行之状也。该穴名意指三焦经经气在此化为天部的阳气。指压翳风穴对祛除内热、缓解疼痛具有很好的效果。这个穴位位于耳垂后面，乳突与下颌骨之间的凹陷处。在按摩的时候要取正坐姿，用双手食指同时对翳风穴进行按压，持续 1 分钟。

下关穴为足阳明、足少阳经的交会穴。下，指本穴调节的是属阴、属下的浊重水湿。关，指关卡。该穴名意指对胃经上输头部的气血中阴浊部分有关卡作用，胃经气血在此分清降浊，因此，按摩此穴有消肿止痛、益气聪耳、通关利窍之功。

下关穴位于面部耳前方，当颧弓与下颌切迹所形成的凹陷中，张口时隆起处即是。按摩时应正坐闭口取穴，用双手食指指腹按揉此穴 1 分钟，注意力度要轻，每天按摩 3~5 次。

颧髎穴为手少阳、太阳经的交会穴。颧，指颧部；髎，指骨隙。就是说该穴在颧部骨隙处，当目外眦直下，颧骨下缘的凹陷处即是，在外眼角视线的下方，用手指向上推压时可感觉到疼痛。

按摩时取正坐姿，用两手手指指腹按压此穴，但要顺着一定的方向，或者由上而下，或者由下而上，每次按摩 1~3 分钟。

颊车穴，别名曲牙、机关、鬼床、牙车，指胃经的五谷精微物质由此上输于头，若有车载一般，故名颊车。

颊车穴位于面颊部，下颌角前上方约一横指（中指），当咀嚼时咬肌隆起，按之凹陷处。

正坐或仰卧、仰靠，人体的头部侧面下颌骨边角上，向鼻子斜方向约 1 厘米处的凹陷中，即为颊车穴。点按时力度宜轻缓，使之有酸胀感即可，每天 2~3 次，每次 2~3 分钟即可。

阳白穴隶属足少阳胆经穴。阳，天部也，气也。白，明亮清白也。该穴名意指胆经的水湿之气还未进入本穴就已经受热散化为阳热风气并传输于头的各部位，穴内的天部层次变得明亮清白，故名。按摩该穴具有生气壮阳、清头明目、祛风泄湿的功用。

这个穴位在前额部，当瞳孔直上，眉上 1 寸处。按摩的时候用食指指腹由下而上对其按摩 10 次。

偏头痛

偏头痛是反复发作的一种搏动性头痛，属于众多头痛类型中的“大户”，发作前常有视物模糊、肢体麻木等先兆，同时还可伴有神经、精神功能障碍，是一种可逐步恶化的疾病，发病频率通常会越来越高。

一般来说，造成偏头痛的原因有以下几点：

1. 长期伏案或操作电脑造成颈椎问题

办公室职员、教师等白领人士是偏头痛的高发人群，他们的偏头痛可能与长时间伏案或者操作电脑而造成的颈椎肌肉紧张有关。

2. 封闭的办公环境

写字楼里面都安装有空调，为了保持室内温度的恒定，办公室的门窗总是紧紧关闭，这样就形成了一个密闭的办公环境，导致空气不能流通。办公室内的设备如复印机、电脑和激光打印机在使用过程当中会产生高浓度的臭氧和有机废气；办公室内的装饰材料、空调系统会产生多种污染物质，这样就造成了办公环境的空气质量严重下降；此外，空调如果不经常清洗的话，里面会滋生细菌、霉菌和病毒，这些致病微生物随空调风进入办公室使空气进一步混浊，长期处在这样的办公环境里，必然会导致身体抵抗力下降，偏头痛的发病概率也就大大地增加了。

3. 压力增大

白领人群中出现的偏头痛，会在压力增大时显得尤为明显。这种偏头痛显然是由情绪过分紧张造成的。

针对以上这些造成偏头痛的原因，我们一定要注意在日常生活中对自己的行为习惯进行调整，这样才能防患于未然。

首先注意不要“卑躬屈膝”。

也许你从不在意你的坐姿，事实上由于坐姿不正确引发偏头痛的例子非常多。最好的解决办法就是经常改变姿势，每隔 45 分钟左右休息 3~5 分钟，哪怕只是在办公室里倒杯水，稍微活动一下也好。

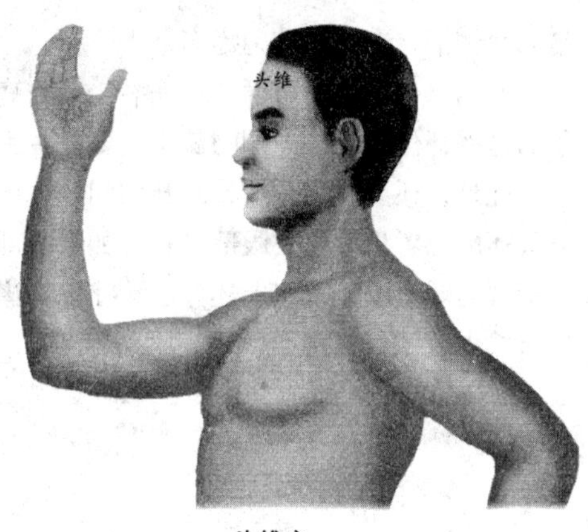

头维穴

其次，改善办公环境。

办公室一定要注意开窗换气，空调定期清洗。在崇尚工作、生活快节奏的今天，人们总是习惯于“忍痛负重”，在此要提醒大家，一旦出现了偏头痛的症状要及时采取有效的治疗措施，只有这样才能拥有高品质的健康生活。

再次，别“压”出头痛来。

偏头痛往往是同焦虑、压力、紧张、疲倦同时出现的。这种紧张性头痛通常是整个头部及颈部感到疼痛，而且很少只痛一边。如果你能把压力分散开来，见缝插针地娱乐一下，肯定会有助你远离偏头痛。

除这些预防措施外，当偏头痛发作时，可以求助于自我按摩，选择合适的按摩方式，可以帮助患者缓解痛苦。平时坚持自我按摩同样能预防和治疗偏头痛。

（1）敲胆经：足少阳胆经通过人体头部的侧面，正好经过偏头痛的位置，所以敲胆经可以使该区域的经络通畅，气血调和，这样可以缓解偏头痛的症状，长期坚持可以治愈偏头痛。

（2）揉穴位：每天清晨醒来后和晚上临睡前，先推神庭穴，用双手拇指交替进行，从头发尖过神庭穴，直至入发际 1 寸，用力推 10 次；然后推太阳穴，双手拇指分别用力按住太阳穴，用力推到耳尖为止，共推 10 次；最后推头维穴，双手拇指分别用力推头维穴 10 次。连续数日，偏头痛可大为减轻。

（3）梳摩痛点：以手指代替梳子，在头部最痛的地方，快速梳摩，每次梳摩 100 个来回，每天早、中、晚饭前各做 1 次，可以促进局部血液循环，达到止痛的目的。

除了在头上做按摩外，还可以通过手上的几个特效点对症治疗。

在食指的第 2 指指关节，靠近拇指的一侧用指甲掐，专治前额痛；在中指的指关节桡侧掐，专治头顶痛；在无名指的尺侧掐，专治对侧头的颞部疼痛；在小

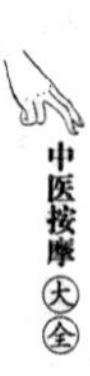

指的尺侧掐，专治后脑勺疼痛。

使用这个方法要遵循“左病右治，右病左治”的原则，右侧的偏头痛要靠左手的这些部位来治，左侧的偏头痛要靠右手的这些部位来治，不要做反了。

此外，还要提醒一点，眼睛的问题也可能是引发偏头痛的罪魁祸首。所以，偏头痛的患者最好先去眼部检查。如果眼部检查没什么问题，或者验光后配上眼镜把视力矫正了，再用上述方法治疗偏头痛，效果会很好。如此双管齐下，偏头痛自然也就销声匿迹了。

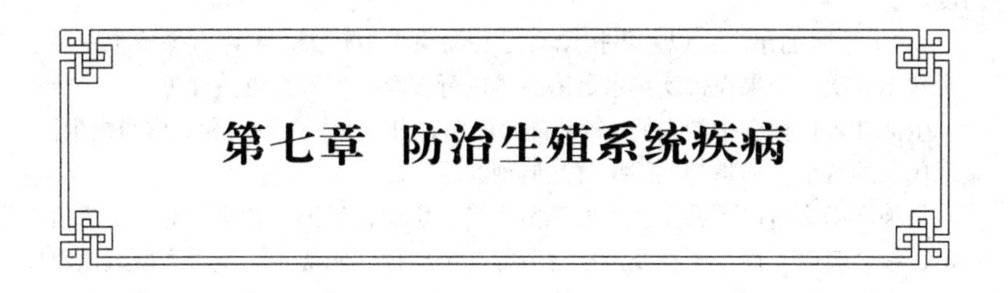

第七章 防治生殖系统疾病

阳痿

从病理上说，阳痿，一方面是因为肝血虚，另一方面则是由于阳气不足、膀胱经气不足导致的。男子阳痿除给自身带来一系列生理、心理上的痛苦外，还可能导致妻子患子宫肌瘤，因为子宫主太阴，阴性很重，需要阳气的灌输，而男人的性功能不好，妻子就享受不到性高潮，子宫享受不到兴奋，就容易生肌瘤。所以，要知道，男人的病不只是男人自己的事，做妻子的要给丈夫足够的关爱；做丈夫的也要积极配合，调整自己的生活习惯，学会养生之道，为自己和妻子的健康负责。

除使用药物进行治疗外，阳痿患者还可以通过自我按摩辅助治疗。具体操作方法如下：

（1）按摩丹田穴（一名关元穴）：取端坐或仰卧位。先把两手相对搓热，左手紧托阴囊，右手掌心在脐下小腹丹田穴处，做顺时针方向按摩，力量由轻渐重，一般以 2~5 分钟为宜。

（2）按摩命门穴：命门穴位于第 2 腰椎棘突下。将中指指腹置于命门穴处，按压时吸气，呼气时还原，重复进行 5~7 次。这个方法对于阴茎勃起不坚具有很好的治疗效果。

（3）捻动精索：以双手拇指、食指、中指对称捻动阴茎的根部，阴囊上方的精索，用力以出现轻度酸胀或者舒适感为度，左右各进行 50 次。

（4）按摩腹股沟：双手拇指、食指和中指指腹向阴茎根部方向自外而内对称按摩两侧的腹股沟，按摩的力度以轻柔舒适不痛为度，左右各进行 50 次。

（5）搓揉睾丸：以双手的食指、中指托住同侧睾丸的下面，再用拇指按压其上，如数念珠一样轻轻揉搓两侧的睾丸，其压力以睾丸不痛或者微感酸胀为宜，左右各进行 150~200 次。

（6）牵拉阴茎及睾丸：用右手或左手把阴茎及阴囊一同握于掌心，轻轻向下牵拉 150~200 次，其拉力以阴茎及睾丸出现微酸胀或者小腹两侧有轻度牵拉感为度。

（7）按摩涌泉穴：以左手按摩右足心涌泉穴 100 次，再以右手按摩左足心涌泉穴 100 次。如果在每晚热水足浴后再进行按摩，疗效会更为理想。

生活在现代社会中的人们，每天都要面对各种压力。在不安和焦虑当中生活，是现代人的特征，而精神性阳痿就是典型的后果之一。

精神性阳痿有以下特点：夫妇感情冷淡，焦虑，恐惧，紧张，对性生活信心不足，精神萎靡，性交干扰及过度疲劳等。患精神性阳痿者，城市人群远比农村人群为多，三四十岁的人更易患此病，甚者现在二十几岁的青年人也有很多患精神性阳痿的。

这是因为人类各种各样的精神因素和心理因素都会干扰大脑活动中枢的正常反射过程。大脑皮质的高级神经中枢大部分时间处于抑制状态，以保证人的其他正常活动，如果大脑皮质抑制作用增强，可累及性功能的全部环节，也可只影响性功能的某一个特定的阶段和部位。若累及勃起中枢，就表现为阳痿。

因此，治疗精神性阳痿必须祛除焦躁，使身体气血畅通无阻，指压肩外俞穴和手三里穴就可奏效。

肩外俞穴位于背部，当第 1 胸椎和第 2 胸椎突起中间向左右各 4 指处。指压要领是保持深吸气状态，一边按压同时由口、鼻吐气，如此重复 20 次。

手三里穴位于手肘弯曲处向前 3 指。指压此处的要领同前，重复 10 次。

早泄

早泄主要表现为性交时阴茎尚未插入阴道，双方未接触或刚接触的时候，动念即泄；或阴茎刚插入阴道即行射精；或抽动不足 15 次，时间不足 1 分钟即泄。常伴有头晕耳鸣、腰膝酸软、五心烦热、心悸失眠、胆怯多疑等症。

从中医角度看，造成早泄的主要原因是肝肾双虚，肾虚则不能很好地濡养肝脏，肝经系统受损，而肝经“绕二阴”，肝气郁阻则生寒，阳气不能固摄，则产生早泄。治疗方法以驱寒补肾为主，补肾则能破除肝经的瘀滞，同时也起到补肝的作用。因此穴位疗法其实是针对这些根本原因按摩施治的。

这些按摩方法比较简单，平日里在家里就可以进行，具体方法如下：

（1）患者取坐式，点按两侧三阴交穴，轮流进行，点按时做收腹提肛动作，每日进行 1~2 次，每次进行 30~40 分钟。

（2）患者取坐式，闭目放松，取上星、百会、通天、肩井、中府、神门、劳宫等穴，采用点、按、揉、拿、震颤等手法，每次 30~40 分钟。

（3）患者取俯卧式，腰带松开，闭目，全身放松（此指家庭成员之间的互助式按摩）。取心俞、肝俞、肾俞、命门、阳关、环跳、昆仑、委中等穴，采用点、按、揉搓、拍打、震颤等手法。每日治疗 30~40 分钟，每周 5 次，坚持治疗

1个月。

（4）患者取仰卧式，闭目，全身放松（同上）。取中脘、气海、关元、中极、天枢、足三里、三阴交、涌泉等穴，采取点按、点揉、搓拿、点切等手法。每次进行30~40分钟，每周5次，1个月为1个疗程。

另外，在日常生活中要积极参加体育锻炼，以提高身心素质；调整情绪，消除各种不良心理，性生活时要放松；切忌纵欲，勿疲劳后行房，勿勉强交媾；多食一些具有补肾固精作用的食物，如牡蛎、胡桃肉、芡实、栗子、甲鱼、文蛤、鸽蛋、猪腰等。阴虚火亢型早泄患者不宜食用过于辛热的食品，如羊肉、狗肉、麻雀、牛羊鞭等，以免加重病情。

慢性前列腺炎

慢性前列腺炎是一种男性常见病，是前列腺感染所引发的全身或局部症状。研究显示，多数男性在40多岁开始出现前列腺炎问题，到了50多岁，便不同程度患上这种病。

作为男性外科最常见的疾病，慢性前列腺炎的发病率非常高，尤其是一些特定的人群，如过度纵欲者、性淫乱者、酗酒者、汽车司机以及免疫力低下者当中存在着高发的现象。由于慢性前列腺炎的病因、病理改变、临床症状都是复杂多样的，并且其对男性的性功能以及生育功能均有一定的影响，因而前列腺炎严重地影响着患者的生活质量，对患者的精神与肉体均可造成极大的痛苦，有些患者甚至丧失了治愈该疾病的信心。

事实上，慢性前列腺炎并非不可治愈的，患者在日常生活中通过自我按摩，便可以有效地改善症状。

患者取下蹲位或者侧卧位，在便后对肛门及直肠下段进行清洁之后，用自己的中指或食指按压前列腺体，用手指顺着肛门于直肠前壁触及前列腺后，按照从外向上、向内、向下的顺序轻柔按压前列腺，边按边做提肛动作，使前列腺液排出尿道口，并立刻小便。每次按摩3~5分钟，以每次均有前列腺液从尿道排出为佳。按摩时用力一定要轻柔，按摩前可以用肥皂水润滑手指，以减少按摩过程中出现的不适感。每次按摩治疗间隔3天以上。如果在自我按摩过程中发现前列腺触痛明显，囊性感增强，要及时到专科门诊就诊，以防病情加重。

除此之外，还可以通过穴位按摩针对该病进行治疗保健。

取中极、涌泉、关元、肾俞、五枢、神门、内关、间使、外关、合谷、阴陵泉、三阴交、太溪、会阴等穴位。

（1）患者仰卧，将双手在脐下3寸丹田处重叠，按照顺时针、逆时针方向各旋转按揉30次，注意按揉时动作要缓慢轻柔。

（2）将食指、中指、无名指3个指头并拢，将指腹放在小腹部位，从左向右轻压，共做 20 次，每次压 1~2 秒。

（3）用手掌心按照逆时针方向对小腹进行按摩，每次进行 5 分钟，直到小腹部感觉到温热为止。

（4）用双手拇指和食指对中极、阴陵泉、三阴交 3 个穴位进行掐按，每个穴位各掐按 2 分钟。

（5）食指、中指和无名指并拢，对涌泉穴进行摩擦，共计 50 次，直到脚心发热为止。

（6）用双手拇指指腹按压中极、五枢、神门、内关、间使、外关、合谷、阴陵泉、三阴交、太溪穴，每个穴位各按压 2 分钟，注意力度要适中。

（7）患者屈膝，用手掌大腿内侧揉搓，从上到下，反复进行 30 次。

（8）用食指指腹轻轻地按摩会阴穴，每次按摩 2 分钟。

除以上所介绍的这些按摩疗法外，慢性前列腺炎患者还应注意养成健康的生活习惯，饮食上要尽量多吃富含维生素的食品，多吃新鲜蔬菜和水果，饮食清淡易消化，并注意少食多餐，保持能量的供给，忌烟酒及刺激性食物。

前列腺增生

作为男性生殖器中最大的附属性腺，前列腺的功能是产生前列腺液，参与生殖代谢。

前列腺增生又称为前列腺肥大，是一种中老年男性常患的疾病。患者的前列腺会明显增大，还会出现排尿困难、排尿次数增加或有残尿感等症状，特别是在晚上，这种症状会加重。之所以会出现这种症状，主要是因为肥大的腺体会使膀胱颈部造成梗阻，从而使尿液排出困难。如果这种排尿障碍长时间得不到解除，便有可能影响到肾脏的功能，引发一系列的不良后果。前列腺增生大多是因为劳累、饮酒或性生活过频等引发的，这种疾病会严重地影响中老年男性的生活。

一般情况下，男性的前列腺增生从 35 岁左右开始，并以每年 1.5~2 克的速度增生，因为增生部位在膀胱的下面、尿道周围，所以增生到一定程度的时候就会影响到患者的正常排尿。

不少人认为，出现良性前列腺增生是一种生理老化的现象，因此只有约 1/3 的患者前去就诊，而得到规范治疗的患者更是少之又少。要知道，增生的前列腺挤压尿道，导致尿频尿急、尿流细弱、尿不尽等一系列排尿障碍，都会严重影响到患者的生活质量，如果不及时进行正规治疗的话，则会导致急性尿潴留、泌尿道感染、结石、肾积水、肾功能不全、肾衰竭等许多严重并发症，严重者甚至还会危及生命。

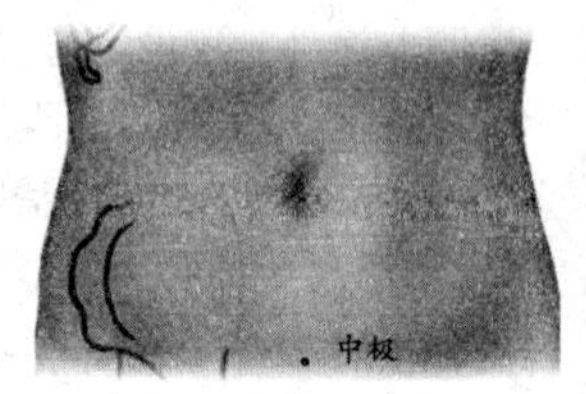

中极穴

如果患上了前列腺增生，患者只需找准几个穴位，便可以通过穴位按摩来辅助治疗。预防和治疗前列腺增生离不开中极、肾俞、命门、八髎、承扶这几个穴位。

首先，以左手或者右手的食指点按中极穴 2 分钟，以穴位感到酸胀为度。

其次，用双手拇指按揉命门穴、肾俞穴各 2 分钟，以穴位感到酸胀为度。

最后，将手握成拳，按照从上到下的顺序，用拳对腰骶部位两侧的八髎穴进行按揉，共进行 1~3 分钟，然后再沿骶髂关节上缘向下经臀部一直按揉到承扶穴处，反复进行操作，共计 5 遍。

以上这几种按摩方法可以对前列腺肥大症状有不错的改善。不过，这个病重在预防，通过合理的预防措施，能够将前列腺肥大的危害降到最小。因此，一旦发现尿频、夜尿增多、排尿不畅等症状，中老年男性就应该及时前往具有泌尿专科的正规医院就诊，进行相关检查与合理治疗。平时注意调节饮食和生活习惯，将一天饮用的水量控制在 1500~2000 毫升，尽量少食辛辣刺激性食品，少喝酒及咖啡。大小便时尽量用力排干净。可经常做盆骨部训练，如跑步、爬山，多活动筋骨，避免打麻将或骑自行车等长时间久坐活动。

遗精

遗精是指男子不因性交而精液自行泄出的症状，有梦遗与滑精之分。梦遗是指睡眠过程中有梦，醒后发现有遗精的症状。滑精又称滑泄，指夜间无梦而遗，甚至清醒时精液自动滑出的病症。成年未婚男子或婚后夫妻分居者，每月遗精 1~2 次属正常生理现象。但是，若未婚青年频繁遗精，或婚后在有性生活的前提下仍经常遗精，或中老年男子白日滑精，那就是病态了。频繁遗精会使人精神萎靡不振，头昏乏力，腰膝酸软，面色萎黄，严重影响身心健康。

遗精的发生与人的心神有关，人的心神白天比较理性，即使有欲望也不会发生什么事情，但是到了晚上，所谓日有所思、夜有所梦，晚上心神潜藏起来，人就有可能做春梦，导致遗精。

另外，遗精发生的时间不同，代表的健康问题也不同。如果是晚上 11 点前遗精的话，是肾的收敛功能出了问题，病在肾；如果发生在夜里 11 点以后，阳气开始生发，这个时候如果出现遗精，就是生发失常，属于心神的问题。所以，有遗精病症的男性要根据自己的实际情况，看看自己是肾出了问题，还是心神出了问题，然后再决定是补肾还是养心。

一般来讲，成年男子特别是刚进入青春期的男子，情窦初开，偶尔遗精属于正常现象，但是如果遗精现象经常发生，就要引起重视了。下面给大家推荐一些十分有效而且适用于各种年龄的防治遗精的自我按摩方法：

1. 按摩丹田穴和肾俞穴

用双手手指分别依顺时针与逆时针方向反复轻轻按摩丹田穴和肾俞穴，通过按摩这两个穴位，可以帮助调整和改善性功能。

2. 常做提肛运动

每天晚上临睡前，不妨做做收缩肛门的动作，酷似强忍大便的样子，每次做48~64次。收缩时吸气，放松时呼气，动作宜柔和、缓慢而富有节奏，用力均匀，长期坚持下去必有效果。

3. 练练站桩的功夫

众所周知，站桩是练习武术的基本功，可以锻炼腿部力量，但是站桩能治病恐怕许多人就不知道了。下面就教给大家具体的练习方法：挺胸直腰，屈膝作1/4蹲（大腿与小腿之间的弯曲度为120° ~140° ），头颈挺直，眼视前方，双臂向前平举，两膝在保持姿势不变的情况下尽力向内侧夹，使腿部、下腹部、臀部保持高度紧张，持续半分钟后走动几步，让肌肉放松后再做。如此反复进行6次。每天早、晚各做1次。随着腿力的增强，持续时间可逐渐延长，重复次数亦可逐渐增加。

这里必须指出，此疗法治疗遗精不是几次就能奏效的，只有树立恒心，坚持不懈，才能收到良好的效果。同时，还要注意培养广泛的兴趣爱好，多参加集体活动，养成良好的生活习惯，如戒除手淫，早睡早起，用热水洗脚，内裤要宽松，不要憋小便等。须知，这些方面也是减少遗精不可缺少的。

痛经

女性凡在月经期或月经期前后出现阵发性的小腹疼痛者，均可以称为痛经。生殖器局部病变、子宫发育不良、子宫颈狭窄、子宫息肉、炎症以及精神紧张、恐惧不安、身体虚弱、感受风寒，均可导致本病。痛经的主要症状是下腹疼痛，这个问题说大也大，说小也小。其实大部分女性都经历过痛经，只不过是有的人症状比较轻，不经过治疗，自身就可以调养好。但也有一部分人月经来潮的时候，心腹痛得很厉害，要靠吃止疼药或者打止疼针才能缓解。

痛经有原发性痛经与继发性痛经之分，前者患者生殖器无明显异常，后者多见于子宫内膜异位、盆腔炎、肿瘤等器质性病变。痛经除了表现为伴随月经周期出现的小腹疼痛外，还可伴有腰骶酸痛、肛门或外阴坠痛、恶心、呕吐、头痛等。严重时还可能出现脸色苍白、出冷汗、四肢厥冷，甚至昏厥。

对于痛经这种病症，完全可以通过自我按摩的手法来缓解，甚至是治愈。可以在经前7天开始按摩，直到月经来潮后停止，然后等到下一次月经来潮之前再用同样的方法进行按摩。

1. 穴位疗法

取风池、睛明、头维、太阳、神门、大陵、内关、合谷、劳宫等穴位。

（1）将一只手的第2、3、4、5指并拢，对颈后的肌肉进行拿揉，先从上向下缓缓揉动，然后再从下向上缓缓揉动，直到出现热感为止。

（2）将双手微弯似爪形，用第 2、3、4、5 指的指腹紧贴头皮，沿着鬓角向后侧划去，以头皮产生酸胀感为宜。

（3）用双手掌的大鱼际紧贴前额，从中央向两侧分抹，以产生温热感为度。

（4）用两手的拇指分别点按两侧的风池穴，在点按的时候要适度用力，并且注意闭目放松。

（5）用双手的食指指腹对两侧的睛明穴进行揉捻，以出现酸胀感为宜。

（6）用双侧掌根按压两侧的头维穴，并缓缓地揉动。再用双手的拇指指腹按住双侧的太阳穴，也进行轻轻地按揉，以局部产生酸胀感为宜。

（7）按揉神门、大陵、内关、合谷、劳宫等穴各 3 分钟，以局部有轻痛感为宜。

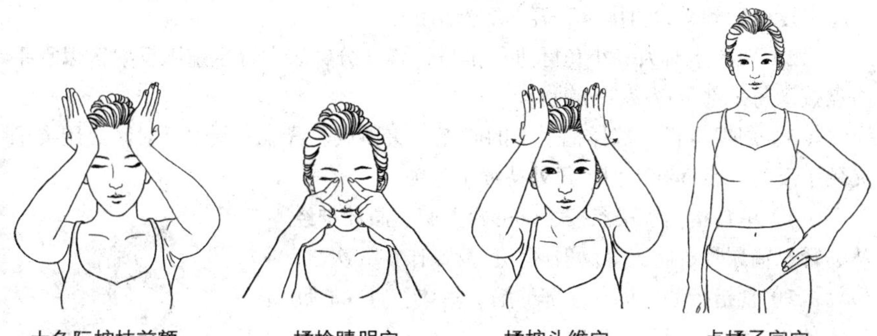

大鱼际按抹前额　　揉捻睛明穴　　揉按头维穴　　点揉子宫穴

（8）双手食指、中指并拢缓缓点揉子宫穴，注意点揉时用力要稍重，以感觉酸胀为宜，每次 5 分钟。

（9）双手拇指重叠按揉气海穴、关元穴、中极穴，按揉时力度要适中，每穴每次按 1 分钟。

（10）按揉命门穴、肾俞穴、关元穴，每穴每次各 2 分钟，以被按摩部位感觉到温热为宜。

（11）用拇指指腹按揉足三里穴、太溪穴、阴陵泉穴、血海穴，每穴每次各 2 分钟。

（12）用稍硬的棒状物揉按对侧三阴交穴，以有酸胀感为宜。

（13）双拇指压推手部生殖腺反射区 50 次，以局部有热胀感为宜。

（14）双手置于小腹侧面，从后向前朝外生殖器方向斜擦，不要往返擦动，至有温热感为宜，每次 5 分钟。

（15）将手心搓热后用手掌掌心按揉小腹部，按揉时用力要稍重，至局部感觉温热为宜。

2. 耳穴疗法

每次取耳部心、神门、内分泌、内生殖器、盆腔、肾、肝、腹反射区中的 2

处，找准穴位，将王不留行籽1粒，置于0.5厘米 ×0.5厘米的方形胶布上，贴敷于耳穴上，用食指捻压至酸沉麻木或疼痛为度，每日按压8次，每次2分钟。每次贴一侧，两耳交替，每次贴敷2天，月经来之前7天开始贴敷，连续3个月经周期为1个疗程。如果症状较重的话，可适当增加贴敷疗程。

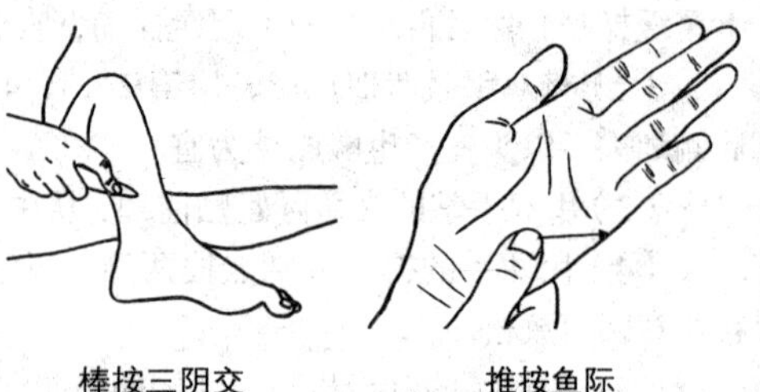
棒按三阴交　　推按鱼际

3. 手部按摩疗法

（1）点按手部的头穴、心肺穴、脾胃穴、肝胆穴、肾穴等反射区各3分钟，按摩力度由轻到重，再由重到轻，缓慢结束。

（2）用拇指对大、小鱼际进行推按，各2分钟。在肾生殖腺反射区以重手法点按，每个部位持续3分钟。

（3）用拇指指尖端揉掐手部的心点、头顶点、肾点、颈中反射区或用夹子夹颈中反射区，逐渐用力，每处持续1分钟。

（4）单食指扣拳法点按手部的肾上腺、腹腔神经丛、肾、输尿管、膀胱等反射区，反复操作3~5次。

（5）食指指关节压刮手部的脑、垂体、肾、心反射区各30次，以能耐受为度。

（6）在手部取相应的反射区进行按摩，其中头部反射区顺时针按揉59次，卵巢反射区相对按揉72次，子宫反射区离心推按36次，腹腔神经丛反射区离心刮64次，肝反射区逆时针按揉49次，脾反射区顺时针按揉64次，腰椎反射区、骶椎反射区、尾骨反射区向心推按59次（加牵引）。在月经来潮前立2天做效果最佳，平时注意腰、腹部不要受凉。

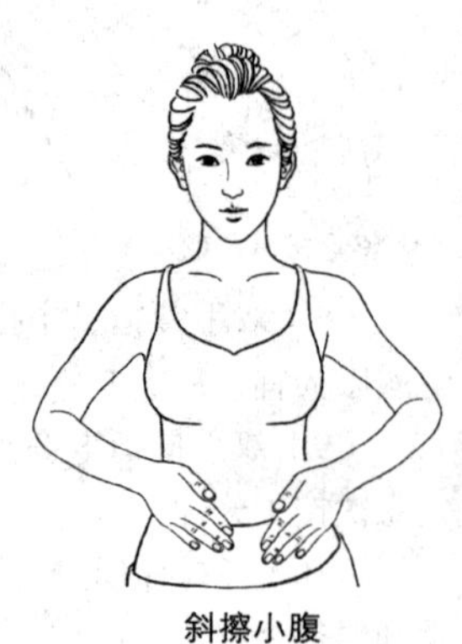
斜擦小腹

4. 足部按摩疗法

在足部找到相应的反射区，其中下腹部反射区推按3分钟，子宫反射区、卵巢反射区各推按3分钟，脑垂体反射区点按3分钟，骶椎反射区、髋反射区、尾骨反射区、骨盆反射区各推按1分钟，肝反射区、脾反射区各推按1分钟。

除了上面这些方法，痛经患者还应在平时注意保持情绪稳定，避免生气；注意保暖，不要穿衣太少，或者进食过多冷饮，尤其在经期前及经期更要注意。要是疼得比较厉害，可以配合当归、延胡索各30克，生姜3片煎汤服，早、晚各1次。对于小腹冷痛的女性，可以用暖水袋外敷，或者以食盐250~500克、葱白250克、生姜120克（切碎），共炒热装入袋中，温熨下腹部。

闭经

月经，又称月经周期，是性成熟女子的一种正常的生理现象，因为多数人每月出现 1 次而被称为月经。如果女子年龄超过 18 岁，却仍旧没有月经来潮（除暗经外）；或者已经形成了月经周期而又中断长达 3 个月以上者（妊娠或哺乳期除外），则是患上了闭经，临床兼见形体瘦弱、面色苍白、头昏目眩、精神疲倦、腹部硬满胀痛、大便干燥、忧郁易怒等症状。

中医将闭经称为经闭，大多是由于先天不足，体弱多病；或者多产房劳，肾气不足，精亏血少；或大病、久病、产后失血；或脾虚生化不足，冲任血少；或情态失调，精神过度紧张；或受刺激，气血瘀滞不行；或肥胖之人，多痰多湿，痰湿阻滞冲任等引起。现代女性由于生活、工作压力过大，以及创伤、手术等影响，也有可能会引起月经不调，甚至是闭经。

女性在出现闭经症状之后，千万不要紧张，只要每天坚持按揉关元、气海、三阴交、足三里、血海等穴位就可以有效地防治闭经。

具体操作方法为：

（1）患者取站姿，分别对关元、气海、三阴交、足三里、血海这几个穴位进行点按，每穴点按 1 分钟。

（2）将两手的掌指相叠，以肚脐为中心，沿着升结肠、横结肠、降结肠，按照顺时针方向按摩 5 分钟，以腹部出现热感为宜。

（3）拿提法。用两个手掌指着力，分别置于腹部的两侧，自上而下、自外向内沿着任脉将腹部的肌肉挤起，然后两手交叉扣拢进行拿提，反复进行 7 次。

（4）取耳部的心、神门、皮质下、脾、胃、肝、内生殖器、内分泌等反射点，每次取 3~4 个点，将王不留行籽 1 粒，放置于 0.5 厘米 ×0.5 厘米的方形胶布上，对准穴位，贴敷到耳穴上面，用食指、拇指进行捻压，直至被捻压的部位出现酸沉麻木或者疼痛为佳，每日进行 4~6 次。每次只贴一侧的耳朵，两耳交替进行，每次贴敷 2 天，在夏季的时候，1 天更换 1 次，10 次为 1 个疗程。

（5）用食指的指关节对足部的脑、垂体、肾、心、肝、胆反射区进行按揉，各按揉 20 次，力度以自己能够承受为度。再用扣指法对足部的小脑及脑干、十二指肠、盲肠、回盲瓣等反射区进行推压，各进行 10 次，推压的频率以每分钟 20~40 次为宜。

（6）以单食指扣拳法对足部的甲状旁腺、腹腔神经丛、肾上腺、脾、胃等反射区进行推压，各推压 10 次，直到局部出现酸胀感为止。

（7）用单食指对足部的生殖腺、子宫或者前列腺、内耳迷路等反射区进行刮压，每处刮压 10 次，直到局部出现热胀感为止。接下来再用食指外侧缘刮下腹部、生殖腺反射区，各进行 2 分钟。

经穴按摩治疗功能失调引起的闭经效果尚佳，但必须与早期妊娠鉴别。如患

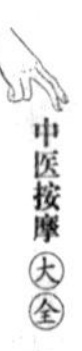

者是由严重贫血、肾炎、心脏病、子宫发育不全、肿瘤等引起的闭经，应采取相应的治疗措施。

除此之外，患者自己还应尽量使生活、学习、工作规律化，心情也要保持开朗；同时注意饮食的营养成分和搭配，并加强身体锻炼。

白带增多

妇女阴道内常有如鼻涕、唾液样的黏性分泌物，如果这种分泌物量少、色白，并且没有臭味的话便属于正常。如果量多，持续不断或者颜色、性质、气味等出现了异常变化，同时还伴有面色萎黄、精神疲倦、乏力、腰酸腹冷、小腹坠胀、阴部瘙痒、小便黄短等症状，便是一种病理现象，即通常所说的白带增多。

一般经过青春期之后的女性，由于激素的原因，会分泌白带滋润阴道，这时白带应该是透明、色微白、无异味，并且不会带来任何不适的感觉，一般在月经结束后量会比较大，这些都是正常的。但是如果阴道分泌物明显增多，色、质、气味出现异常，就很可能是白带增多了。白带增多是女性健康的晴雨表，如果不进行及时的治疗则会引发多种妇科炎症，如盆腔炎、宫颈炎、附件炎和子宫内膜炎等。

病理性白带多由于子宫糜烂、阴道炎、盆腔炎、肿瘤以及生殖器官感染等引起。

中医认为，带下病多是由饮食不节，劳倦过度；或忧思气结，损伤脾气；或房事不节，年老久病，损伤肾气，脾肾不能运化水湿，带脉失约，以及恣食厚味酿生湿热；或情志不畅，肝郁脾虚，湿热下注；或感受湿毒、寒湿等引起。因此在治疗时主张根据不同病症选取不同的组穴，按压穴位以达到健脾益肾、清热祛湿的目的。当然，不论引起带下病的原因是什么，在治疗时都离不开带脉和足太阴经穴。

1. 湿热下注

具体表现：带下量多，色黄绿如脓，或挟有血液，或混浊如米泔，臭秽；阴中瘙痒，口苦咽干，小便短赤；舌红苔黄，脉滑数。

选取穴位：中极穴、阴陵泉穴、下髎穴。

2. 肾阳亏虚

具体表现：带下清冷，量多，色白，质稀薄，终日淋漓不断；小腹冷，大便溏薄，小便清长，夜间尤甚；舌淡苔白，脉沉迟，尺脉尤甚。

选取穴位：肾俞穴、关元穴、命门穴、次髎穴。

3. 脾虚湿困

具体表现：带下量多，色白或淡黄，质黏稠，无臭味，绵绵不绝；伴面色萎黄，纳少便溏，精神疲倦，四肢倦怠；舌淡苔白腻，脉缓弱。

选取穴位：气海穴、脾俞穴、阴陵泉穴、足三里穴。

4. 阴虚挟湿

具体表现：带下量不甚多，色黄或赤白相兼，质黏稠或有臭气；阴部干涩不适，或有灼热感，五心烦热，腰膝酸软，头晕耳鸣，失眠多梦；舌红，苔少或黄腻，脉细数。

选取穴位：肾俞穴、太溪穴、次髎穴、阴陵泉穴。

在对这些穴位进行按摩的时候，要用食指进行按揉，每次按揉 1~3 分钟，并且一定要坚持下去才能收到效果。还可根据具体病症加用其他按摩方法。

（1）在脐部向两侧做分推法 5~7 遍，操作力量要一遍比一遍重。然后用两手的拇指分别按压住两侧带脉穴，两手的中食指分别按住两侧的归来穴，逐渐用力向身体深层按揉，大约进行 1 分钟。

（2）在大腿内侧用手掌进行擦法操作，以透热为度。分别在双下肢足三里穴、丰隆穴处，以双拇指同时按揉 1~3 分钟，在三阴交穴处按揉半分钟，均以出现酸胀感为度。

对带下等女性疾病，重点还是在于预防。除洁身自爱、调畅情志、避免不洁性行为、定期进行妇科检查外，重点应注意个人卫生，养成良好的卫生和生活习惯，保持外阴部的清洁干燥，内裤应该选用柔软、通气好的纺织物，并经常换洗。洗澡尽量使用淋浴。在性交前后，男女双方都应清洗外阴，有外阴溃疡时应禁止性交。如带下量多味臭时应在医生指导下使用消炎药。同时还要少食辛辣食物，并且注意锻炼身体。

乳腺疾病

乳腺疾病是现阶段危害女性健康的主要疾病之一，尤其是乳腺癌严重威胁着许多女性的生命。一般乳腺病都会有乳房包块的症状，但是，并不是所有摸起来像包块都意味着患上了乳腺疾病。有的女性，尤其是年轻的未婚女子，乳腺的腺体和结缔组织都可能会出现厚薄不均的现象，摸起来也会有疙疙瘩瘩或者颗粒状的感觉，这可能都是正常的，用不着因此而感到忧心忡忡。如果是新长出来的包块那就要特别注意了，因为在青春发育期后出现乳房肿块，很有可能是乳腺疾病所导致的。因此，学会自我检查乳房，及早发现病情，及早进行治疗是十分必要的。

从中医的角度来看，乳腺系统疾病都是由肝经惹的祸。肝经经过乳房，当人的情绪不好时，肝气郁结，气血不通畅，便会影响到乳络，从而引发各种乳腺病，比如乳腺炎、乳腺增生甚至是癌变等。因此，治疗乳腺疾病的首要任务便是要疏通肝经，让心情好起来。下面就分别介绍乳腺炎和乳腺增生的穴位按摩治疗方法：

1. 患了乳腺炎，用太冲穴和膻中穴来治

做妈妈可以说是女人一生当中最大的幸福，但是新妈妈们也经常会面临这样的情况：给宝宝喂奶 1 个月左右，乳头就会开始皲裂、胀痛，感觉特别疼，甚至都不敢喂奶了，因为一喂奶就会感觉到痛得不得了，严重时甚至碰都不敢碰乳房一下，因为一碰就会感到胀疼。其实这就是乳腺炎的症状，一般以初产妇较为多见，多在产后3~4周内发病。如果不及时处理的话，则很容易发展为蜂窝组织炎、化脓性乳腺炎。

具体的操作方法为：坚持在每天15~17时按揉太冲穴和膻中穴3~5分钟，然后捏拿乳房，用右手五指着力，抓起患侧乳房，一抓一松进行揉捏，反复10~15次，重点放在有硬块的地方，坚持下去就能使肿块变得柔软。

除去按摩之外，还可以通过热敷疗法来治疗乳腺炎：将鲜仙人掌或者六神丸捣碎加热后外敷5分钟。

2. 按压行间穴和膻中穴，可以有效地防治乳腺增生

乳腺增生在成年女性中极为常见，多见于25~45岁的女性，其本质上是一种生理增生与复旧不全造成的乳腺正常结构的紊乱，症状是双侧乳房同时或者相继出现肿块，这种肿痛会在经前加重，经后减轻。

很多患有乳腺增生的女性都会非常紧张，生怕和乳腺癌挂上钩。其实，大可不必这么紧张。乳腺增生演变成乳腺癌的概率是很小的，只要注意调整自己的情绪，舒缓压力，再配合一些按摩治疗，乳腺增生是不会对健康造成什么威胁的。

具体的操作方法为：每次于月经前7天开始，每天用手指按压两侧的行间穴，每次按压2分钟，或者从行间穴向太冲穴推；临睡前按揉膻中2分钟，或者沿着前正中线从下向上推，月经来后即停止。这样可以解除乳房胀痛，防止乳腺增生。

防止乳腺增生除去通过按摩进行预防之外，还应注意改变生活当中的一些环境及行为因素，从根本上防止乳腺增生进一步发展，比如调整生活节奏，减轻各种压力，改善心理状态；注意建立低脂饮食、不吸烟、不喝酒、多活动等良好的生活习惯；注意防止乳房部位的外伤等。

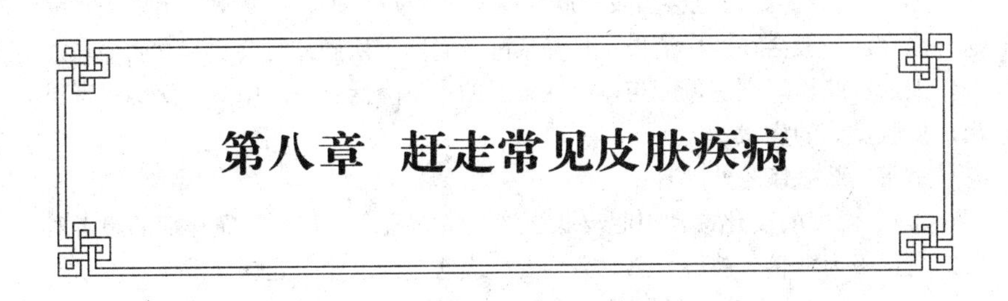

第八章 赶走常见皮肤疾病

皮肤瘙痒症

皮肤瘙痒症是一种自觉皮肤瘙痒而无原发性损害的皮肤病。临床上可被分为全身性皮肤瘙痒和局限性皮肤瘙痒，局限性皮肤瘙痒大多局限在肛门与外阴部。全身性皮肤瘙痒的常见原因为内分泌失调与冬季瘙痒、肝肾疾病、恶性肿瘤，精神性因素也可引起瘙痒。另外，由于过度清洁皮肤而造成的皮肤脱脂干燥也会引发瘙痒。皮肤瘙痒的常见症状包括剧烈瘙痒，可见于全身或者局限于肛门、男子阴囊和女子阴部。剧烈瘙痒是一种阵发性、痒感剧烈的瘙痒，它经常在夜间加重，会严重影响睡眠。患者经常会用手对患处抓挠不止，从而引发继发性皮损。因为抓挠过度还会产生抓痕和血瘀，日久便会出现湿疹化、苔藓样的变化以及色素沉着。

胆汁瘀积、慢性肾衰竭、甲状腺功能亢进、某些恶性肿瘤、中枢神经系统的某些疾病、妇女月经异常、男性前列腺炎，以及一些常见疾病，都有可能会引发局限性的皮肤瘙痒，甚至发展成为全身性的皮肤瘙痒。老年性瘙痒症是由于皮脂腺功能减退、汗腺分泌减少、皮肤干燥粗糙及弹性减弱而造成的。季节性瘙痒，则主要在季节更换的时候出现。阴囊瘙痒症比较常见，局限于阴囊，偶尔还会累及阴茎。女阴瘙痒症则多发生在大、小阴唇，偶尔还会累及阴阜、阴蒂甚至是阴道黏膜。肛门瘙痒症则多见于中年男女，大多在肛门周围的皮肤部位发生。

引起皮肤瘙痒的内因有：

（1）脑动脉硬化、脊髓痨、神经衰弱等神经、精神系统障碍会引发全身性或者局限性的皮肤瘙痒。在临床上常见的有神经官能症，这种皮肤瘙痒症的患者会出现某种幻觉，认为自己的皮肤内有虫而感觉到痒，有的甚至还会养成抓搔的习惯。

（2）胃、肠、肝、肾等内脏器官发生功能性或者器质性疾病时，也会引起皮肤瘙痒，尤其是糖尿病、尿毒症、肝脏病患者，经常会觉得全身瘙痒；某些肿瘤，如淋巴肉瘤、霍奇金淋巴瘤、蕈样肉芽肿及恶性淋巴瘤患者也会发生皮肤瘙痒。

（3）内分泌障碍也会引发皮肤瘙痒。某些妇女在妊娠期常会出现瘙痒症，这种瘙痒症一般会在产后消失，月经紊乱或者卵巢疾病经常会引起女阴瘙痒症。老年人的皮肤瘙痒则有可能与体内性激素的水平降低有关。甲状腺疾病患者也会出现皮肤瘙痒的症状。

引起皮肤瘙痒的外因有：

（1）温度的变化常常引起皮肤瘙痒，冬季瘙痒症与夏季瘙痒症的患者对气候的变化极为敏感。被褥太热，突然受热或遇寒皆可能引起瘙痒发作。

（2）机械性摩擦或理化因素的刺激也是引起皮肤瘙痒的原因之一。例如某些人对羊毛敏感，某些碱性过强的肥皂，穿着化纤的毛织品等都可引发瘙痒。

（3）消毒剂、杀虫剂、除臭剂、染料等刺激物皆能使局部皮肤发痒。除上述以外，病灶的感染、药物、饮食（酗酒）、食物过敏及寄生虫或真菌的感染均可引起全身性或局限性瘙痒。

皮肤瘙痒可以通过自我按摩来进行缓解和治疗。

1. 指压按摩疗法

取左手第 2、3、4、5 指掌面近端指关节横纹中点处的四缝穴，用右手拇指指尖逐一对各指关节处的穴位进行压迫，并按照顺时针方向对各个穴位各按摩 36 次。两手交替指压按摩各个穴位，每日进行 2 次，早、晚各 1 次，长期坚持可收到理想的效果。

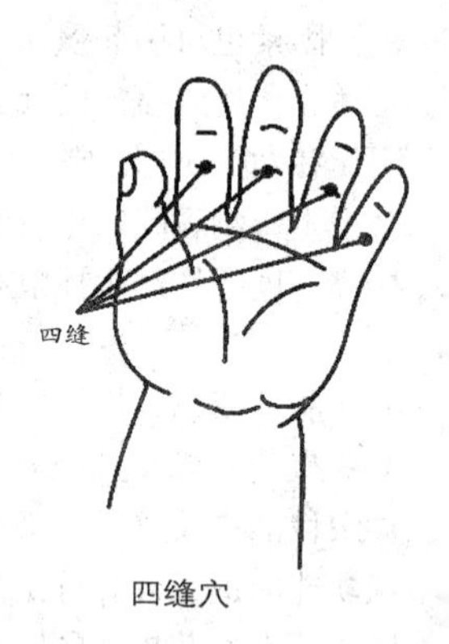

四缝穴

2. 耳穴压迫疗法

取神门、皮质下、肾上腺、内分泌这几个反射点。

将王不留行籽贴在 0.5 厘米 ×0.5 厘米的胶布上，然后分别敷到上述各个穴位，一边敷一边进行按摩，直到穴位感到胀痛，以及耳郭感到灼热为止。两耳交替进行按压，隔日交换一次，每次选用 2 个穴位，其他穴位可以在以后分别进行按压，患者也可以自己重复按压 3 ~ 5 次，每次按压直至出现上述反应即停止。

痤疮

痤疮，俗称青春痘，很多青年人在青春期的时候都会在面部长出小疙瘩来，但是随着青春期一过，面部就基本上不会出现疙瘩了。也有一些人青春痘一直好不了，在脸上频繁地出现，甚至还会引起感染。一般来说，这种过了青春期再出现的疙瘩一方面与身体内部激素分布异常有关系，另一方面是因为肺脏和脾脏不好引起的。它们多发于头、颈、背、臀等处，因这些部位的皮脂腺分泌旺盛。当并发感染的时候，这些疙瘩表面会出现红肿，周围也会有炎症出现，局部会出现丘疹、脓包、结节、瘢痕等。

按摩足部反射区是对付痤疮比较有效的方法，因为刺激反射区调节的就是身体内部的脏器，无论是内分泌还是气血运行，只要能通畅无阻，痤疮当然就没有理由再停留在面部和身上了。

一般情况下，当脸上出现痤疮的时候，可通过按压脚上的面部反射区中的痛点来进行治疗。痤疮长在右侧脸上，取左脚的压痛来进行点按；痤疮长在左侧脸上，则要取右脚上的压痛点进行点按。如果面部和身上的痤疮比较多的话，那就要对双脚的反射区同时进行刺激。根据全息理论，人体的面部与脚部是互相关联的。在治疗的时候可以多在足部上找，发现了明显疼痛的反射点就把它记下来，重点刺激按压。

无论选用什么方法来治疗痤疮，都必须重视肺脏和脾脏的作用。肺主皮毛，皮肤上有无数的毛孔，每个毛孔都相当于是肺的开窍，肺气通利了，皮肤才能健康。所以人体多数皮肤病，包括各种各种的顽癣等，都要首取足部肺的反射区。

另外，痤疮之所以有一定的顽固性，大多数都是因为患者体内湿热太多了，痤疮也就不容易祛除。所以，治疗痤疮还要注意祛除体内的湿气才行，那么调整脾脏就显得至关重要了，在足部选择脾脏的反射区配合使用效果会很好。

（1）患者用一只手握住自己的足背，另外一只手握拳，对位于斜方肌反射区下方、涌泉穴上方的肺反射区进行压按，两只脚分别进行。

（2）患者一手握住自己的足背，另一只手握拳，按压位于左脚脚掌第 4、5 跖骨之间心脏反射区后一横指处的脾反射区。

（3）患者一手握住足背，另一手握拳，用食指第 1 指间关节背侧按压肝反射区（在右脚脚掌第 3、4、5 跖骨的底面），用力方向由足跟向足趾，按压时力度要适中。

（4）患者一手握住足跟，另一手半握拳，以食指第 1 指间关节背侧按压胆反射区（在右脚脚掌第 3、4 跖骨之间），用力方向为斜向外上方，按压时力度要适中。

（5）用食指第 1 指间关节背侧按摩肾反射区（在第 2、3 跖骨近端，相当于前脚掌“人”字纹交叉顶点下方的凹陷处），由足趾向足跟方向按摩 5 遍，节奏要稍慢。

（6）用食指第 1 指间关节背侧按摩输尿管反射区（自肾反射区中间开始，先向后再斜向足底内侧的膀胱反射区，呈一长弧形条带区），自肾反射区中间开始，先压入到合适深度，再向下压刮至离膀胱区约 1/3 的距离，内旋压刮至膀胱区中点，停留片刻后缓慢抬起，按压时用力要均匀，节奏要稍慢，由轻渐重按摩 5 遍。

（7）用食指第 1 指间关节背侧按压尿道反射区（膀胱反射区至踝的后下方的条带状区域），用力方向为内踝后下方，逐渐加重，以产生酸胀感为宜。

（8）用食指第 1 指间关节背侧按压膀胱反射区（足底跟骨内侧前缘的凹陷

区域），按压时用力不可太大，稍向内或外旋约 60° 。

另外，还可以取胳膊上的曲池穴和手阳明大肠经、手少阳三焦经和手太阳小肠经进行按摩。具体方法如下：

（1）在屈肘的时候，肘横纹头呈现出的凹陷处即是曲池穴，用圆珠笔端对此穴进行按压，直到产生酸胀感，并且这种酸胀感向手部放射为止。两手交替按揉 1~2 分钟。

（2）用手指从手腕至指端，沿手阳明大肠经、手少阳三焦经、手太阳小肠经按揉摩擦 5~10 遍，并用毛刷垂直地刷腕外侧 5 遍。

如果是严重的痤疮，反复治疗都不能治愈，就要再加上耳穴等其他反射点的刺激。按压耳穴时一般选用脾、神门、肾上腺、肺、面颊这几处反射点。这些都是最基本的治疗痤疮的穴位。如果患者还能够在生活当中注意，不乱用刺激性的护肤品和药品，在饮食方面注意调整饮食结构，保持营养均衡，多吃新鲜蔬菜水果，尽量少进食油腻、过甜和刺激性食品，保持大便通畅，注意减轻压力，保持充足的睡眠的话，便会收到更好的治疗效果。

湿疹

湿疹是一种常见的皮肤炎症反应性疾病。湿疹的发病原因复杂，往往是多种内外因素互相作用而致病，属于一种迟发型变态反应。其发生发展与患者机体反应性有密切关系。临床上分为急性、亚急性和慢性 3 种。

急性湿疹多表现为皮肤红斑、丘疹、水疱、糜烂、渗出和结痂，常对称分布，病程较短。

亚急性湿疹以小丘疹、鳞屑和结痂为主要症状，偶有丘疱疹、小水疱。

慢性湿疹多为干燥、鳞屑、肥厚、皲裂、苔藓样变等，多因反复发作所致。

湿疹对于任何年龄的人都可能发生。患者除了出现皮疹及瘙痒外，还会伴有脾胃症状，如大便稀软、腹胀、水肿、四肢沉重等体内水湿过多的症状。

湿疹可以通过按摩穴位的方法来防治。

取督脉上的百会穴、大椎穴，手阳明大肠经上的合谷穴、曲池穴，足少阴肾经上的太溪穴和涌泉穴，足少阳胆经上的肩井穴，手少阳三焦经上的阳池穴，足太阴脾经上的三阴交穴和阴陵泉穴，足太阳膀胱经上的天柱穴，足阳明胃经上的足三里穴。

（1）患者取坐姿，用拇指指腹按压头顶百会穴，按压时用力要稍重，每次 3 分钟。

（2）用拇指指腹或圆头按摩棒按压大椎穴、天柱穴、肩井穴，按压时用力稍重，每穴每次 3 分钟，以产生酸胀感为宜。

（3）用汤匙或拇指指腹按揉阳池穴、合谷穴、曲池穴、足三里穴，按揉时用力要稍重，每穴每次 1 分钟，以被按摩的部位产生酸胀感为宜。

酒糟鼻

酒糟鼻又称酒渣鼻、玫瑰痤疮和赤鼻，是发于鼻部的一种慢性炎症性皮肤病，多发生在中年人身上。早期患者鼻部会出现红色的小丘疹、丘疱疹和脓疱，之后随着鼻子部位毛细血管充血加重，鼻子上最终会出现大小不等的结节以及凹凸不平的增生，会严重影响到患者的面容美观和心情。

一般情况下，以下这 8 种原因容易引发酒糟鼻：

（1）嗜烟酒及喜食辛辣刺激性食物。

（2）胃肠功能紊乱，如消化不良、习惯性便秘等。

（3）有心血管疾病及内分泌障碍。

（4）月经不调者。

（5）有鼻腔内疾病或体内其他部位感染病灶。

（6）患有毛囊蠕形螨虫病。

（7）气候原因。气候寒冷和一些恶劣气候变化可造成鼻部血管损伤和结缔组织变性，产生慢性炎症、血液瘀积、真皮乳头下静脉丛被动扩张，发生酒糟鼻。

（8）精神过度紧张、神经过敏、忧郁和疲劳均会发生神经内分泌调节紊乱，进而影响血管神经调节紊乱，从而加重酒糟鼻的症状。

中医认为这种病大多是因为饮酒过度、嗜食辛辣以及肠胃积热、热气上蒸、客于鼻窍而造成的。所以，在通过自我按摩治疗酒糟鼻的时候，要以疏风散热、活血化瘀为主，重点通过按摩印堂穴、迎香穴和支沟穴这 3 个穴位来进行调理。

印堂穴位于两眉头的连线中点。

迎香穴位于鼻唇沟、平鼻翼外缘的中点处，也就是鼻翼的根部。

支沟穴位于手背腕横纹中点上 3 寸处。

具体按摩手法为：

（1）以食指指腹按揉印堂穴，用力要轻，按摩 1 分钟。

（2）用双手的食指对迎香穴进行按压，按压 1~3 分钟。

（3）用拇指的指腹对支沟穴按揉 1 分钟，用力要轻柔，以局部产生酸胀感为宜。

这样坚持按摩，经过一段时间之后，酒糟鼻的症状便会有所缓解。

酒糟鼻患者在彻底治愈之后，还应该进行定期的复查，以免再次感染。在日常生活当中要注意不要使用油脂性的化妆品；每天坚持用温水洗脸，保持面部清洁；不要食用过热和过于油腻的食物；少饮酒，少吃辛辣食物，多吃新鲜蔬菜和水果；保持大便畅通，积极治疗慢性消化道疾病；洗脸用具独用，以免交叉感染。

牛皮癣

牛皮癣是一种常见并易复发的慢性炎症性皮肤病，主要与遗传、免疫功能紊乱、感染、代谢障碍等有关。有寻常型、脓疱型、关节型和红皮病型之分，而以寻常型最为多见。本病多呈急性发作，慢性经过，易复发，好发于躯干、四肢伸侧和头部，少数病人指（趾）甲和黏膜亦可发生。皮损特征是红色丘疹或斑块上覆有多层银白色鳞屑，有明显的季节性特征，多数患者病情冬季加重，夏季有所缓解。治疗牛皮癣的方法很多，可以用按摩的方法来辅助治疗。

在取穴的时候，一定要注意选取治疗牛皮癣的特效穴位，如督脉上的身柱穴、足少阳胆经上的风池穴、足太阴脾经上的血海穴、足少阴肾经上的太溪穴等。

具体的按摩步骤如下：

（1）患者取俯卧位，用拇指指腹按揉身柱穴，并做环状运动，用力稍重，以能承受为度，每次按揉 3~5 分钟。

（2）患者取坐姿或者仰卧位，用拇指压迫风池穴 3~5 分钟，或一松一放，反复操作，以头部出现酸胀感为宜。

（3）用双手拇指指腹按揉血海穴，用力稍重，以能耐受为度，每次 3~5 分钟。也可用牙刷柄、笔杆或棒状物代替拇指指腹按揉。

（4）患者取坐姿，用拇指或者牙刷按揉太溪穴，每次进行 1~2 分钟。

手足癣

顽固的足癣和手癣难以祛除，而人体的足部反射区内专门有一个用来治疗顽癣的区域。有些人在患上手足癣之后，一味盲目地四处寻医问药，却找不到一个根治的方法。其实，在得了手足癣之后并不需要东奔西走，只要将这个反射区很好地利用起来就能够收到不错的治疗效果。这个反射区就在脚后跟的位置，位于子宫、坐骨神经以及生殖腺反射区之间的三角地带。

1. 按摩足部反自抠

首先在脚上的肾、输尿管、膀胱反射区进行重点的按摩，最好每次能按压 200 次以上，因为着重地刺激这些反射区，会使得体内停留的毒素排出体外，这就减少了由皮肤病所引起的内脏功能不调。

然后还要进行免疫系统的按摩，在腹股沟、肾上腺、脾、上身淋巴、下身淋巴以及胸部淋巴等反射区按摩 100 次以上。这几个反射区都要求用比较重的力量按摩刺激，这样就使皮肤引起的不良改变得到矫正。

治疗皮肤病有两个大的方向需要把握：一方面要让这些湿毒能够尽快地发散出来，即在皮肤的表面代谢出去；另一方面要把引起疾病的病因化解掉。实际上这两种方法都是正确的，但是因为很多有足癣手癣的人都很长时间没有得到调理，所以身体表面的皮肤代谢也就瘀阻了，功能也丧失了。这样想通过皮肤自身将有毒的物质排出去就很困难，于是从消化道排泄出去的方法就成为最好的选择。

2. 穴位刺激

经过反射区调理之后，就要选择重要的脏器来进行调节，最重要的就是肺脏和脾脏。因为肺脏不好皮肤就会出毛病，同样的，足癣和手癣首先伤害到的便是肺脏，在治疗中当然要让它正常的功能得以恢复。另外还需要将有害的物质排出体外，这就要借助于消化系统，想要借助于消化系统，就一定要借助脾脏。具体操作非常简单，选择背部的脾俞穴和肺俞穴，并分别对这两个穴位进行按揉刺激就可以了。总之，找到了肺俞穴和脾俞穴，那么治疗脚癣和手癣也就辨清了方向。

南方的一些地方湿气非常重，而足癣和手癣受到湿气影响便会加重。要想祛除湿气，除按摩足部的反射区和两个重要的穴位外，还可以直接用药水泡脚，选用蛇床子、苦参、白鲜皮、百部这 4 味药，就可以祛除身体内大部分湿气。体内的湿气祛除了，手癣和足癣就会好得更快了。

黄褐斑

黄褐斑是一种常见的发生于面部的后天性色素沉着过度型皮肤病，好发生于日晒部位，并于日晒后加重，病程慢性，无明显自觉症状，病情有一定季节性，夏重冬轻。本病的主要症状为：颜面凸起部位出现形状、大小不一的黄褐色斑，颜色深浅不一，多呈对称分布，无自觉症状。

中医认为，精血不足，不能上荣于面；或气血瘀滞皮下，色素沉着而致；或肝郁气滞，郁久化热，灼伤阴血，致使颜面气血失和而发病；或脾虚生湿，湿热蕴结，上蒸于面所致。也有人认为与冲任有关，冲任起胞宫，最终上行至面部，肝郁血滞伤冲任，气血不能上荣于面，故致本病。

一般情况下，黄褐斑的病因与女性内分泌失调、精神压力、肝肾功能不全及外用化学药物刺激等因素有着很大关系。按摩肺俞穴、肾俞穴，可帮助清除脏腑垃圾；按摩血海穴、阳陵泉穴可运化气血；按摩太冲穴、行间穴，可清肝降火，排毒养颜。所以在治疗黄褐斑的时候，可以考虑使用这几个穴位。

肺俞穴位于第 3 胸椎和第 4 胸椎棘突之间，旁开 1.5 寸的位置，左右各有一穴。

肾俞穴位于第 2 腰椎和第 3 腰椎棘突之间，旁开 1.5 寸，左右各有一个穴位。

太冲穴在足背，第 1 趾与第 2 趾骨骼交会处的最高点有一凹陷处，即为太冲穴。

行间穴在足背第 1 趾和第 2 趾之间，趾蹼缘的后方赤白肉际处。

伸直大腿，膝盖内侧凹陷处向上 2 寸处即是血海穴。

屈膝，膝盖下方的骨突下 1.5 寸的凹陷处，即为阳陵泉穴。

具体按摩方式如下：

（1）用健康槌轻轻地叩击肺俞穴 20 次。

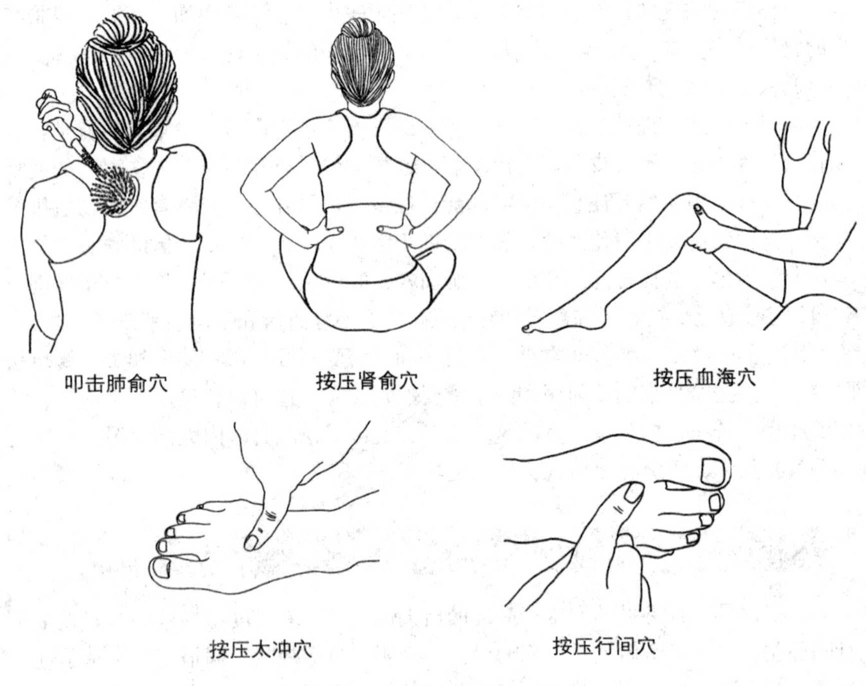

叩击肺俞穴　　按压肾俞穴　　按压血海穴

按压太冲穴　　按压行间穴

（2）用双手拇指指端按压肾俞穴 20 次。

（3）用拇指指腹按压血海穴 1~3 分钟。

（4）用食指对阳陵泉穴进行顺时针按揉，共按揉 1 分钟。

（5）用食指按压太冲穴 1 分钟。

（6）用食指指腹对行间穴进行按压，力度要稍大，时间保持在 1 分钟。

另外，大椎穴与两侧肺俞穴所形成的三角区和阿是穴也是治疗黄褐斑的“灵丹妙药”。先对大椎穴进行 3 分钟的强压，再在三角区和阿是穴处逐次进行叩击，在叩击的时候，要将手指并拢，叩击 20~30 下，大约 10 分钟，每日进行 5 次即可。

在通过按摩治疗黄褐斑的同时，还应注意积极治疗慢性消耗性疾病，根治发病因素。对于那些由于怀孕而出现黄褐斑的患者，一般只需要做面部按摩，多吃新鲜蔬菜和水果，在产前产后服用维生素 C，便能够有效地抑制色素合成。此外保持心情舒畅，避免过多忧虑，也是防治黄褐斑所必需的。